Mit TCM gelassen durch die Wechseljahre

Prof. TCM (Univ. Yunnan) Li Wu
Dr. Natalie Lauer

Mit TCM gelassen durch die Wechseljahre

Haben Sie Fragen an den Verlag?
Anregungen zum Buch?
Erfahrungen, die Sie mit anderen teilen möchten?

Besuchen Sie unsere sozialen Netzwerke:
www.mankau-verlag.de

Bibliografische Information der Deutschen Nationalbibliothek
Die Deutsche Nationalbibliothek verzeichnet diese Publikation in der Deutschen Nationalbibliografie; detaillierte bibliografische Daten sind im Internet über http://dnb.d-nb.de abrufbar.

Prof. TCM (Univ. Yunnan) Li Wu
Dr. Natalie Lauer

Mit TCM gelassen durch die Wechseljahre

ISBN 978-3-86374-465-6
2. Auflage 2026 (1. Auflage 2018)

Mankau Verlag GmbH
Pfarrgasse 1
D-82497 Unterammergau
kontakt@mankau-verlag.de
Im Netz: www.mankau-verlag.de

Lektorat: Redaktionsbüro Julia Feldbaum, Augsburg
Endkorrektorat: Susanne Langer-Joffroy M. A., Germering
Gestaltung Umschlag: Andrea Barth, Guter Punkt GmbH & Co. KG, München
Gestaltung Innenteil: Mankau Verlag GmbH
Illustrationen: Lydia Kühn, Aix-en-Provence (Schaubilder vordere Umschlagklappe); Thomas Pelletier, Ohne Grenzen, Saarbrücken, www.ohne-grenzen.net (Schaubilder hintere Umschlagklappe); mozZz - Fotolia.com (Klappen Hintergrund); Can Stock Photo / marilyna (8/9); Grafikstudio Heike Brückner, Regensburg (79–87, 89–91); Can Stock Photo / gina_sanders (144/145); Can Stock Photo / marilyna (228/229)

Druck: Westermann Druck Zwickau GmbH, Zwickau/Sachsen

MIX
Papier | Fördert gute Waldnutzung
FSC® C110508
www.fsc.org

Inhalt

VORWORT

Die Wechseljahre sind für keine Frau ein Spaziergang – weder auf seelischer noch auf körperlicher Ebene. Sie sind aber auch keine Krankheit, sondern markieren den Aufbruch in eine neue Lebensphase. Diese Lebensphase kann sehr spannend und bereichernd sein. Sie birgt ein neuartiges Körpergefühl, Erfahrung sowie Weisheit, und manchmal gehen mit ihr auch private und berufliche Veränderungen einher. Einiges davon mag zu Beginn ungewohnt und damit vielleicht auch Angst einflößend wirken. Lehnen Sie sich in diesem Fall zurück, gehen Sie in sich, und machen Sie sich klar, dass Veränderungen und Loslassen von alten Mustern häufig schwerfallen, aber gleichzeitig neue Türen öffnen.

Wenn Sie wissen, was die Ursachen hinter den mit den Wechseljahren assoziierten Beschwerden sind und wie Sie diese behandeln können, sind Sie auf der sicheren Seite und können diese Herausforderungen viel leichter meistern. Idealerweise bringen Sie Ihre Energien bereits in Einklang, bevor Beschwerden und Krankheiten entstehen. Denn wie heißt es so schön in einem alten chinesischen Sprichwort: „Nur ein Kranker wird krank." Achten Sie also stets auf sich, bleiben Sie gesund, ausgeglichen und vital.

Seien Sie geduldig mit Ihrem Körper und Ihrer Seele. Gönnen Sie sich hier und da eine Auszeit und Pausen. Sie werden sie während der Umstellungsphase gewiss benötigen.

Begreifen Sie den Aufbruch in Ihren zweiten Frühling als Chance. Ändern Sie Ihr Leben zum Positiven. Ernähren Sie sich bewusst, meditieren Sie, gehen Sie raus in die Natur, und genießen Sie die frische Luft, lauschen Sie dem Gemurmel von Quellen und Bächen, dem Tosen von reißenden Flüssen, dem Zwitschern der Vögel, und atmen Sie die sinnlichen und anregenden Düfte der Pflanzenwelt ein. Entdecken Sie interessante Hobbys, erfüllen Sie sich aufgeschobene Träume – wie beispielsweise ein Studium –, gehen Sie auf Reisen in ferne Länder, und nehmen Sie sich vor allem Zeit für sich!

In diesem Sinne wünschen wir Ihnen eine wundersame und spannende Reise in den zweiten Frühling!

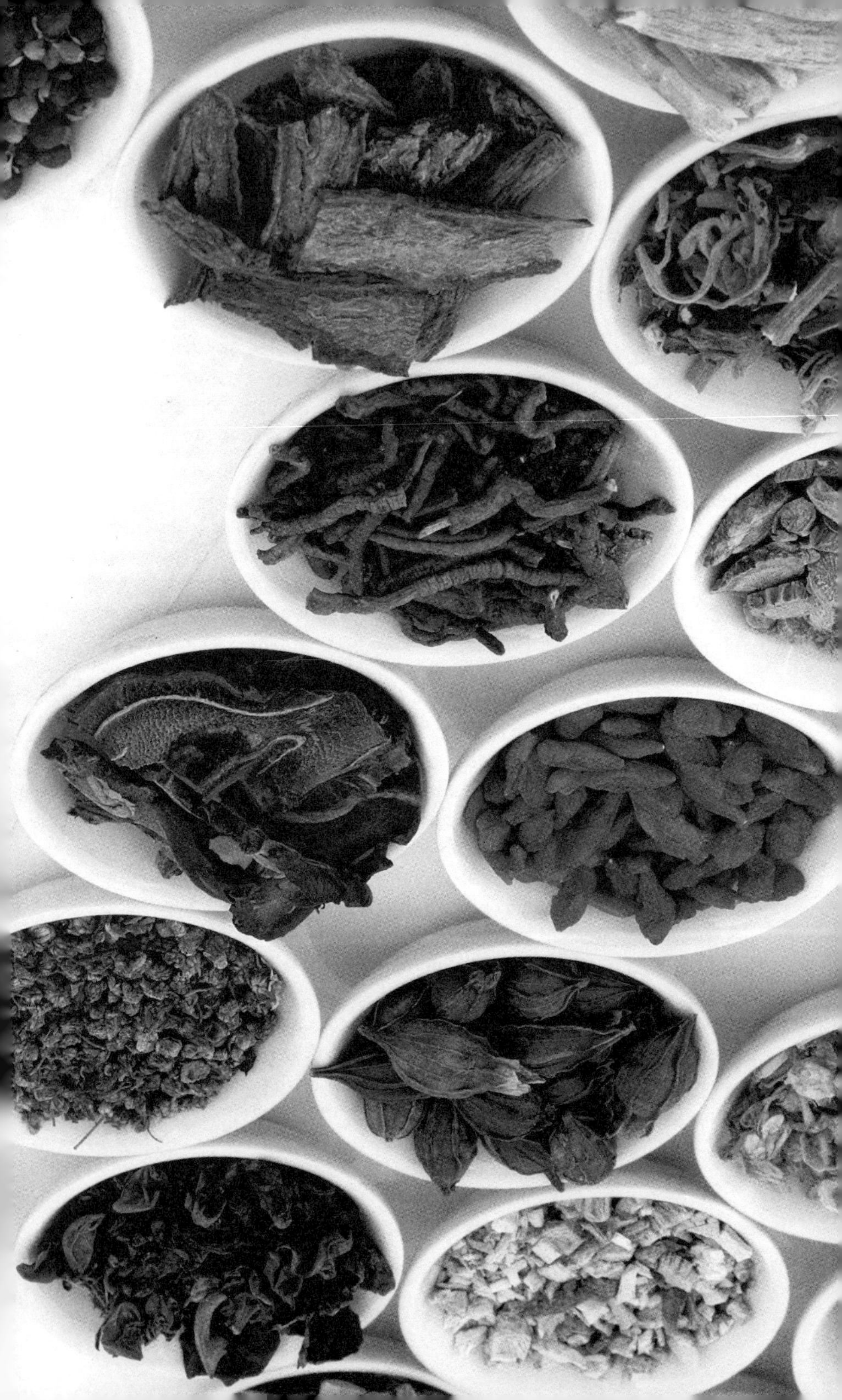

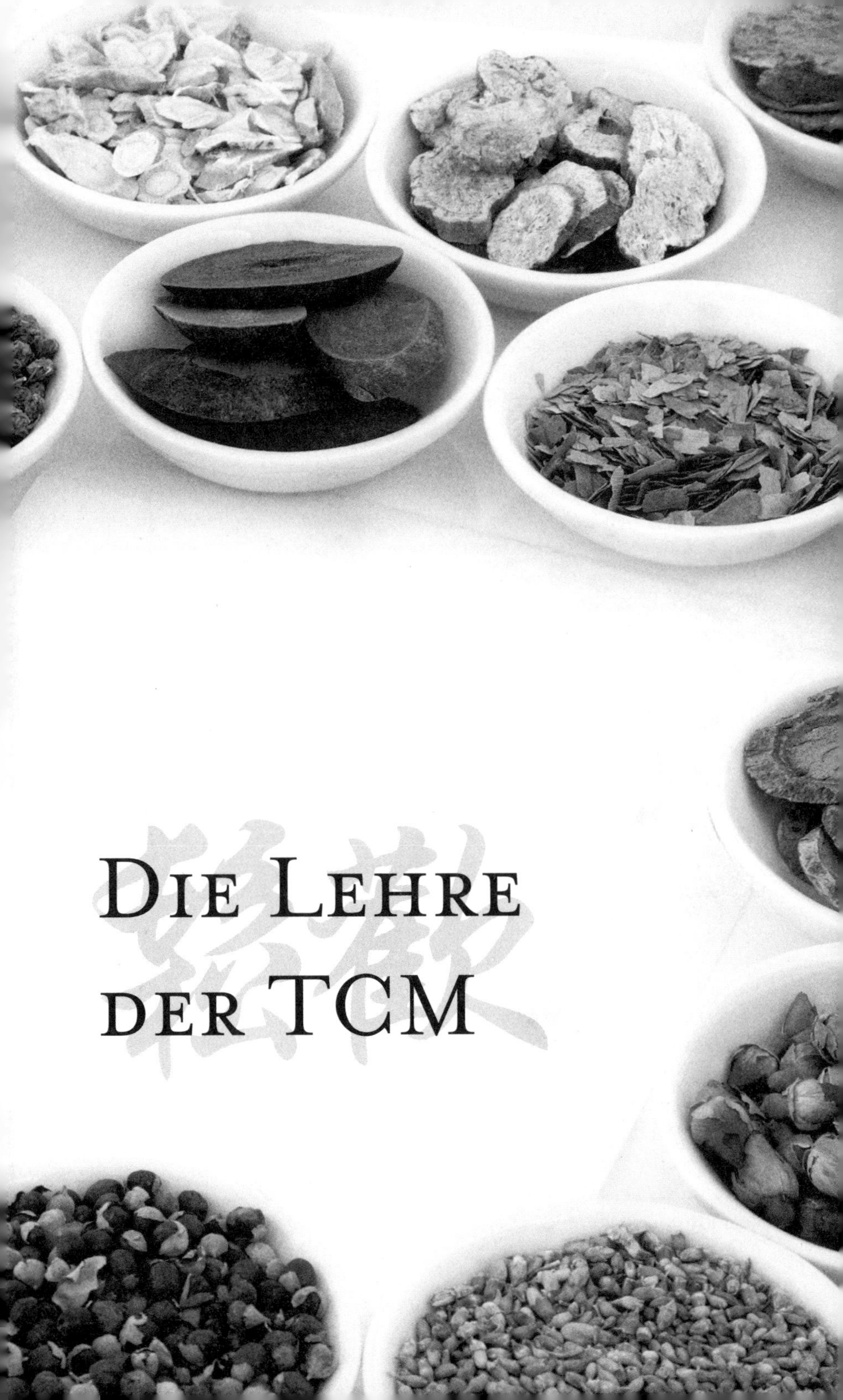

Die Lehre der TCM

GRUNDLAGEN DER TCM

Die Traditionelle Chinesische Medizin (TCM) blickt im Fernen Osten auf eine jahrtausendealte Geschichte zurück und vertritt seit jeher einen ganzheitlichen Ansatz. Hier stehen die Einheit von Körper, Geist und Seele sowie der damit verbundene freie Fluss von Qi, der von Yin und Yang bestimmt wird, im Mittelpunkt.

Bei einem gesunden Menschen besteht eine dynamische Balance zwischen Yin und Yang. Die beiden gegensätzlichen Pole gehen in einem fließenden Prozess ständig ineinander über. Die Lebensenergie Qi fließt in einem komplexen Netz aus Leitbahnen (Meridianen, siehe S. 28ff.), das den gesamten Körper durchzieht. Das ausgeklügelte Energiesystem korrespondiert direkt mit den Organen. Jedem Organ sind bestimmte Körperabschnitte, Emotionen, eine spezielle Jahreszeit sowie ein Element zugeordnet. Die Chinesen gehen von insgesamt fünf Elementen (auch Wandlungsphasen genannt) aus: Holz, Feuer, Erde, Metall und Wasser. Sie unterstützen, kontrollieren, ergänzen und gleichen einander aus.

DIE DUALEN POLE YIN UND YANG

Die in der ehrwürdigen chinesischen Philosophie eingebettete Lehre von Yin und Yang lässt sich bis ins 11. Jahrhundert vor Christus zurückverfolgen. Im *I-Ging (Yì Jīng)*, das auch unter der Bezeichnung *Das Buch der Wandlungen* bekannt ist, wird anhand einer Sammlung von Strichzeichen das Konzept des sich immer wieder neu formenden Gleichgewichts des Gegensatzpaares beschrieben.

Das Wirken der wechselseitigen Resonanz der beiden Kräfte ist allgegenwärtig und bestimmt unser Leben. Sowohl der Mikrokosmos eines jeden Lebewesens als auch der universell existierende Makrokosmos unterliegen dem Zusammenspiel und stetem Wandel von Yin und Yang.

Die dualen Gegensätze Yin und Yang sind eng miteinander verwoben, bedingen sich gegenseitig und gehen auseinander hervor. Sie verkörpern zwei Phasen einer zyklischen Bewegung, bei der das eine dem anderen immer entgegenstrebt. Steigt Yin, sinkt Yang und andersherum. Ein absolutes Yin oder Yang existiert nicht. Wenn die Nacht endet, beginnt der Tag, und dieser mündet schließlich wieder in die Nacht, dabei sind die Übergänge fließend.

Ursprünglich stellen die beiden Schriftzeichen für Yin und Yang die Schatten- bzw. die Sonnenseite des Hügels dar. Yin steht unter anderem für Mond, Nacht, Dunkelheit, Winter, Herbst, Ruhe, Kälte, Regen, Alter, Tod, Passivität – und für das Weibliche. Im Gegensatz dazu verkörpert Yang Sonne, Tag, Sommer, Frühling, Feuer, Wind, Jugend, Wachstum, Aktivität – und das Männliche. Auch der menschliche Körper folgt dem Muster der beiden Pole. So werden alle Körperteile, Organe und deren Funktionen jeweils nach Yin oder Yang klassifiziert.

Die Vorderseite sowie die rechte Seite des Körpers, das Körperinnere, der Unterkörper und die Zang-Organe (Lunge, Nieren, Milz, Leber, Herz) präsentieren Yin. Hingegen werden die Rückseite sowie die linke Seite des Körpers, das Körperäußere, der Oberkörper und die Fu-Organe (Harnblase, Magen, Gallenblase, Dickdarm und Dünndarm) Yang zugeordnet.

Befindet sich das System in einer dynamischen Balance und sind Yin und Yang ausgewogen, bedeutet das Gesundheit. Eine Disharmonie führt schließlich zu Krankheit. Um diesen Einklang zu bewahren oder wiederherzustellen, leitet der TCM-Arzt verschiedene Prozesse ein, die je nach Bedarf Yin oder Yang fördern.

Chronische sowie degenerative Erkrankungen weisen auf ein Übermaß von Yin hin. Typische Symptome sind eine blasse Zunge, klarer Urin, weicher Stuhlgang, ein blasses Gesicht, Schläfrigkeit, Antriebslosigkeit und ein schleichender Krankheitsbeginn. Patienten leiden in der Regel unter einem unangenehmen Kältegefühl und haben das Bedürfnis nach Wärme.

Hingegen sind akute Zustände ein Indiz für überschüssiges Yang. Die Krankheitsprozesse gehen meist mit Entzündungen einher. Die Zunge ist häufig rot oder gelb belegt, der Urin ist dunkel und stark konzentriert, Verstopfung, Schlaflosigkeit und Unruhe sind nicht selten, das Gesicht ist gerötet, Hitzesymptome treten auf, und die Krankheit äußert sich sehr plötzlich.

Die Grundsubstanzen des Körpers

Die Traditionelle Chinesische Medizin geht insgesamt von fünf Grundsubstanzen aus, die den Organismus durchdringen: Lebensenergie Qi, Vitalessenz Jing, Säfte Jin-Ye, Blut-Xue sowie der Geist Shen. Sie bestimmen die Lebensfunktionen und wirken auf Körper, Geist und Seele. Bei einem gesunden Menschen befinden sie sich im Sinne der Yin-Yang-Theorie im Einklang.

Die Lebensenergie Qi

Die Lebensenergie Qi ist eine unsichtbare Materie. Sie ist eine Urkraft, in der sämtliches materielles und spirituelles Leben wurzelt. Der Kosmos, die Natur und damit alle Tiere, Pflanzen und Menschen werden von der Grundsubstanz Qi umhüllt und erfüllt und sind so energetisch miteinander verbunden.

Im menschlichen Körper wird zwischen dem Ursprungs-Qi und dem Sammel-Zong-Qi unterschieden. Ersteres wird während der Zeugung von den Eltern an das Kind abgegeben, sammelt sich im Nierenmeridian an und wird im Laufe des Lebens verbraucht. Es ist für die Entwicklung und das Wachstum verantwortlich. Im Gegensatz zum Sammel-Zong-Qi kann es nicht wiederhergestellt werden. Aus diesem Grund sollte man es nicht unnötig verschwenden und stets pflegen. Sobald dieses Qi völlig versiegt ist, tritt der Tod ein.

Das Sammel-Zong-Qi setzt sich aus dem Atem- und dem Nahrungs-Qi zusammen. Letzteres wird in der Milz aus fester und flüssiger Nahrung extrahiert und steigt im Anschluss daran zur Lunge auf. Dort vereint es sich mit dem Atem-Qi, das aus dem Atem gewonnen wird. Mithilfe des Ursprungs-Qi wird das Sammel-Zong-Qi im späteren Verlauf zum Wahren-Zhen-Qi „veredelt“, das der ersten Stufe des körpereigenen Qi entspricht.

Im Organismus stellt Qi die grundlegende Substanz für alle Funktionsabläufe dar. Über die Meridiane gelangt es in jede Körperzelle und bildet so eine Verbindung zwischen den Körperstrukturen und ihren jeweiligen Funktionen. Qi spendet dem Körper Energie, schützt ihn und ist zuständig für die Abwehr. Es regelt das Wachstum und die Entwicklung, steuert die körperliche sowie geistige Aktivität. Die Lebensenergie wärmt den Körper und verantwortet sämtliche physiologischen Aktivitäten, die Blutzirkulation sowie die morphologische Ordnung der Organe. Ein ungehindert und harmonisch fließendes Qi schenkt Vitalität, Lebensfreude und sorgt für Wohlbefinden und Gesundheit. Qi-Störungen (Blockaden oder Mangel) verursachen hingegen gesundheitliche Probleme und sind häufig der Auslöser für physische oder psychische Erkrankungen.

Bei Qi-Mangel kann der Körper nicht mehr ausreichend mit Energie versorgt und gewärmt werden. Außerdem kann das Qi seine Schutzfunktion nicht mehr erfüllen. In der Regel muss die Lebensenergie in einem solchen Fall tonisiert (gestärkt) werden. Die jeweilige Symptomatik gibt einen Hinweis darauf, in welchem Organ der Mangel präsent ist. Herzrhythmusstörung und Schlaflosigkeit sind ein Indiz für Qi-Mangel im Herzen, während Kurzatmigkeit und Husten auf einen Mangel in der Lunge hinweisen. Bei Mattigkeit und Appetitmangel wird von einem Milz-Qi-Mangel ausgegangen, während Schreckhaftigkeit und Ängstlichkeit mit einem Gallenblasen-Qi-Mangel und Morgenmüdigkeit mit Magen-Qi-Mangel in Verbindung gebracht werden. Vermehrtes nächtliches Wasserlassen und vorzeitiger Samenerguss deuten wiederum auf einen Nieren-Qi-Mangel hin.

Ein gestautes oder blockiertes Qi hat in der Regel Schmerzen zur Folge, da die Lebensenergie ihre Funktionen durch den gestörten Fluss nicht mehr erfüllen kann. Um dem entgegenzuwirken, muss das Qi harmonisiert werden. Typische Anzeichen für eine Qi-Blockade im Lebermeridian sind ausstrahlende Schmerzen in der rechten Oberbauchgegend, im oberen Rippenbogenbereich, und Stimmungsschwankungen. Hingegen weisen ziehende und starke Unterbauchschmerzen sowie Blähungen auf eine Qi-Stauung in der Leitbahn des Dünndarms hin.

Darüber hinaus existieren auch Sonderformen der Stagnation. Diese werden als rebellierendes Qi bezeichnet. Hier fließt das Qi entgegen seiner üblichen Flussrichtung. Schlafstörungen und mentale Störungen sind ein Indiz für ein rebellierendes Herz-Qi, während Übelkeit und Erbrechen auf ein rebellierendes Magen-Qi hinweisen. Asthma wird mit einem rebellierenden Nieren-Qi und Husten in Kombination mit Asthma mit einem rebellierenden Lungen-Qi assoziiert. Durchfall hingegen ist häufig ein Anzeichen für ein gegenläufiges Qi der Milz.

Das Blut-Xue

In der westlichen Medizin wird das Blut als „flüssiges“ Gewebe betrachtet, das aus Blutplasma und Blutzellen besteht und dessen Funktionen Abwehr, Pufferung, Wärmeregulation, Sauerstofftransport und Signalübermittlung darstellen. Hier beherbergt es gleichzeitig einen materiellen sowie einen immateriellen Aspekt. Blut-Xue erfüllt energetische Funktionen und ist untrennbar mit dem Qi verbunden, das ihm Leben einflößt. Blut-Xue strömt ebenso in den Blutgefäßen wie in den Meridianen, die gleichzeitig Qi in sich führen. Da in der chinesischen Lehre die Funktion wichtiger als die anatomische Präzision ist, werden die Leitbahnen nicht streng differenziert. Blut-Xue wird mit Yin assoziiert, nährt und befeuchtet den gesamten Körper und beherbergt den Geist (Shen).

Die Grundsubstanz wird unter Beteiligung von Magen, Milz und Herz aus Nahrung extrahiert. Dabei bildet die Milz aus der im Magen verdauten Nahrung eine klare Essenz, die vom Milz-Qi aufwärts zur Lunge befördert wird. Diese Essenz wird während des Transports in die Lunge vom Nahrungs-Qi in Blut umgewandelt. Dieser Prozess kann allerdings nur optimal ablaufen, wenn ausreichend Jing vorhanden ist.

Herz, Milz und Leber stehen in einer besonderen Beziehung zu Blut-Xue. Das Herz gewährleistet eine gleichmäßige Zirkulation des Blut-Xue im Organismus, und die Milz leitet es. Überschüssiges Blut-Xue wird in der Leber gespeichert, die es kontrolliert, wenn sich der Körper im Ruhezustand befindet. Eine Blut-Xue-Stauung kann im Körperinneren sowie an der Körperfläche und an den an der Oberfläche sitzenden Leitbahnverläufen auftreten. Blut-Xue-Stasen (auch Blut-Xue-Stauungen) äußern sich wie Qi-Stauungen durch Schmerz. Äußerliche Blutstasen werden durch disharmonierende Faktoren verursacht. Daneben kann auch ein Qi- oder Blut-Xue-Mangel verantwortlich für Blutstauungen sein.

Erbrechen von Blut und ein stechender Schmerz in der Bauchregion zwischen Rippenbogen und Bauchnabel weisen auf eine Magen-Blut-Stauung hin. Liegt eine Stauung in der Leber vor, äußerst sich dies durch dunkles und zähes Menstruationsblut und stechende Schmerzen in der Oberbauchgegend im Rippenbogenbereich. Hingegen sind Palpitationen (Herzklopfen), eine purpurfarbene Verfärbung der Zunge, Schmerzen in der Herzgegend und Schlafstörungen Anzeichen für eine Herz-Blut-Stauung.

Neben Blockaden kann auch ein Blut-Xue-Mangel die nährenden und befeuchtenden Funktionen des Blut-Xue ins Wanken bringen. In solchen Fällen kommt es zum Ausbleiben der Menstruation, übermäßig starker Menstruationsblutung, Blässe und einer blassen Zunge (Leber-Blut-Mangel). Indizien für einen Blut-Xue-Mangel im Herzen sind Vergesslichkeit, Apathie, Schlaflosigkeit sowie eine dünne Zunge.

Die Vitalessenz Jing

Der Begriff Jing umschreibt die angeborene konstitutionelle feinstoffliche Substanz des Menschen. Sie wird im Nieren-Shen gespeichert und stellt die Quelle von Yin und Yang dar. Aus diesem Grund beherbergt sie beide Gegenpole und wird nicht nur einem zugeordnet. Die Vitalessenz verkörpert die Wurzel des Lebens, und sie ist ausschlaggebend für Fortpflanzung, Entwicklung und Tod.

Wie Qi wird auch die Vitalessenz Jing aus zwei unterschiedlichen Quellen geschöpft. Entsprechend wird zwischen dem vorgeburtlichen Jing (auch Vorhimmel-Essenz oder Xian Tian) und dem nachgeburtlichen Jing (auch Nachhimmel-Essenz oder Hou Tian) differenziert. Ersteres wird während der Zeugung aus Eizelle und Spermium gebildet. Dieses individuelle Jing begründet die einzigartige Konstitution sowie das spezifische Entwicklungspotenzial des Individuums und kann nicht erneuert werden. Das nachgeburtliche Jing setzt sich aus Nahrung und Atmung zusammen. Gemeinsam ergeben beide Anteile die gesamte Vitalessenz Jing.

Die Funktionen von Jing variieren je nach Entwicklungsphase des Menschen. Bis zur Jugend wird die Vitalessenz für die Reifung der Organe benötigt, danach erhält sie die Organfunktion und wird für die Fortpflanzung gebraucht. Im Laufe des Lebens baut sich die ursprüngliche Jing-Essenz nach und nach ab. In der Folge lassen Organfunktion und Fortpflanzungsfähigkeit mit zunehmendem Alter nach. Sobald Jing nicht mehr vorhanden ist, tritt der Tod ein.

Generell stellt die Jing-Essenz die Basis für mentale Funktionen dar und vereint gleichermaßen Yin- sowie Yang-Funktionen. Der Yin-Aspekt des Jing bildet die Grundlage für den Aufbau von Blut, Gehirn, Mark, Knochen und Sperma. Er steuert die Wachstums-, Entwicklungs- und Fortpflanzungsprozesse. Der Yang-Aspekt fungiert als stoffliche Voraussetzung für das Nieren-Yang. Er wärmt und nährt alle anderen Organe, die dadurch ihre spezifischen Aufgaben erfüllen können. Deshalb ist Jing von großer Bedeutung für die Bereitstellung, Verteilung und Umwandlung aller Arten von Qi.

Bei Jing-Mangel muss die Vitalessenz zusammengehalten (adstringiert) werden, da sie ihre Funktionen sonst nicht mehr erfüllen kann. In der Regel tritt ein solcher Mangel in Form von vorzeitigem Altern und einer schwachen Konstitution, Impotenz und Sterilität, Wachstumsstörungen, Knochenerkrankungen, Nieren-Schwäche und mentalen Störungen in Erscheinung.

Die Säfte Jin-Ye

Die Säfte Jin-Ye sind der Lebensenergie Qi, Blut-Xue und der Vitalessenz Jing untergeordnet. Sie besitzen Yin-Qualität und vereinen alle Körperflüssigkeiten mit Ausnahme von Blut-Xue, da es in der TCM nicht als solche gilt und andere Funktion als Jin-Ye erfüllt. Zu den Säften zählen demnach lediglich Inkrete, Sekrete und Exkrete sowie interstitielle Flüssigkeiten (auch Interzellularflüssigkeiten sind Körperflüssigkeiten zwischen den Zellen in den Gewebsspalten). Sie werden in leichte, klare Flüssigkeiten und in schwere, trübe Säfte klassifiziert.

Die leichten, klaren Flüssigkeiten (Jin) repräsentieren den Yang-Aspekt. Sie wärmen, nähren und befeuchten Haut und Muskeln. Die schweren, dickflüssigen und trüben Säfte (Ye) besitzen Ying-Qualität und ernähren Organe, Gehirn, Mark, Gelenke sowie Körperöffnungen.

Je nach Organfunktionsstörung entstehen bei einem Fülle-Zustand der Jin-Ye Ödeme in unterschiedlichen Körperarealen. Ödeme an den Beinen sind das Resultat eines Nieren-Yang-Mangels mit Beeinträchtigung der Nierenfunktion. Die Nieren sind hier nicht mehr in der Lage, den Wasserhaushalt zu regulieren. Ödeme im Bereich des Oberkörpers sind hingegen Ausdruck einer Schleimnässe in der Lunge bzw. einer beeinträchtigten Lungenfunktion. Das bedeutet, die Lunge sendet die Körperflüssigkeiten nicht zu den Nieren und verteilt diese auch nicht. Auf einen Milz-Yang-Mangel und einer damit einhergehenden Beeinträchtigung der Milzfunktion weisen Ödeme in der Bauchregion hin. In diesem Fall wandelt die Milz die Nahrungssäfte nicht mehr angemessen um.

Bei einer Degenerierung der Körpersäfte spricht man in der Traditionellen Chinesischen Medizin von Schleim. Mit Schleim assoziierte Krankheiten treten häufig auf. Beispiele hierfür sind Schleimauswurf z. B. in Verbindung mit Asthma oder Bronchitis. Hier hat sich der Schleim in der Lunge manifestiert.

Epilepsie, Lähmung oder Schlaganfall sind häufig die Folge von Störungen in den Meridianen. Hingegen ist Adipositas ein Indiz für eine Degenerierung der Säfte im Fettgewebe. In der Haut schlägt sich das wiederum in Form von geschwollenen Lymphknoten, Kropf, Geschwülsten und Knoten im subkutanen Gewebe nieder. In Galle und Nieren kommt es zu Steinbildung und verfestigtem Schleim. Geisteskrankheiten und mentale Störungen sind Manifestationen von Degenerationen der Körpersäfte im Geist.

Jin-Ye-Mangel wird durch übermäßiges Schwitzen, Durchfall, Erbrechen und die inadäquate Umwandlung von Säften aus der Nahrung herbeigeführt. Anzeichen hierfür sind verschiedenste Symptome der Austrocknung.

Der Geist-Shen

Der Geist-Shen residiert im Herzen und entspricht grundsätzlich den westlichen Vorstellungen des Geistes. Shen ist die treibende Kraft der Persönlichkeit. Er regiert Bewusstsein, Unterbewusstsein, Gefühlswelt, Gedanken und Lebensfreude.

Es besteht eine untrennbare Verknüpfung zwischen Shen mit Qi und Jing. Befinden sich die anderen beiden Substanzen in Harmonie, ist auch Shen in Balance, und der Mensch ist beispielsweise psychisch belastbar, kann klar denken, hat eine starke Urteilskraft und Glanz in den Augen.

Ein gestörtes Gleichgewicht der Grundsubstanzen Qi und Jing schwächt den Geist-Shen. In der Folge treten psychotische oder neurotische Störungen auf. Daneben kann auch eine absolute Leere von Shen vorkommen, die sich in Apathie und Verlust der Lebensfreude äußert.

Die Traditionelle Chinesische Medizin ist ein ganzheitliches System, das Körper, Geist und Seele nicht getrennt voneinander betrachtet. Entsprechend können Störungen des Shen mithilfe der bewährten Heilmethoden der TCM (S. 60ff.) behandelt werden.

Die fünf Elemente Wu Xing

Die fünf Elemente (auch fünf Wandlungsphasen) sind Teil der chinesischen Philosophie. Erstmalige Erwähnung findet diese Naturmetapher bei Zou Yan im 4. Jahrhundert vor Christus. Sie sind eingebettet in der chinesischen Sicht des Kosmos und spiegeln die dort geltenden dynamischen Prozesse von Yin und Yang sowohl in der Natur als auch im Menschen, der aus ihr hervorgebracht wurde und mit ihr ein gemeinsames Ganzes ergibt, wider.

Einteilung nach den fünf Elementen

Element	Holz	Feuer	Erde	Metall	Wasser
Geschmack	sauer	herb/ bitter	süß	scharf	salzig
Geruch	beißend	verbrannt	duftend	ranzig	faulig
Gefühl	Ärger	Freude	Schwermut	Kummer	Angst
Farbe	blau oder grün	rot	gelb-orange	weiß	schwarz
Laut	schreien	lachen	singen	weinen	stöhnen
Himmelsrichtung	Osten	Süden	Mitte	Westen	Norden
Jahreszeit	Frühling	Sommer	Spätsommer	Herbst	Winter
Lebensphase	Kind	Jugendlicher	Erwachsener	Gereifter Erwachsener	Alter Mensch
Sinnesorgan	Augen	Zunge	Mund	Nase	Ohren
Körperteil	Sehnen	Blutgefäße	Muskeln	Haut	Knochen
Yin-Organ	Leber	Herz	Milz	Lunge	Nieren
Yang-Organ	Gallenblase	Dünndarm	Magen	Dickdarm	Harnblase

Die unterschiedlichen Himmelsrichtungen, Tages- und Jahreszeiten, das Klima, das Pflanzenwachstum, Geschmäcker, Gerüche, Laute, Emotionen, Lebensphasen und Farben sind ebenso wie Yin- bzw. Yang-Organe, Gewebe oder Sinnesorgane Ausdruck des steten Wandels der fünf Elemente. Im Körper fließt die Lebensenergie von einer Wandlungsphase in die nächste.

Den fünf Elementen Holz, Feuer, Erde, Metall und Wasser werden alle genannten Phänomene zugeordnet, und sie beinhalten zudem zahlreiche Entsprechungen. Holz symbolisiert das Kind, den Osten und den Frühling, bedeutet Wachstum und steht für das Yin-Organ Leber und das Yang-Organ Gallenblase. Das Feuer repräsentiert den Jugendlichen, den Süden und den Sommer, wird mit Begeisterung und Lebensfreude assoziiert und steht auf organischer Ebene mit dem Yin-Organ Herz und dem Yang-Organ Dünndarm in Verbindung. Der Erde werden der Erwachsene, die Mitte und der Spätsommer zugeordnet. Sie symbolisiert Beständigkeit sowie Klarheit und repräsentiert den Magen. Metall steht für den gereiften Erwachsenen und den Westen ebenso wie für Herbst, Begierde und Eitelkeit. Das ihm entsprechende Yang-Organ ist der Dickdarm, das Yin-Organ ist die Lunge. Das Wasser ist Sinnbild für Norden und Winter. Es verkörpert Konzentration, Wandlung, Unabhängigkeit und Flexibilität. Die Harnblase wird als Yin-Organ und die Nieren als Yang-Organ mit Metall in Verbindung gebracht.

Die Zyklen der fünf Elemente

Das Elementesystem setzt sich aus Durchgangs- und Bewegungsphasen zusammen. Es befindet sich im stetigen Wandel innerhalb der phasisch ablaufenden Vorgänge. Jeder Turnus bildet die Grundlage für den daran anschließenden Prozessablauf. In ihrer Summe ergeben sie ein ewiges Kontinuum, das sich durch Dynamik auszeichnet. Das bedeutet, es findet keine monotone Wiederholung statt, sondern vielmehr eine Evolution.

Die Elemente bringen sich gegenseitig hervor, kontrollieren und überwältigen sich. Sie stehen deshalb in einer innigen Wechselbeziehung zueinander. Das Gleichgewicht der fünf Elemente wird dabei durch den Erschaffungszyklus, den Kontrollzyklus, den Erschöpfungszyklus und den Schädigungszyklus gewährleistet.

Der Erschaffungszyklus/Sheng-Zyklus

Im Erschaffungszyklus erzeugt, nährt und unterstützt ein Element das nächste:

~ Holz ist notwendig, damit das Feuer brennen kann.
~ Feuer lässt Asche entstehen. Diese wiederum liefert der Erde Nährstoffe.
~ Die Erde bringt Metalle und Mineralien hervor.
~ Metalle und Mineralien reichern das Wasser an.
~ Wasser ist die Voraussetzung für das Wachstum der Pflanzenwelt (Holz).

Die Balance des Elementesystems kann ins Wanken geraten, sobald ein Element geschwächt ist und das darauffolgende nicht mehr ausreichend ernähren kann. Die Kontrollmechanismen verhindern eine Disharmonie der Elemente und sorgen dafür, dass die Energie im Gleichgewicht bleibt.

Der Kontrollzyklus/Ke-Zyklus

Die fünf Elemente kontrollieren sich gegenseitig und halten so die Balance der Energien aufrecht, da Mangel und Überfluss den Kreislauf negativ beeinträchtigen könnten.

~ Holz entzieht der Erde Nährstoffe und wirkt beispielsweise Bodenerosionen entgegen.
~ Die Erde nimmt Wasser auf.
~ Wasser löscht Feuer.
~ Feuer verformt Metall.
~ Metall spaltet (Axt) oder zerkleinert (Säge) Holz.

Der Erschöpfungszyklus/Cheng-Zyklus

Im Erschöpfungszyklus vermehrt jedes Element seine Energie, indem es diese dem vorhergehenden wegnimmt.

~ Holz nimmt Wasser auf.
~ Feuer vernichtet Holz.
~ Erde erstickt Feuer.
~ Metall entzieht der Erde Mineralien.
~ Wasser zerstört Metall.

Der Schädigungszyklus/Wu-Zyklus

Der Schädigungszyklus steht im Zeichen der Zerstörung. Hier dominiert der „Schützling" sein kontrollierendes Element.

- Holz macht Metall stumpf.
- Metall nimmt das Feuer auf.
- Feuer lässt Wasser verdampfen.
- Wasser überschwemmt die Erde.
- Die Erde zerstört das Holz.

Die Wirkung der fünf Elemente

Jeder Mensch trägt alle Wandlungsphasen in sich. Dabei zeigt er je nach Lebensphase oder Konstitution eine besondere Affinität zu einem bestimmten Element, das seine Disposition zu bestimmten Beschwerden, Stärken oder aber auch Schwächen prägt.

Im Zeichen des Holzes: starker Tatendrang

Das Holz wird mit dem Kind verbunden und steht für den Frühling. Das ist die Zeit, in der zarte Knospen aus den Ästen sprießen und erste Blüten ihre Pracht präsentieren. Das Wachstum ist in vollem Gange, und die Natur erwacht aus ihrem Winterschlaf. Hier wird Platz für Neues geschaffen. Genau das macht auch den Holztypen aus. Er zeichnet sich nicht nur durch seine Kreativität und Begeisterung für neue Ideen und Neugierde aus, sondern verliert auch seine Ziele nicht aus dem Blick. Aus diesem Grund sind sie auch häufig getrieben und ungeduldig. Holz spendet uns kraftvolle Energie. Entsprechend hoch sind die Energiereserven eines Holztypen. Meist ist er arbeitswütig, voller Tatendrang und offen für neue Abenteuer. Diese Menschen schätzen Unabhängig-

Holztypen haben in der Regel ein markantes Kinn und einen kräftigen Nacken. Ihre Knochen und Muskeln sind stark, und der Körperbau ist athletisch. Sie sind groß gewachsen, ihre Hände und Füße sind schlank. Ihr Teint geht ins Grünliche.

keit, die ihnen ihre geliebte Freiheit ermöglicht. Diese reichlich vorhandene Energie kann aber auch ins Negative umschlagen und zu ausgeprägter Wut und Aggression führen. Sie können sich auf geistiger und körperlicher Ebene nur schwer entspannen.

Menschen mit einem dominierenden Holz-Element sind Führungspersönlichkeiten par excellence. Selbstsicherheit ist ihnen zu eigen. Manchmal kann das negativ in Form von Dominanzverhalten, Selbstgefälligkeit und Arroganz in Erscheinung treten.

Sie sind anfällig für das Burn-out-Syndrom, für Ischias-Beschwerden, Verspannungen und träge Augen.

Im Zeichen des Feuers: Lachen und Freude

Der Dünndarm wird mit der Adoleszenz verbunden und entspricht dem Element Feuer. Die Energie des Feuers schenkt uns die Fähigkeit zur Begeisterung und Freude. Feuertypen besitzen die Gabe, andere mitzureißen. Sie stehen für ihre Ideen derart leidenschaftlich ein, dass sie ihr Umfeld spielend davon überzeugen können. Durch ihre Offenheit und Toleranz sind sie in der Lage, andere Meinungen in Einklang zu bringen. Sie vermitteln Leichtigkeit und bestechen durch ihre warme und humorvolle Art. Feuerbetonte Menschen strahlen Autorität aus und zeigen häufig starke Führungsqualitäten.

Sie sind fröhlich, fantasievoll, optimistisch, offen, temperamentvoll, empathisch, euphorisch, äußerst begeisterungsfähig und stehen gern im Mittelpunkt. Sie zeichnen sich durch ihre charismatische, sentimentale und humorvolle Art aus und sind für ihre Eloquenz bekannt.

Befindet sich das Feuer in Balance, ist die Gesichtsfarbe gesund und rötlich, die Augen leuchten, und der Mensch ist aktiv. Feuertypen bewegen sich von einem Extrem ins andere. Das zehrt oftmals an ihren Kräften. In der Folge können Kältegefühl und Blässe auftreten. Auf psychischer Ebene kann es zu Selbstzweifeln, Depressionen, Schreckhaf-

Bei **feuerbetonten Menschen** ziehen die Augen die ganze Aufmerksamkeit auf sich. Ihre Gesichtszüge sind delikat, manchmal haben sie ein spitzes Gesicht. Sie zeichnen sich durch einen feingliedrigen Körperbau und filigrane, lange Finger aus. Ihr Teint ist rötlich.

tigkeit, Verletzlichkeit und Angstzuständen kommen. Bei einer Überbetonung überhitzt es Körper, Geist und Seele. Betroffene neigen dann zu Entzündungen und Austrocknung. Sie sind besonders erregbar und haben ihre Emotionen nicht mehr im Griff.

Im Zeichen der Erde: Harmonie

Der Magen wird mit dem mittleren Lebensalter und dem Element Erde assoziiert, die mit dem Spätsommer verbunden ist. In dieser Zeit strotzt die Natur vor Fruchtbarkeit, Reichtum und Wärme. Die Ernte wird eingefahren, und der Sommer hat bereits seinen Höhepunkt erreicht. Im Spätsommer geht die Natur von der Yang-Phase in die Yin-Phase über – vom Licht ins Dunkle. Die Natur zehrt noch von den Kräften der Sonne und beginnt langsam mit ihrem Rückzug.

Das Erdelement, das für das Mütterliche, die Akzeptanz, das Nährende, Mitgefühl, Geben und Nehmen sowie für Harmonie steht, wird zudem mit Feuchtigkeit in Verbindung gebracht. Sie benötigt diese, um ihre fruchtbare Kraft entfalten zu können.

Ein analytischer Charakter, innere Stabilität, Ausgeglichenheit, Fürsorglichkeit und die Vorliebe für gutes Essen und Tradition zeichnen die Erdmenschen neben seinem Familiensinn aus. Man kann sich immer auf sie verlassen. Sie sind hervorragende Mediatoren und erfreuen sich aufgrund ihres freundlichen und vertrauensvollen Wesens an Beliebtheit bei ihren Mitmenschen. So sehr sie anderen in schwierigen Situationen eine Stütze bieten, halten sie ihre eigenen Probleme häufig zurück und suchen kaum Rat oder Unterstützung in ihrem Umfeld.

Ständiger Wohnortwechsel und ein Übermaß oder Mangel an Nahrung können das Erdelement schwächen. Gleichermaßen schaden erdbetonten Menschen zu viele süße oder kalte Speisen sowie der übermäßige Verzehr von Rohkost.

Ein markanter Mund mit vollen Lippen ist typisch für einen **Erdtyp**. Seine Körperformen sind insgesamt rund – so auch die Form seines Kopfes. Der Teint ist gelblich. Erdbetonte Menschen sind meist stattlich gebaut und neigen zu Übergewicht.

Erdbetonte Menschen machen sich oft unbegründet Sorgen. Auf körperlicher Ebene neigen sie häufig zu Prostatabeschwerden, Krampfadern, Stoffwechsel- und Verdauungsstörungen, Blähungen sowie Blutergüssen. Sie reagieren bei Belastungen häufig mit Beschwerden im Magenmeridian sowie in anderen Leitbahnen, die diesem Element zugeordnet sind.

Im Zeichen des Metalls: Unnahbarkeit

Das Metall symbolisiert den gereiften Erwachsenen und den Herbst. Es ist eine Zeit des Übergangs. Die Natur bereitet sich auf ihren Schlaf vor und zieht sich zurück. Ähnlich verhält es sich mit Menschen dieses Elements. Sie sind häufig in sich gekehrt, weshalb sie von vielen als unnahbar betrachtet werden. Grund hierfür ist ihre Sensibilität und Verletzlichkeit.

Es sind aber sehr tiefgründige Individuen, die aufgrund ihrer Scheu ihr Umfeld genau analysieren und über eine auffallende Lebensweisheit verfügen. Wie eine Beute, die im Herbst keinen Schutz mehr in der Pflanzenwelt vor Räubern findet, sondieren sie die Lage, bevor sie sich aus ihrem Bau bewegen. Ihre Sinneswahrnehmung ist entsprechend geschärft. Darüber hinaus üben sie sich auch viel in Selbstreflektion und sind sich über ihre Defizite und Stärken vollkommen bewusst. Metalltypen schätzen Klarheit und demnach auch Ehrlichkeit. Ebenso wichtig sind ihnen feste Strukturen, die ihnen Sicherheit geben. Aus diesem Grund fällt es ihnen häufig schwer, loszulassen und sich Neuem zuzuwenden.

Diese Muster spiegeln sich auch in ihrer Gefühlswelt wider. Sie sind skeptisch, neigen zu Traurigkeit und lassen ihren Gefühlen keinen freien Lauf. Sie sind häufig einsam, da sie Angst vor Enttäuschungen haben, obwohl sie im Grunde sehr warmherzige Menschen sind. Metalltypen besitzen einen ausgeprägten Sinn für Gerechtigkeit. Auf körperlicher Ebene sind sie anfällig für Atemwegserkrankungen wie Asthma oder Bronchitis. Sie leiden häufig unter Infektionen der Nase und an Allergien sowie Verdauungsstörungen. Darüber hinaus frösteln sie leicht.

Metallbetonte Menschen haben ein graziles Gesicht, aus dem eine auffällige Nase ragt. Sie besitzen meistens einen zierlichen Körperbau und sind klein bis mittelgroß. Ihre Gliedmaßen sind lang und schlank.

Im Zeichen des Wassers: Ausdauer und Kraft

Dem Wasser werden der alte Mensch und der Winter zugeordnet. Zu dieser Jahreszeit sind die Tage kürzer und die Nächte länger. Es herrscht Kälte. Die Bäume haben ihre Blätter verloren, Gewässer sind teilweise zugefroren, und alles befindet sich im Winterschlaf. Die Natur ruht und lebt von ihren Energiereserven.

Ohne Wasser wäre kein Leben möglich. Der Mensch besteht zu 80 Prozent aus Wasser, und mehr als drei Fünftel der Fläche unseres Erdballs bestehen aus diesem Element. Wenn kein Wind herrscht, sind Seen ruhige Gewässer.

So verhält es sich auch beim Wassermenschen, der stets einen Stimulus benötigt, um aktiv zu werden. Wenn die Gelegenheit günstig ist, beginnt er zu handeln. Es sei denn, das nötige Urvertrauen fehlt. Dann sind wasserbetonte Menschen wie gelähmt und handlungsunfähig. In Aufruhr versetzt, kann Wasser Dämme brechen, ganze Landstriche überfluten und Naturkatastrophen verursachen. Die Kraft des Wassers schlägt dann ungebändigt um sich. Wasserbetonte Menschen sind unerschütterlich, bis sie ihr Ziel erreicht haben. Dies passiert, wenn der Urinstinkt des Wassertyps zu ausgeprägt ist. Dabei braucht es nicht immer Verwüstungen, um am Ziel anzukommen. Auch steter Tropfen höhlt bekanntlich den Stein. Diese Beharrlichkeit und ein tiefes Urvertrauen schlummern in Wassertypen.

Wassertypen sind sehr korrekt und pflichtbewusst. Sie haben eine Schwäche für das Finden von Problemlösungen und gelten als belesen und introvertiert.

Sie leiden überwiegend an Nieren- und Blasenbeschwerden, Rückenproblemen der Lendenwirbelsäule (meistens chronisch), Schwäche der Beine sowie Beschwerden der Geschlechtsorgane. Darüber hinaus haben Sie häufig Probleme mit Knochen und Zähnen. Auch kalte Füße werden in Bezug auf wasserbetonte Menschen in der TCM erwähnt.

Typisch für **wasserbetonte Menschen** sind auffällige Ohren und tief liegende Augen, die häufig von dunklen Augenringen umgeben sind. Ihre Muskulatur ist ebenso massiv wie ihr ganzer Knochenbau.

DIE ORGANUHR

Zwölf Hauptmeridiane (S. 28ff.) durchdringen den Organismus. Ein Tag setzt sich aus zweimal zwölf Stunden zusammen. Jede Doppelstunde wird mit einem bestimmten Organ identifiziert. Diese Aufteilung wurzelt in einem alten chinesischen Nummerierungssystem, den zwölf Erdenzweigen. Jede Nummer verkörpert dabei ein Tierkreiszeichen und wird entweder Yin oder Yang zugeordnet. Darüber hinaus stehen die Erdenzweige für die Bezeichnung der Jahre in einem 12er-Zyklus sowie eine bestimmte Himmelsrichtung (bei einer 30-Grad-Einteilung). So haben das Wetter und die klimatischen Prozesse generell eine Auswirkung auf alles Leben auf der Erde.

Unterschiedlichen Zeitabschnitten werden spezifische Eigenschaften und Zyklen zugeschrieben, die je nach Geburtszeit die Psyche des Individuums prägen. Demnach basieren die Aufteilung der Organe in einen 24-Stunden-Rhythmus sowie die paarweise Anordnung der Organe und Meridiane auf altchinesischen astrologischen und astronomischen Beobachtungen.

Die Lebensenergie zirkuliert stetig in unserem Körper. Dabei fließt das Qi im 24-Stunden-Rhythmus für eine Dauer von jeweils zwei Stunden besonders intensiv durch einen bestimmten Meridian und durch das ihm zugeordnete Organ. Die sogenannte Organuhr bildet diese Phänomen ab und besteht entsprechend aus 12 Doppelstundeneinheiten, die jeweils die Hochphase eines bestimmten Organs sowie die Ruhephase eines anderen spezifischen Organs angeben.

Sofern Organe eine Störung aufweisen, verstärken sich die Beschwerden während der Maximalzeiten (siehe Symptome für Disharmonien der verschiedenen Meridiane bzw. Organe, S. 28ff.). Deshalb empfiehlt es sich, therapeutische Maßnahmen während der Hochphase eines Organs durchzuführen. So ist beispielsweise der günstigste Zeitpunkt für eine Akupressur zur Stärkung der Nieren zwischen 15 und 17 Uhr.

Während der Ruhephasen fließt das Qi nur schwach durch die jeweilige Leitbahn und das ihr entsprechende Organ. Therapeutische Maßnahmen entfalten deshalb während der Ruhephase eine geringere Heilwirkung.

Tageszeit*	Erdenzweig	Tierkreis-zeichen	Meridian Hochphase	Meridian Ruhephase	Yin/Yang
23–1 Uhr	Zi	Ratte	Gallenblase	Herz	Yang
1–3 Uhr	Chou	Büffel	Leber	Dünndarm	Yin
3–5 Uhr	Yin	Tiger	Lunge	Harnblase	Yin
5–7 Uhr	Mao	Hase	Dickdarm	Nieren	Yang
7–9 Uhr	Chen	Drache	Magen	Perikard	Yang
9–11 Uhr	Si	Schlange	Milz	Dreifacher Erwärmer	Yin
11–13 Uhr	Wu	Pferd	Herz	Gallenblase	Yin
13–15 Uhr	Wei	Schaf	Dünndarm	Leber	Yang
15–17 Uhr	Shen	Affe	Harnblase	Lunge	Yang
17–19 Uhr	You	Hahn	Nieren	Dickdarm	Yin
19–21 Uhr	Xu	Hund	Perikard	Magen	Yin
21–23 Uhr	Hai	Schwein	Dreifacher Erwärmer	Milz	Yang

*Im Sommer müssen die genannten Zeiten um jeweils eine Stunde angepasst werden.

Die Meridiane

Die beiden chinesischen Schriftzeichen, die für die Meridiane stehen, haben im Einzelnen zahlreiche Bedeutungen. Generell lassen sich chinesische Schriftzeichen aufgrund ihrer Komplexität nicht eins zu eins in andere Sprachen übersetzen, weshalb man sich im Westen bereits im 15. Jahrhundert auf die Bezeichnung Meridiane geeinigt hat. Der Begriff wurde scheinbar in Anlehnung an die Geografie gewählt, da es sich bei dem Jing Luo um Energie-Leitbahnen des Körpers handelt, die diesen netzartig durchziehen.

Durch die unsichtbaren Meridiane zirkuliert die Lebensenergie Qi im Idealfall ungehindert. Sofern das nicht der Fall ist, liegt eine Störung vor, die das Qi staut oder blockiert. In der Folge treten Beschwerden auf, und es können Erkrankungen entstehen.

Die Leitbahnen verlaufen flach unter der Haut im Unterhautzellgewebe. Hier bilden sie eine Einheit mit den inneren Organen und der Körperoberfläche. Auf jedem Meridian sitzen spezifische Akupunkturpunkte, die sogenannten Zugangspunkte (auch Reizpunkte). Mithilfe dieser Punkte kann das gesamte energetische System des Körpers günstig beeinflusst und damit korrigiert werden.

Neben den 12 Hauptmeridianen gibt es weitere Leitbahnsysteme, darunter acht außerordentliche Gefäße.

Die Hauptmeridiane

Die zwölf Hauptleitbahnen (Jing Mai) verlaufen in Längslinien am Körper entlang und sind an die fünf Yin-Organe (Herz, Lunge, Milz, Leber, Nieren) und den Herzbeutel (Perikard) sowie die sechs Yang-Organe gekoppelt (Gallenblase, Magen, Dünndarm, Dickdarm, Blase und Dreifacher Erwärmer). Dabei setzt sich jeder Funktionskreis aus einem Yin-und-Yang-Organpaar zusammen.

Für jeden dieser Funktionskreise lassen sich etwa 25 charakteristische krankhafte Entgleisungen feststellen, die sich mithilfe der Stimulierung und Aktivierung von bestimmten Punkten auf dem jeweiligen Meridian behandeln lassen.

Meridianpaare

Yin-Meridian	Yang-Meridian
Lungenmeridian	Dickdarmmeridian
Milz-Pankreas-Meridian	Magenmeridian
Herzmeridian	Dünndarmmeridian
Nierenmeridian	Blasenmeridian
Perikardmeridian	Dreifacher-Erwärmer-Meridian
Lebermeridian	Gallenblasenmeridian

Die wichtigsten Reiz- bzw. Akupressurpunkte finden Sie auf den Klappen des Buches. Sie sind abgekürzt und im Text mit dem chinesischen Fachwort versehen.

Bl = Blase
Di = Dickdarm
3E = Dreifacher Erwärmer
Dü = Dünndarm
Ex = Extrapunkt
Gb = Gallenblase
He = Herz
KG (Ren Mai) = Konzeptionsgefäß

Le = Leber
LG (Du Mai) = Lenkergefäß
Lu = Lunge
Ma = Magen
Mi = Milz-Pankreas
Ni = Niere
Pe = Perikard

Der Lungenmeridian

Der Lungenmeridian nimmt das Qi aus der Luft auf, wandelt es um und verteilt es. Darüber hinaus reguliert dieser Meridian die Abwehr. Durch Stimulation dieses Meridians können Atemwegsbeschwerden sowie Kopf- und Rückenschmerzen behandelt werden. Der Lungenmeridian hat seinen Anfang im mittleren Teil der Bauchhöhle, wandert abwärts und trifft im Inneren auf den Dickdarm. Dort schwenkt der Meridian um und verläuft aufwärts, dringt in das Zwerchfell ein und durchdringt schließlich die Lungenflügel. Von hier erstreckt sich die Leitbahn bis zur Kehle und stößt unterhalb des Schlüsselbeins an der seitlichen Brustwand an die Körperoberfläche. Dann wandert sie an der Innenseite des Oberarmes bis zum Handgelenk, um dort außen an der Wurzel des Daumennagels zu enden. Ein zweiter Zweig des Meridians zweigt sich über dem Handgelenk ab und erstreckt sich an der Handaußenseite bis zur äußeren Seite des Zeigefingers. Dort trifft der Zweig auf die Dickdarmleitbahn.

Typische Symptome einer Störung sind:

- Allergien
- Atemprobleme
- Asthma
- Bronchitis
- Harndrang
- Heiserkeit
- Hitzegefühle
- Husten
- Nackenverspannung
- Niesen
- Schulterprobleme

Wichtige Reizpunkte:

- **Lu 1 – Zhongfu:** Ein Daumenbreit unterhalb des Schlüsselbeins, am äußeren Rand, sechs Daumenbreit seitlich der Körpermitte; reguliert das Lungen-Qi.
- **Lu 5 – Chize:** Ellenbogenbeugefalte am radialen Punkt der Bizepssehne; stimuliert die Wasserzirkulation und löst Schleim aus der Lunge. Der Harnfluss wird optimiert. Wirkt sich günstig auf die Sehnen aus.
- **Lu 6 – Kongzui:** An der radialen Seite des Unterarmes sieben Daumenbreit vom Handgelenk entfernt; wichtiger Punkt bei Bronchitis und Asthma, reguliert Schwitzen.
- **Lu 7 – Lieque:** Am Ende der Handgelenksquerfalten auf der Daumenseite; wirkt auf die Atmungsorgane und empfiehlt sich auch bei Problemen in der Nacken- und Halsregion.

Der Dickdarmmeridian

Die Behandlung dieses Meridians bietet sich bei Blockierungen oder Schmerzen in den Sinnesorganen, Zahnschmerzen, Schulterschmerzen und Tennisellenbogen an.

Der Dickdarmmeridian beginnt an der Zeigefingerspitze und führt über die äußere Seite des Zeigefingers durch die Vertiefung zwischen den Daumensehnen. Von dort wandert er außen am Unterarm entlang bis zur seitlichen Ellenbogenfalte. An der Oberarmaußenseite zieht sich die

Leitbahn bis zum höchsten Punkt der Schulter und verzweigt sich. Ein Ast verläuft im Körperinneren, streift die Lunge und durchquert das Zwerchfell. Dann zieht er sich weiter bis zum Dickdarm. Der zweite Zweig bahnt sich seinen Weg auf der Körperoberfläche bis zum Hals. Von dort erreicht er die Wange, um dann im Körperinneren weiter zu den unteren Zähnen und dem Zahnfleisch zu gelangen. Anschließend stößt dieser Zweig wieder die Oberfläche und schwankt um Oberlippe herum zu seinem Endpunkt, der auf der gegenüberliegenden Seite neben der Nase liegt.

Typische Symptome einer Störung sind:

- Blähungen
- Dickdarmentzündungen
- Dickdarmkrämpfe
- Gedächtnisprobleme
- Hämorrhoiden
- Magengeschwüre
- Menstruationsbeschwerden
- Migräne
- Müde Beine
- Mundgeruch
- Ruhelosigkeit
- Tennisarm
- Verspannungen
- Verstopfung
- Zahnschmerzen

Wichtige Reizpunkte:

- **Di 4 – Hegu:** Am Ende der Daumenfalte zwischen Zeigefinger und Daumen; lindert Erkrankungen im Kopfbereich (vor allem im Gesicht, in der Nackengegend und in den Zähnen) und Schmerzen im gesamten Körper (wichtigster analgetischer Punkt), wirkt Verstopfungen entgegen.
- **Di 11 – Quchi:** Am äußeren Ende der Ellenbogenfalte auf der Daumenseite; Tonisierungspunkt, eliminiert Hitze und Wind der Extremitäten.
- **Di 20 – Yingxiang:** In der Nasolabialfalte, auf der Höhe der Mitte des seitlichen Nasenflügelrandes; öffnet die Nase und vertreibt Wind aus dem Gesicht.

Der Magenmeridian

Der Magenmeridian regelt den Menstruationszyklus sowie die Eierstockfunktionen. Darüber hinaus beeinflusst er das Wechselspiel zwischen den Verdauungsorganen, Magen, Zwölffingerdarm und Bauchspeicheldrüse.

Dieser Meridian entspringt neben der Nase und wandert weiter bis zur Nasenwurzel. Danach trifft die Leitbahn im inneren Augenwinkel auf den Blasenmeridian. Unterhalb des Auges gelangt sie an die Oberfläche und verläuft seitlich abwärts die Nase entlang. Anschließend erstreckt sich der Meridian in das obere Zahnfleisch, kurvt dort um die Lippen herum und umläuft den unteren Kieferknochen. Dort ändert er seine Richtung und führt vor dem Ohr direkt bis zur Schläfe hinauf, um sich am Unterkiefer zu gabeln. Ein Zweig durchquert von dort aus im Körperinneren das Zwerchfell und passiert danach erst den Magen und danach die Milz. Ein zweiter Ast verweilt weiterhin auf der Körperoberfläche und durchzieht hier die Kehle, verläuft dann über den Hals zur Brust bis hin zum Bauch und hat seinen Endpunkt in der Leiste. Der innere Zweig bildet sich am Magenende neu und führt an der Bauchhöhle nach unten. Dort vereint er sich wieder mit dem äußeren Zweig. Der wieder vereinte Magenmeridian wandert dann über den Oberschenkel zur äußeren Seite des Knies und bis zur Fußspitze. Er endet an der zweiten Zehe. Unterhalb des Knies spaltet sich ein anderer Ast ab, der an der äußeren Seite der mittleren Zehe sein Ende hat. Ein weiterer Zweig führt vom Rist aus zur Innenseite der großen Zehe. An dieser Stelle verschmilzt er mit dem Milz-Pankreas-Meridian.

TYPISCHE SYMPTOME EINER STÖRUNG SIND:

- Appetitlosigkeit
- Blähungen
- Blutarmut
- Darmkrämpfe
- Erschöpfung
- Halsschmerzen
- Magengeschwüre
- Migräne
- Müdigkeit
- Nackenverspannungen
- Nächtliches Zähneknirschen
- Nebenhöhlenleiden
- Oberbauchschmerzen
- Pilzbefall
- Sodbrennen
- Trockene Lippen
- Übersäuerung
- Verdauungsbeschwerden

Wenn in diesem Meridian ein Übermaß an Qi fließt, stört dies die Blutzirkulation. Ein Hinweis hierauf sind eine trockene und raue Haut sowie Zyklusstörungen. Ein Qi-Mangel führt zu Erschöpfung sowie Ausgelaugtheit. Betroffene weisen häufig ein geringes Selbstvertrauen auf und nehmen sich vieles zu sehr zu Herzen.

Wichtige Reizpunkte:

- **Ma 6 – Jiache:** Bei geschlossenem Kiefer am höchsten Punkt des Masseter (Kaumuskel); beseitigt Blockaden aus dem Meridian, lindert Schwellungen im Wangenbereich, Zahnschmerzen, Anspannung und Schmerzen im Kiefer.
- **Ma 25 – Tianshu:** Zwei Daumenbreit seitlich vom Nabel; bei Bauchschmerzen, Übelkeit, Durchfall und Erbrechen. Reguliert Magen, Milz und Darm.
- **Ma 36 – Zusanli:** Vier Fingerbreit unterhalb der Kniescheibe, außen am Schienbeinknochen; krampflösende und schmerzlindernde Wirkung im Magen-Darm-Trakt, allgemeiner Tonisierungspunkt.

Der Milz-Pankreas-Meridian

Im Milz-Pankreas-Meridian wird Qi gespeichert und gehütet. Darüber hinaus steigt hier das aus der Nahrung aufgenommene Nahrungs-Qi zur Lunge auf, wo es sich mit dem Atem-Qi vereint.

Der Meridian hat seinen Anfang an der Innenseite der großen Zehe und wandert entlang der Fußinnenseite bis vor dem Fußknöchel. Dort zieht er sich über die hintere Seite des Unterschenkels zur Innenseite des Unterschenkels bis zur Knieinnenseite und führt bis zum Oberschenkel. Am Oberschenkelende erstreckt sich die Leitbahn in Richtung Intimbereich und gelangt bis zur Bauchhöhle. Dann spaltet sie sich. Dabei läuft ein Nebenzweig vom Magen aus durch das Zwerchfell und zieht sich von dort aus zum Herzen. An dieser Stelle vereint er sich mit dem Herzmeridian. Der Hauptzweig zieht sich an der Bauchoberfläche hinauf zur Brust und gelangt dort in das Körperinnere. An der Kehle entlang führt er dann zur Zungenwurzel.

Typische Symptome einer Störung sind:

- Abgeschlagenheit
- Bindegewebsschwäche
- Depression, Gemütsschwankungen
- Durchblutungsstörungen
- Erkrankungen in den Lymphgefäßen
- Erschöpfung
- Infektionen
- Konzentrationsschwäche
- Schlafstörungen
- Schwere und Kraftlosigkeit in den Gliedern
- Speichelmangel
- Übelkeit

WICHTIGE REIZPUNKTE:

- **Mi 6 – Sanyinjiao:** An der Unterschenkel-Innenseite, drei Daumenbreit oberhalb des höchsten Punktes des Innenknöchels an der Hinterkante des Schienbeins; wirkungsvoll bei Erkrankungen von Nieren und Leber, tonisierende (kräftigende) Wirkung bei chronischer Müdigkeit, wichtiger Punkt bei urogenitalen Störungen.
- **Mi 9 – Yinlingquan:** Zur Mitte des Beines auf der Vertiefung am Unterrand des Gelenkfortsatzes auf Höhe des Schienbeinhöckers; lindert Schwellungen der unteren Extremitäten, vertreibt unter anderem Nässe (Feuchtigkeit und Wasseransammlungen) im Unterleib. Hilfreicher Punkt bei Ödemen, Vaginalpilz, Entzündungen im Unterleib und bei Vaginalausfluss.
- **Mi 18 – Tianxi:** Seitlich der Körpermittellinie im Bereich zwischen der vierten und fünften Rippe auf Brustwarzenhöhe; hilfreich bei Thoraxschmerz, Husten und Atemnot.

DER HERZMERIDIAN

Der Herzmeridian ist für das Kreislaufsystem und dessen Regulation zuständig.

Dieser Meridian setzt sich aus drei Zweigen zusammen, die jeweils im Herzen entspringen. Ein Zweig durchquert das Zwerchfell und wandert von dort aus zum Dünndarm. Der zweite Ast führt seitlich an der Kehle entlang, bahnt sich seinen Weg zum Mundwinkel und zieht sich von dort aus zum Auge. Der dritte Ast verläuft vom Herzen zur Lunge und gelangt an der Achselhöhle an die Körperoberfläche. Von dort aus wandert er am inneren Oberarm entlang, passiert den Ellenbogen, führt dann am inneren Unterarm weiter und durchzieht Handgelenk und Handinnenfläche. Das Ende der Leitbahn befindet sich an der inneren Spitze des kleinen Fingers. Hier verschmilzt der Zweig mit dem Dünndarmmeridian.

Herzbeschwerden können lebensbedrohlich sein. Sehen Sie deshalb von einer Selbstbehandlung ab, und wenden Sie sich unmittelbar an Ihren Hausarzt oder Kardiologen! !

Typische Symptome einer Störung sind:

- Allgemeines Kältegefühl
- Ängstlichkeit
- Blässe
- Blutdruckschwankungen
- Brustschmerzen
- Herzflimmern
- Herzprobleme
- Kurzatmigkeit
- Nachtschweiß
- Nervosität
- Schlaflosigkeit
- Schwindel
- Sprachprobleme
- Unruhe
- Zahnfleischbluten

Wichtige Reizpunkte:

- **He 1 – Jiquan:** Im Mittelpunkt der Achselhöhlen; ordnet Qi und nährt das Herz-Yin, ist hilfreich bei Durchblutungsstörungen der Vorderbeine, Schulterlahmheit, Appetitlosigkeit und Müdigkeit.
- **He 3 – Shaohai:** Am Ende der Ellenbogenfalte auf der Kleinfingerseite, an der Knochenvorwölbung des Oberarmknochens; beruhigt Herz und Geist, wirkt gegen Ellenbogenschmerzen.
- **He 7 – Shenmen:** Auf der Beugefalte des Handgelenks, seitlich der Beugesehne; beruhigt die Psyche und wirkt gegen Nervosität, Schlaflosigkeit, psychische Erregungszustände, Angstzustände und Herzrhythmusstörungen.

Der Dünndarmmeridian

Der Dünndarmmeridian regelt die Verdauung und Verteilung der Nährstoffe aus der Nahrung. Diese Leitbahn hat ihren Anfang an der äußeren Spitze des kleinen Fingers. Von dort aus wandert sie zur Handfläche und weiter entlang der Hinterseite des Unterarms und erstreckt sich über die äußere Seite des Oberarms bis zur Schulter. Hier verläuft der Meridian bis zum höchsten Punkt des Rückens und begegnet dem Lenkergefäß. An dieser Stelle spaltet sich die Leitbahn: Ein Ast zieht sich zum Hals, führt seitlich bis zur Wange und zieht sich weiter über den äußeren Augenwinkel bis zum Ohr.

Im Wangenbereich gabelt sich der Zweig. Dabei läuft ein kleiner Ast zum inneren Augenwinkel und vereint sich dort mit dem Blasenmeridian. Der zweite Ast durchläuft Herz, Zwerchfell sowie Magen und trifft danach auf den Dünndarm.

Typische Symptome einer Störung sind:

- Angstzustände
- Bauchschmerzen
- Darmkrämpfe
- Durchfall
- Menstruationsbeschwerden
- Nackensteifigkeit
- Schweißfüße
- Ohrenprobleme
- Rückenschmerzen
- Schlaflosigkeit
- Übermäßiger Harndrang
- Unruhe
- Verdauungsbeschwerden
- Verstopfung
- Schmerzen im Verlauf des Meridians (Handgelenke, Ellenbogen, Schultern, Hals- und Nackenschmerzen)

Wichtige Reizpunkte:

- **Dü 6 – Yanglao:** An der Rückseite des Unterarms in einer Vertiefung über und seitlich des Außenknöchels; wirkt günstig auf Sehkraft und Hören, bei Verdauungsbeschwerden, Kreuzschmerzen und rheumatoiden Schmerzen.
- **Dü 10 – Naoshu:** In der Vertiefung unterhalb der Schultergräte (quer über das Schulterblatt laufende Knochenleiste); wirkt bei Funktionsstörungen und Schmerzen der Schulter- und Oberarmregion.
- **Dü 19 – Tinggong:** Bei leicht geöffnetem Mund in der Mulde zwischen der kleinen Knorpelmasse an der Ohrmuschel am Eingang des Gehörkanals (Tragus) und dem Gelenkfortsatz am aufsteigenden Ast des Unterkiefers; wirkt günstig bei Kieferfunktionsstörungen und bei allen Ohrenproblemen.

Der Blasenmeridian

Der Blasenmeridian ist die längste aller Leitbahnen. Er ist für die Ausscheidung von Toxinen über den Urin zuständig und harmonisiert alle Körperfunktionen.

Der Blasenmeridian beginnt am inneren Augenwinkel und wandert von der Stirn bis zum Scheitelpunkt des Kopfes. Dort zweigt sich ein Nebenast ab, der ins Gehirn mündet. Der Hauptzweig zieht sich über den Hinterkopf und gabelt sich im Nacken. Ein Zweig führt dabei zur Basis des Nackens und von dort aus weiter parallel zur Wirbelsäule das Rückgrat entlang. Im Bereich des Nabels spaltet er sich erneut. Ein Zweig durchquert Nieren und Harnblase, während der andere über das

Schulterblatt verläuft und parallel zum zuvor beschriebenen Zweig am Rückgrat entlangführt. Am Gesäß kurvt der Meridian gemeinsam mit dem anderen Zweig zur hinteren Oberschenkelseite, und sie verschmelzen auf Höhe der Kniekehle. Die vereinten Leitbahnen schwenken dann über die hintere Seite des Unterschenkels zum Fußaußenknöchel und vereinen sich schließlich an der äußeren Seite der kleinen Zehenspitze mit dem Nierenmeridian.

Typische Symptome einer Störung sind:

- Arthritis
- Blasenprobleme
- Hormonelle Störungen
- Kieferhöhlenentzündungen
- Kopfschmerz
- Krümmung der Wirbelsäule
- Prostatabeschwerden
- Rheuma
- Rückenverspannungen
- Unterleibsprobleme

Wichtige Reizpunkte:

- **Bl 2 – Cuanzhu:** Am inneren Ende der Augenbraue; wirkungsvoll bei Augenproblemen (z. B. Fehlsichtigkeit, getrübte Sicht, Tränenfluss, Augenrötung, Augenschmerzen und Augenjucken), Kopfschmerz, Nasen- und Rachenbeschwerden.
- **Bl 10 – Tianzhu:** Ein Fingerbreit unterhalb der Schädelbasis auf den Muskelsträngen, ein Fingerbreit seitlich der Wirbelsäule; hilfreich bei Schlafstörungen, starkem Kopfschmerz und Schmerzen sowie Beschwerden in Nacken, Schulter und Rücken.
- **Bl 28 – Pangguangshu:** Eineinhalb Daumenbreit seitlich der Mittellinie des Körpers auf Höhe des unteren Drittels des Kreuzbeins; reguliert die Blase, hilft bei Urogenitalerkrankungen und Menstruationsstörungen.

Der Nierenmeridian

In den Nieren wird die Vitalessenz Jing gespeichert. Sie sind demnach ein Leben lang von großer Bedeutung für die Vitalität, Kraft und Gesundheit.

Der Nierenmeridian entspringt an der unteren Seite der kleinen Zehe und wandert entlang der Fußsohle bis zum Rist. Anschließend kurvt er um den inneren Fußgelenkknöchel und zieht sich über die innere Unterschenkelseite bis zur Kniekehle. Von dort aus verläuft der Meridian hinauf zum Oberschenkel und bahnt sich im Intimbereich seinen Weg in das Körperinnere. Von den Nieren aus führt er zur Harnblase und trifft oberhalb des Schambeins wieder an die Körperoberfläche. Dann passiert er Bauch und Brust und erstreckt sich weiter nach oben. Oberhalb des Schambeins beginnt ein zweiter Ast aus den Nieren. Dieser geht zur Leber, stößt auf Zwerchfell, Lungenflügel sowie Kehle und verläuft bis zur Zungenwurzel. In der Lunge befindet sich ein kleiner Ast. Er wandert zum Herzen und vereint sich in der Brust mit dem Perikardmeridian.

TYPISCHE SYMPTOME EINER STÖRUNG SIND:

- Akne
- Atembeschwerden
- Bleiche Gesichtsfarbe
- Depressionen
- Dunkle Augenringe
- Ekzeme
- Gynäkologische Erkrankungen
- Häufiger nächtlicher Harndrang
- Herzprobleme
- Hautbeschwerden
- Kälteempfindlichkeit
- Ödeme
- Ohrinfektion
- Pusteln
- Schreckhaftigkeit
- Schwellungen
- Sexuelle Dysfunktionen
- Übermut
- Verdauungsbeschwerden
- Verstopfung

WICHTIGE REIZPUNKTE:

- **Ni 1 – Yongquan:** Mittig auf der Fußsohle in der Vertiefung am Fußballen; tonisiert und harmonisiert das Nieren-Qi, bewährt zur Behandlung von Ängstlichkeit, Vergesslichkeit, Reizbarkeit, Schlafstörungen, Fieber, Ohnmacht, Müdigkeit und Abgeschlagenheit, Krämpfen und Impotenz.
- **Ni 3 – Taixi:** Auf der Mitte der Verbindungslinie zwischen Innenknöchel und Achillessehne; besonders günstige Wirkung bei Asthma, Husten, Libidoverlust, Unfruchtbarkeit, Zahnschmerzen, Schlafsucht und Schlaflosigkeit.
- **Ni 27 – Shufu:** Zwischen 1. Rippe und Schlüsselbein, zwei Daumenbreit seitlich der Mittellinie; wirkungsvoll bei schwierigem oder lautem Atmen, zum Beispiel Kurzatmigkeit, Husten, Asthma, Übelkeit und Brechreiz sowie Brustschmerz.

Der Perikardmeridian

Der Perikardmeridian (auch Herzbeutelmeridian bzw. Kreislauf-Sexualität-Meridian) ist der Beschützer des Herzmeridians – insbesondere bei Vorliegen von mentalen und psychosomatischen Störungen. Darüber hinaus versorgt er die Geschlechtsorgane mit Energie. Vor allem Schmerzen im Bereich des Brustkorbs und des Oberbauchs können mithilfe der Aktivierung dieser Leitbahn behandelt werden.

Dieser Meridian beginnt im Perikard (Herzbeutel). Von dort aus bahnt er sich zum Zwerchfell und verbindet die drei Teile des Dreifachen Erwärmers (oberer, mittlerer und unterer Teil). Ein zweiter Ast wandert bis zur Brust und dringt hier an die Körperoberfläche. Dann umkreist er die Achselhöhle und führt an der Innenseite des Oberarms entlang. Im Bereich der Armbeuge zieht er sich über den Unterarm bis zur Handinnenfläche und wandert weiter bis zur Mittelfingerspitze, wo sein Endpunkt ist. In der Handfläche separiert sich ein kleiner Ast, der auf der Ringfingerspitze mit dem Dreifachen-Erwärmer-Meridian verschmilzt.

Typische Symptome einer Störung sind:

- ~ Brust- oder Brustkorbschmerzen
- ~ Depressionen
- ~ Herzrasen
- ~ Herzschmerzen
- ~ Hohlkreuz
- ~ Ischiasschmerzen
- ~ Kreislaufstörungen
- ~ Menstruationskrämpfe
- ~ Nervosität
- ~ Neurosen
- ~ Potenzprobleme
- ~ Probleme mit Geschlechtsorganen
- ~ Schlafstörungen
- ~ Schulterverspannungen

Wichtige Reizpunkte:

- ~ **Pe 1 – Tianchi:** Am Brustkorb im vierten Rippenzwischenraum, zwei Daumenbreit seitlich der Brustwarze nach außen; bei physischen und psychischen Erschöpfungszuständen.
- ~ **Pe 6 – Neiguan:** Vier Fingerbreit oberhalb der Handgelenksfalte, in der Mitte der Sehnen; wirkungsvoll bei Magenproblemen, Übelkeit und Erbrechen.
- ~ **Pe 8 – Laogong:** Bei geschlossener Faust auf der Handinnenfläche zwischen Mittelfinger und Ringfinger; behebt Magen-Darm-Störungen, wirkt stimmungsaufhellend und Lust steigernd.

Der Dreifacher-Erwärmer-Meridian

Dem Meridian sind keine Organe im klassischen Sinne zugeordnet. Er steuert vielmehr die Funktionen der drei Erwärmer (oberer, unterer und mittlerer Erwärmer). Darüber hinaus beeinflusst er sämtliche Organe und wird in der TCM auch die Straße des Ursprungs-Qi genannt.

Dieser Meridian beginnt an der Außenseite des Ringfingers und zieht sich von dort aus zum Handrücken und weiter über das Handgelenk zum Unterarm. Am Ellenbogen erstreckt er sich zur Hinterseite des Oberarms und wandert hinauf bis zur Schulter. Unterhalb des Schlüsselbeins verzweigt sich der Meridian. Ein Ast bahnt sich seinen Weg in das Körperinnere, durchdringt die Brust, kreuzt Herzbeutel und Zwerchfell. Danach vereint er die drei Erwärmer. Der zweite Zweig führt am Hals entlang und zieht sich bis zum oberen Rand des Ohrs. Im Körperinneren kurvt er um die Gesichtshälfte. Ein kurzer Ast befindet sich hinter dem Ohr, durchdringt das Hörorgan und trifft vor dem Ohr angekommen wieder auf die Körperoberfläche. Dann verläuft er zum äußeren Augenbrauenende und vereint sich mit dem Gallenblasenmeridian.

Typische Symptome einer Störung sind:

- ~ Allergien
- ~ Asthma
- ~ Bauch- und Unterleibsschmerzen
- ~ Hormonstörungen
- ~ Infektionsanfälligkeit
- ~ Morgenmüdigkeit
- ~ Nebennierenstörungen
- ~ Nesselausschläge
- ~ Niedriger Blutdruck
- ~ Schilddrüsenprobleme
- ~ Tinnitus
- ~ Verdauungsstörungen
- ~ Wetterfühligkeit
- ~ Zahnfleischprobleme

Wichtige Reizpunkte:

- ~ **3E 5 – Waiguan:** Oberhalb des Handrückens, zwei Daumenbreit von der Handgelenksfalte in Richtung Ellenbogen; stärkt Schultern und Ellenbogen, wirkt bei Kopf-, Ohren- und Nackenschmerzen.
- ~ **3E 17 – Yifeng:** Hinter den Ohrläppchen; wirkt bei Ohrenschmerzen.
- ~ **3E 21 – Ermen:** In der Vertiefung am Ohransatz; hilfreich bei Zahn-, Ohren- und Gesichtsbeschwerden. Auch bei Beschwerden am Kniegelenk empfiehlt sich eine Behandlung dieses Punktes.

Der Gallenblasenmeridian

Diese Leitbahn wird mit Durchsetzungsfähigkeit assoziiert. Der Gallenblasenmeridian hat seinen Anfang am äußeren Augenwinkel und setzt sich aus zwei Ästen zusammen. Ein Ast erstreckt sich in Zickzacklinien an der Körperoberfläche am Kopf, wandert dann hinter das Ohr und verläuft bis zum Scheitelpunkt der Schulter. Im Bereich der Achselhöhle führt er über die Rippen bis zum Hüftbereich. Der zweite Ast zieht sich im Körperinneren über die Wange zu Hals, Brust, Leber und Gallenblase. An der Bauchunterseite gelangt dieser Zweig an die Körperoberfläche und verschmilzt im Bereich der Hüfte mit dem ersten Zweig. Von dort aus verläuft der nun vereinte Meridian über die Oberschenkelaußenseite über das Knie zum vorderen Bereich des Unterschenkels und schließlich zum äußeren Fußknöchel. Ein kleiner Ast erstreckt sich vom Rist bis zur großen Zehe, wo er mit dem Lebermeridian verschmilzt.

Typische Symptome einer Störung sind:

- ~ Appetitmangel, Übelkeit
- ~ Hautausschläge
- ~ Inneres Frösteln
- ~ Knieschmerzen
- ~ Koliken, Verstopfung
- ~ Müdigkeit
- ~ Reizbarkeit, Überempfindlichkeit
- ~ Sehstörungen, Augenbeschwerden

Wichtige Reizpunkte:

- ~ **Gb 2 – Tinghui:** Bei leicht geöffnetem Mund in einer Vertiefung vor dem Ohr; bei Ohrenbeschwerden wie beispielsweise Tinnitus, Schwerhörigkeit, Ohrenschmerz mit Eiterfluss, Ohrenentzündungen. Dieser Punkt hat sich auch für die Behandlung von Krämpfen der Kaumuskulatur und Zahnschmerz bewährt.
- ~ **Gb 20 – Fengchi:** Eine Handbreit hinter dem Ohrläppchen in einer Mulde zwischen den Ansätzen der Nackenmuskulatur. Vertreibt Hitze und wirkt deshalb fiebersenkend. Bei infektiösen Erkrankungen, Sehstörungen und Gehörstörungen (z. B. Gehörverlust oder Schwerhörigkeit), Nasenbluten, Schlafstörungen und verstopfter Nase.
- ~ **Gb 34 – Yanglingquan:** In einer Mulde vor dem Kopf des Wadenbeins, seitlich unterhalb des Knies; wirkungsvoll bei Ischialgie, Gallensteinen, Bluthochdruck, Übelkeit und Brechreiz, Migräne, Brustdruck und Schulterschmerz.

Der Lebermeridian

Mithilfe des Lebermeridians können vor allem Frauenleiden im Unterbauch behandelt werden. Daneben schafft eine Harmonisierung dieser Leitbahn Abhilfe bei Migräne und leistet einen bedeutenden Beitrag bei der Gewinnung von Energie, die für körperliche Leistungen benötigt wird.

Der Lebermeridian beginnt auf der Spitze der großen Zehe und führt über den Rist bis zum Fußgelenkinnenknöchel. Dann wandert er an der inneren Unterschenkelseite entlang über das Knie zum inneren Oberschenkel und schließlich in den Schoß. Hier kurvt die Leitbahn um die äußeren Genitalien und dringt im Bereich des Unterbauchs in das Körperinnere ein, um dort zur Leber zu steigen und danach die Gallenblase zu kreuzen. An den unteren Rippen angelangt, spaltet sich die Leitbahn mehrfach und passiert den Lungenmeridian. Ein Zweig verläuft entlang der Luftröhre zur Kehle und schließlich zum Auge. Danach bahnt er sich seinen Weg über die Stirn bis zum Scheitelpunkt des Kopfes. Im Bereich der Wange zweigt sich ein Ast ab und umläuft die Innenseite der Lippen.

Typische Symptome einer Störung sind:

- Antriebslosigkeit
- Augenprobleme
- Brechreiz
- Durchfall
- Hautprobleme
- Nervosität
- Prämenstruelles Syndrom (PMS)
- Rheuma
- Schluckbeschwerden
- Schmerzhafte Menstruation
- Schulterprobleme
- Stoffwechselstörungen

Wichtige Reizpunkte:

- **Le 3 – Taichong:** Zwischen den Enden der Mittelfußknochen der großen und der zweiten Zehe. Reguliert die Menstruation, dämpft Wutanfälle und reduziert angestauten Groll. Bei Unterleibsschmerzen, Schlaflosigkeit, Verstopfung, Übelkeit und Erbrechen.
- **Le 5 – Ligou:** An der Innenseite des Unterschenkels, fünf Daumenbreit oberhalb der größten Vorwölbung des Innenknöchels, zwischen der Hinterkante des Schienbeins und dem langen Zehenbeuger; wirkt stimmungsaufhellend. Bei urogenitalen Erkrankungen und Beschwerden (z. B. Frigidität, Impotenz, Menstruationsstörungen, Schmerzen beim Harnlassen), Erkrankungen von Leber und Gallenblase, Angstgefühlen und nervösem Herzklopfen.

- **Le 13 – Zhangmen:** Vor dem freien Ende der elften Rippe; bei Leber- und Gallenblasenerkrankungen, Appetitlosigkeit, Durchfall, Verstopfung, Blähungen, Erbrechen, Husten und Asthma.

Die außerordentlichen Gefässe Qi Jing Mai

Die Aufgabe der außerordentlichen Gefäße besteht darin, Qi-Mangel oder -Überschuss in den Hauptleitbahnen auszugleichen. Sie stehen nicht direkt mit den Organen in Verbindung und müssen über spezifische Schlüsselpunkte auf den Hauptmeridianen aktiviert werden, da sie keine eigenen Reizpunkte besitzen – das Lenkergefäß/Ren Mai und das Dienergefäß/Du Mai bilden hier eine Ausnahme.

Das Lenkergefäss Du Mai

Das Lenkergefäß schafft eine Verbindung zwischen allen Yang-Meridianen und harmonisiert deren Energien. Darüber hinaus beeinflusst es die Nerven-, Muskel- und Wirbelsäulenfunktionen. Du Mai entspringt in der Beckenhöhle. Ein Ast wandert durch das Körperinnere zu den Nieren. Ein zweiter führt im Körperinneren nach unten und dringt zwischen den äußeren Genitalien und dem Anus an die Körperoberfläche. Von dort aus erstreckt sich der Ast über die Spitze des Steißbeins zur Wirbelsäule und zieht sich bis zum Kopf, wo er das Gehirn durchquert. Der Hauptzweig zieht sich über den Scheitel am Schädeldach entlang und läuft über die Stirn zur Nase. Sein Endpunkt befindet sich im oberen Zahnfleisch.

Typische Symptome einer Störung sind:

- Hämorrhoiden
- Nackenverspannungen
- Ohnmachtsanfälle
- Rückenschmerzen
- Schwacher Kreislauf
- Unfruchtbarkeit

Wichtige Reizpunkte:

- **LG 4 – Mingmen:** Unterhalb des Dornfortsatzes des zweiten Lendenwirbels; bei verspannter Rückenmuskulatur, Hämorrhoiden, Unterleibsschmerzen, Impotenz, schwacher Libido und Infekten.

- **LG 14 – Dazhui:** Unterhalb des Dornfortsatzes des siebten Halswirbelkörpers; stärkt den Nierenfunktionskreis. Wirkungsvoll bei Kraftlosigkeit, Übelkeit und Erbrechen, Rückenverspannung, Fieber, Husten und Bronchitis.
- **LG 20 – Baihui:** Auf der Fontanelle; fördert klares Denken und beruhigt den Geist. Bei Schlaflosigkeit, Kopfschmerz und Schwindel.

Das Konzeptionsgefäss Ren Mai

Das Konzeptionsgefäß (auch Dienergefäß) ist mit den sechs Yin-Meridianen verbunden und wacht über deren Energien (Qi), weshalb es auch „Meer der Yin-Meridiane" genannt wird. Es verkörpert alle Yin-Eigenschaften und steht für das Weiche, Passive sowie Empfangende. Wie das Lenkergefäß (Du Mai) gleicht es Qi-Mangel oder -Überschuss in den Hauptleitbahnen aus.

Ren Mai beginnt in der Beckenhöhle und stößt am Damm zur Körperoberfläche vor. Anschließend wandert das Gefäß zum Schoß und schließlich zur Bauchmitte. Dann kreuzt es Brust, Kehle und Unterkiefer, umläuft im Körperinneren den Mund und verzweigt sich. Beide Zweige laufen zu den Augen.

Typische Symptome einer Störung sind:

- Blähungen
- Schmerzen im Becken- und Brustkorbbereich
- Urogenitale Erkrankungen wie Reizblase oder Ischurie
- Verstopfung

Wichtige Reizpunkte:

- **KG 4 – Guanyuan:** Drei Daumenbreit unterhalb des Nabels; bei Plazentaretention (Nichtausstoßung des Mutterkuchens), Menstruationsstörungen und Harninkontinenz.
- **KG 12 – Zhongwan:** In der Mitte zwischen unterem Brustbeinende und Nabel; bewährter Punkt zur Behandlung von Appetitlosigkeit, Angstzuständen, blutigem Durchfall, Verdauungsproblemen, Magenbeschwerden, Erbrechen und saurem Aufstoßen.
- **KG 24 – Chengjiang:** In der Mitte der Mentolabialfalte (Falte zwischen Mundwinkel und Kinn); wirksam bei Augenerkrankungen.

Das Durchdringungsgefäss Chong Mai

Die alternative Bezeichnung „See des Blutes“ bietet bereits einen ersten Eindruck über die Aufgabe und Funktion dieses Penetrationsgefäßes, das zwischen Du Mai und Ren Mai vermittelt und als Speicher für die Lebenskraft dient. Es bewegt das Abwehr-Qi über den Brustkorb und den Bauch, versorgt Haut und Körperhaare, verteilt Jing von innen nach außen und reguliert das erste Auftreten der Regelblutung, die Menstruation sowie die Menopause.

Das Durchdringungsgefäß (auch Penetrationsgefäß) hat seinen Anfang im Inneren zwischen den Nieren, zieht sich abwärts durch die Gebärmutter und dringt dann am Damm an die Oberfläche, um mit der Nierenleitbahn weiter über den Brustkorb zu wandern. Hier verzweigt sich der Meridian mehrfach. Einige kleine Äste wandern in die Zwischenrippenräume (Interkostalräume). Ein größerer Zweig erstreckt sich bis zur Kehle, kurvt um den Mund und wandert zur Stirn. Ein weiterer Zweig bahnt sich seinen Weg vom Damm zur Wirbelsäule, und ein dritter bildet eine weitere Abzweigung, geht vom Lendenbereich an der Innenseite des Beines bis hinunter zum medialen Rand des Fußes. Dort teilt sich die Leitbahn und mündet in die Nieren- und Milzleitbahn.

Typische Symptome einer Störung sind:

- Abdominale Beschwerden
- Erbrechen
- Gastroenteritis
- Gegenläufiges Magen-Qi
- Gynäkologische Erkrankungen
- Herzrasen
- Impotenz
- Menstruationsstörungen
- Sodbrennen
- Übelkeit
- Unfruchtbarkeit bei Frauen
- Venenschwäche

Wichtige Reizpunkte:

- **Mi 4 – Gongsun:** In der Mitte der Fußinnenseite. Beruhigt Shen, schützt Herz und Brust, reguliert und stärkt das Milz-Qi.
- **Ni 14 – Siman:** Unterhalb des Dornfortsatzes des 7. Halswirbels. Löst Qi- und Blutstasen (Stauungen), reguliert die Wasserwege, indiziert bei pathogenen Füllezuständen.
- **Ni 16 – Huangshu:** Ein Fingerbreit seitlich vom Nabel. Wärmt Magen und Darm, revitalisiert Körper und Psyche, reguliert Qi.

Das Gürtelgefäss Dai Mai

Das Gürtelgefäß schafft eine harmonische Verbindung der oberen und unteren Körperhälfte, verknüpft die Körpervorder- und Rückseite und damit Yin und Yang.

Das Gürtelgefäß tonisiert das Milz- und das Magen-Qi, reguliert den Qi-Fluss des Du Mai und des Ren Mai, stärkt die Knochen (vor allem in der Hüfte), und durch seine enge Verbindung zur Gallenblase hält es die Sehnen geschmeidig und flexibel. Dai Mai entfernt Feuchte-Hitze aus den Genitalien und kontrolliert den Energiefluss der Bein-Meridiane.

Dai Mai (auch Gürtelgefäß) beginnt in der Oberbauchgegend im Rippenbogenbereich (Hypochondrium) und verläuft im Gegensatz zu den übrigen Gefäßen vertikal wie ein Gürtel um die Körpermitte herum. Dabei verbindet es die vertikalen Verläufe der 12 Hauptleitbahnen, Ren Mai, Du Mai und Chong Mai. Bei Störungen im Gürtelgefäß können sich zahlreiche komplexe Beschwerden ergeben, da es direkten Kontakt mit mehreren Organen (Nieren, Milz, Leber, Gallenblase) hat.

Typische Symptome einer Störung sind:

- Blähbauch
- Erbrechen
- Erschöpfung
- Impotenz
- Nackenschmerzen
- Regelschmerzen
- Rheumatisch-neuralgische Beschwerden
- Schwäche

Besteht eine Fülle im Dai Mai, kann es zu Kopfschmerzen im Bereich der rechten Schläfe kommen.

Wichtige Reizpunkte:

- **Gb 26 – Daimai:** Im Schnittpunkt der senkrechten Linie vom höchsten Punkt des Darmbeinkammes mit einer horizontalen Linie durch den Nabel. Schnittpunkt. Leitet feuchte Hitze aus, reguliert Menstruation, Uterus und Dai Mai.
- **Gb 28 – Weidao:** Ein halber Daumenbreit vor und unterhalb des Knochenvorsprungs am vorderen Rand der Darmbeinschaufel. Bewegt stagniertes Qi, wirkt Bauchkrämpfen, Ödemen und Menstruationsstörungen entgegen, leitet Feuchtigkeit aus, reguliert Dai Mai, Dünn- und Dickdarm und den Dreifachen Erwärmer.

- **Gb 41 – Zulinqi:** Zwischen den beiden oberen Enden der Mittelfußknochen der vierten und der kleinen Zehe. Wirkt Kopfschmerzen, Gelenksleiden, Depression und einseitiger Migräne entgegen, verteilt das Leber-Qi, wandelt Schleim um, klärt den Kopf, unterstützt Brustkorb (Thorax) und laterale Rippenregion, stärkt die Psyche.

Das Yin-Fersengefäss Yin Quiao Mai

Das Yin-Fersengefäß (auch Gefäß des aufsteigenden Yin) versorgt die Organe mit Yin-Energie. Liegt ein Yin-Mangel vor, fördert eine Aktivierung dieses Meridians Lebensfreude, Ausgeglichenheit und Erholung. Ein Übermaß an Yin-Energie kann die Lebensprozesse allerdings verlangsamen, was ebenfalls durch dieses Gefäß ausgeglichen werden kann.

Das Gefäß entspringt im Nierenmeridian und zieht sich vom Sprungbein aus an der Beininnenseite aufwärts zum Intimbereich; von dort aus über den Bauch in den Brustraum zum Auge und ins Gehirn.

Typische Symptome einer Störung sind:

- Atemwegsprobleme
- Augenprobleme, Sehstörungen
- Beschwerden im Abdomen
- Epilepsie
- Hitzewallungen
- Probleme beim Laufen, Stehen
- Schlafstörungen
- Verdauungsbeschwerden

Wichtige Reizpunkte:

- **Ni 6 – Zhaohai:** Direkt unter dem Innenknöchel des Fußes. Dieser Punkt hilft bei einer Vielzahl von Beschwerden, darunter Bewegungsstörungen, Gehstörungen, Impotenz, Müdigkeit, Trägheit, Schlafstörungen, kalte Füße oder Hände, Augenschmerzen, Schmerzen, epileptische Anfälle, Gereiztheit und Unterbauchschmerzen.
- **Ni 8 – Jiaoxin:** Am Hinterrand des Schienbeins, zwei Daumen oberhalb des Sprungbeins. Wirkt gegen Bauchschmerzen, stärkt die Nieren, löst Blut- oder Qi-Stase, leitet feuchte Hitze ab, kühlt unteren Erwärmer ab.
- **Lu 7 – Lieque:** Am Ende der Handgelenksquerfalten auf der Daumenseite; wirkt auf die Atmungsorgane und empfiehlt sich auch bei Problemen in der Nacken- und Halsregion. Stärkt die Lunge, wirkt Husten entgegen.

Das Yang-Fersengefäss Yang Quiao Mai

Das Yang-Fersengefäß (auch Gefäß des aufsteigenden Yang) genannt. Er entspringt aus dem Blasenmeridian und beginnt am Sprungbein. Von dort aus erstreckt er sich an die Außenseite des Beines und wandert an der Körperseite entlang hinauf zum Hals. Hier verläuft der Meridian weiter zum Auge, wo er sich mit Yin Quiao Mai verbindet. Danach ziehen sich die miteinander verbundenen Meridiane ins Gehirn.

Yang Quiao Mai versorgt die Organe mit Yang-Energie, weshalb man durch dessen Aktivierung eine Yang-Wirkung erzielt, die den Körper wärmt, ihn fit und leistungsfähig macht. Dieser Effekt wird durch die gleichzeitige Anregung von Yang Wei Mai sowie Du Mai erhöht.

Der Sondermeridian wirkt auf den Spannungszustand der Beinmuskulatur und die Aktivität, transportiert Nieren-Jing-Qi und Yang-Qi zu den Augen, entfernt Wind vom Kopf und befreit die Wirbelsäule.

Typische Symptome einer Störung sind:

- Augenprobleme
- Kopfschmerzen
- Kraftlosigkeit
- Schlafstörungen
- Spasmen der Extremitäten
- Taubheitsgefühl in den unteren Extremitäten

Wichtige Reizpunkte:

- **Gb 20 – Fengchi:** Eine Handbreit hinter dem Ohrläppchen in einer Mulde zwischen den Ansätzen der Nackenmuskulatur. Vertreibt Hitze und wirkt deshalb fiebersenkend. Bei infektiösen Erkrankungen, Sehstörungen und Gehörstörungen (z. B. Gehörverlust oder Schwerhörigkeit), Kopfschmerzen, Migräne, Nasenbluten, Schlafstörungen und verstopfter Nase.
- **Dü 10 – Naoshu:** In der Vertiefung unterhalb der Schultergräte (quer über das Schulterblatt laufende Knochenleiste). Hilft bei Beschwerden im Nacken- und Schulterbereich, Verspannungen, Schmerzen in Arm oder Schulter.
- **Ma 1 – Chengqi:** Senkrecht unterhalb der Pupille, direkt unterhalb des Augapfels. Hilft bei Sehstörungen (wie Kurzsichtigkeit, Weitsichtigkeit, Nachtblindheit), Bindehautentzündung (Konjunktivitis), Katarakt, Entzündung des Augennervs, exzessivem Tränenfluss, Augenschmerzen, geröteten Augen. Darüber hinaus eliminiert dieser Reizpunkt Hitze und Wind aus der Augenregion.

Yin Quiao Mai und **Yang Quiao Mai** regulieren den Schlaf-Wach-Rhythmus, befeuchten und nähren die Augen und versorgen die Muskeln und Gelenke der unteren Extremitäten.
Durch die Anregung von Yin Quiao Mai und Yang Quiao Mai können die beiden Pole Yin und Yang in Balance gebracht werden. Wenn das Qi die beiden Leitbahnen ungehindert und frei durchströmen kann, ist der Mensch fähig, problemlos vom Arbeitsmodus in den Erholungsmodus zu schalten. Gerade bei Erschöpfung, Schlafstörungen, Stress und Burn-out kann die Aktivierung dieser beiden Meridiane Abhilfe schaffen.

Das Yin-Bindegefäss Yin Wei Mai

Das Yin-Bindegefäß wandert von der Innenseite des Beins über die Hüften seitlich am Rumpf hinauf. Dann zieht es sich zur Mitte und verbindet sich dort mit dem Konzeptionsgefäß.

In diesem außerordentlichen Gefäß sammelt sich das Qi aller Yin-Leitbahnen an und wird dort ausgeglichen. Besonders bei Beschwerden und Erkrankungen, die auf einer Yin-Schwäche beruhen, spielt Yin Wei Mai deshalb eine wichtige Rolle.

Typische Symptome einer Störung sind:

- Abmagerung
- Herzblutmangel
- Magenschmerzen
- Rastlosigkeit
- Schmerzen im Bereich der Lendenwirbel
- Schwäche
- Trockener Husten
- Übelkeit

Wichtige Reizpunkte:

- **Pe 6 – Neiguan:** Vier Fingerbreit oberhalb der Handgelenksfalte, in der Mitte der Sehnen. Hilft unter anderem gegen Übelkeit, Erbrechen, Schlaflosigkeit, Ängstlichkeit, Traurigkeit, Depression, Menstruationsstörungen.
- **KG 23 – Lianquan:** Wo der Hals auf den Kopf stößt, in der mittleren Vorderlinie. Indikationen sind trockene Kehle, plötzlicher Stimmverlust, Knötchen der Stimmbänder, Sprechschwierigkeiten, Schwellungen, Zungengeschwüre.

Das Yang-Bindegefäss Yang Wei Mai

Dieses außerordentliche Gefäß verbindet das Qi aller Yang-Meridiane, reguliert sie und bewahrt den Körper vor krank machenden Faktoren aus der Umwelt. Es beeinflusst die gesamte laterale Körperseite und das Ohr. Über Yang Wei Mai kann auf alle mit Yang-Mangel assoziierten Beschwerden und Erkrankungen eingewirkt werden.

Das Yang-Bindegefäß verläuft von der Fußseite zur Außenseite der Beine und wandert dann von dort aus zur Außenseite des Rumpfes.

Typische Symptome einer Störung sind:

- Durchfall
- Libidomangel
- Ödeme (Wasseransammlungen)
- Rasche Erschöpfung
- Rückenschmerzen
- Schwerhörigkeit
- Übermäßiger klarer Urin

Wichtige Reizpunkte:

- **3E 5 – Waiguan:** Oberhalb des Handrückens, zwei Daumenbreit von der Handgelenksfalte in Richtung Ellenbogen; stärkt Schultern und Ellenbogen, wirkt bei Kopf-, Ohren- und Nackenschmerzen.
- **Gb 20 – Fengchi:** Eine Handbreit hinter dem Ohrläppchen in einer Mulde zwischen den Ansätzen der Nackenmuskulatur. Vertreibt Hitze und wirkt deshalb fiebersenkend. Bei infektiösen Erkrankungen, Schmerzen, Sehstörungen und Gehörstörungen (z. B. Gehörverlust oder Schwerhörigkeit), Nasenbluten, Schlafstörungen und verstopfter Nase.
- **Gb 41 – Zulinqui:** Zwischen den beiden oberen Enden der Mittelfußknochen der vierten und der kleinen Zehe. Hilft gegen Spannungsgefühl in den Brüsten, kontrolliert das Qi der Leber, vertreibt Hitze-Feuchtigkeit, lindert Blasenentzündung, Augenschmerzen und Trockenheit sowie Schwellung der Augen, Schwindel und Kopfschmerz.

Entstehung von Krankheiten

Nach Ansicht der Traditionellen Chinesischen Medizin sind Erkrankungen die Folge eines gestörten Flusses der Lebensenergie Qi sowie einer Yin-Yang-Disharmonie. Diese Störungen sind in den Organen oder Meridianen lokalisiert.

Vor allem mit Schwäche/Leere assoziierte Störungen treten in Teilen der inneren Organe auf. Insgesamt wird zwischen einer Schwäche oder Fülle des Qi, Yang (Funktion) oder Yin (Struktur bzw. Substanz) der Organe differenziert.

Als Ursachen für Krankheiten betrachtet die Traditionelle Chinesische Medizin innere und äußere Faktoren. Die inneren Faktoren beinhalten sämtliche Facetten der Gefühlswelt, und unter den äußeren Faktoren werden alle klimatischen Aspekte vereint. Jedem Klimafaktor wird dabei ein spezieller Konstitutionstyp zugeordnet, der anhand bestimmter Eigenschaften bzw. Krankheitsbilder identifizierbar ist. Darüber hinaus ist auch die Lebensweise entscheidend für die Gesundheit.

Qi-Störungen

Für die Störung des Qi kann entweder eine Fülle, Schwäche/Leere, Stagnation oder Blockade des Qi verantwortlich sein.

Fülle wird als Yang-Zustand beschrieben, der eine Überfunktion der Organe hervorruft. Hitze stellt das Hauptsymptom der Fülle dar. Sie kann sich in Form von Fieber oder Entzündungen äußern. Darüber hinaus treten Fülle-Zustände häufig infolge eines stagnierenden oder blockierten Qi auf. Anzeichen hierfür sind Muskelverspannungen oder auch Kopfschmerzen.

Typische Qi-Fülle-Symptome:

- Akute, krampfartige oder stechende Schmerzen
- Blutfülle
- Fülle- und Spannungsgefühl
- Innere Unruhe
- Nervosität
- Rötung

Eine Schwäche/Leere des Qi wird als Yin-Zustand betrachtet, bei dem die Funktion der Organe beeinträchtigt ist.

TYPISCHE QI-SCHWÄCHE- ODER QI-LEERE-SYMPTOME:

- Antriebslosigkeit
- Blässe
- Depressive Verstimmungen
- Frösteln
- Kalte Hände und Füße
- Müdigkeit
- Niedriger Blutdruck
- Verminderte Aktivität

Yin- und Yang-Störungen

Sobald einer der dualen Aspekte im Übermaß ist, liegt eine Störung des Gleichgewichts vor. Bei einer Yang-Fülle kommt es zu übermäßiger Hitze. Der Yin-Aspekt zeigt dabei keine Extremformen an, und die Hitze ist lediglich auf das überschüssige Yang zurückzuführen. Anzeichen für eine Yang-Fülle sind unter anderem Durst, Spannungsgefühl im Bereich des Rumpfes zwischen Brustkorb und Becken (Abdomen), hohes und persistentes Fieber, dunkler Urin, gespanntes Abdomen und Schmerzverstärkung auf Druck.

Eine Yang-Schwäche wird mit scheinbarer Kälte in Verbindung gebracht, weil die Kälte nicht durch eine Yin-Fülle, sondern durch eine Yang-Schwäche verursacht wird. Auf einen Mangel an Yang weisen Bauchschmerzen hin, die bei Druckausübung nachlassen, wässriger Stuhl, klarer Urin, energieloses und schwaches Erscheinungsbild, kalte Gliedmaßen, Aversion gegen Kälte. Hier gilt es, das Yang zu nähren.

Yin-Fülle beeinflusst die Yang-Funktionen des Körpers ungünstig und wird mit übermäßiger Kälte assoziiert. Anzeichen hierfür sind zum Beispiel eine ausgeprägte Aversion gegen Kälte, Bauchschmerzen, die durch Druck zunehmen, kalte Gliedmaßen oder Verstopfung. Die Hitze muss geklärt werden.

Bei einer Yin-Schwäche besteht eine scheinbare Hitze, weil diese aufgrund von Yin-Mangel durch ein relatives Übermaß an Yang hervorgerufen wird. Typische Symptome sind Unwohlsein, mageres Erscheinungsbild, Mundtrockenheit, Hitze in den Fußsohlen und den Handinnenflächen, nächtliches Schwitzen oder leicht erhöhte Temperatur. Das Yin muss aufgefüllt werden.

Innere Faktoren

Verdrängte, fehlende oder langfristig überbetonte Emotionen können das energetische Gleichgewicht schwer ins Wanken bringen und damit einen negativen Einfluss auf das Befinden haben. Häufig wurzeln solche Krankheiten in emotionalen Störungen, deren Ursache schwer zu dechiffrieren ist.

Die chinesische Lehre geht von fünf elementaren Gefühlen aus: Wut/Zorn (Nu), Kummer/Traurigkeit (Bei), Freude (Xi), Schwermut/Sorge (Si) sowie Angst/Furcht (Kong). Erfahrene TCM-Ärzte sowie gute Beobachter ihres Gegenübers können ein emotionales Ungleichgewicht an Körperhaltung, Gestik und Mimik ablesen.

Sind beispielsweise die Augenbrauen heruntergezogen, die Augen zusammengekniffen und werden die Lippen mit Druck geschlossen, ist dies ein Ausdruck von Zorn und Wut. Ebenso zeugen ausladende und heftige Gesten von diesem Gemütszustand. Bei Furcht hingegen gehen die Augenbrauen nach oben, die Augen sind weit aufgerissen, die Nase ist leicht hochgezogen, und die Mundwinkel werden auseinandergezogen. Die Haltung ist meist gebeugt, und die Gestik ist verhalten. Doch welche Auswirkungen haben Gestik, Körperhaltung und Mimik auf unsere Gesundheit?

Ein fröhlicher Mensch lächelt viel, wodurch die Nasenflügel geweitet werden und mehr Sauerstoff in die Lungen transportiert werden kann. Auch hat er üblicherweise eine aufrechte Körperhaltung, wodurch der Brustkorb geweitet wird. In der Folge werden dort sitzende Organe in ihrem Raum nicht komprimiert und können ihre Funktionen ungehindert erfüllen. Trauer drückt sich hingegen häufig in einer gekrümmten Körperhaltung aus, das engt die Organe ein, und sie werden bei der Erfüllung ihrer Aufgaben gestört. Man schluchzt und weint, was die Atemtätigkeit zusätzlich verschlechtert und sich direkt auf das der Trauer zugeordnete Organ, nämlich die Lunge, auswirkt. Da das Herz allen inneren Organen übergeordnet ist, sind sämtliche Empfindungen Ausdruck des Herzens. Insofern wirkt sich Trauer auch direkt auf das Herz aus. Diese Ansicht wird auch von westlichen Schulmedizinern vertreten. Laut klinischer Studien beeinträchtigt Trauer das Herz negativ und kann die Blutgerinnung, den Blutdruck, die Menge an Stresshormonen und die Herzfrequenz beeinflussen.

Überbetonte Gefühle können auch durch andere physische Faktoren wie etwa vegetative Funktionsstörungen, Muskelverspannungen und Schmerzen in Körperregionen, die mit dem Bezugsorgan in Verbindung stehen, wahrgenommen werden. Der Grund dafür ist, dass jedem elementaren Gefühl ein organischer Funktionskreis entspricht: Wut und Zorn manifestieren sich im Funktionskreis Leber. Kummer und Traurigkeit sind mit dem Funktionskreis Lunge assoziiert. Freude wird mit dem Herzen in Verbindung gebracht. Schwermut und Sorge beeinflussen den Funktionskreis Milz. Angst und Furcht wirken auf die Nieren.

Äussere Faktoren

Wind, Feuchtigkeit/Nässe, Trockenheit, Wärme/Hitze und Kälte können von außen in den Menschen eindringen und dessen Organismus beeinträchtigen. Qi fungiert wie eine Art Schutzschild und wirkt schädlichen klimatischen Einflüssen entgegen. Sofern das Qi jedoch schwach ist, kann es keinen Schutz mehr gewährleisten. In der Folge gewinnt das Klima die Oberhand, und es entstehen Beschwerden und Erkrankungen. In der Regel treten durch klimatische Faktoren hervorgerufene Erkrankungen plötzlich auf und manifestieren sich an der Körperoberfläche. Sie betreffen dann Haut, Muskeln, Sehnen oder Knochen.

Feuchtigkeit – Shi

Feuchtigkeit zeichnet sich durch Langsamkeit sowie Schwere aus und wird mit Ying und dem Spätsommer assoziiert. Auf der seelisch-geistigen Ebene wird sie den Emotionen Sorge und Kummer zugeordnet. Sie beeinträchtigt vor allem untere Körperregionen und wird mit dem Magen-Milz-Funktionskreis (S. 31ff.) verbunden. Entsprechend verursacht übermäßige Feuchtigkeit Beschwerden und Erkrankungen, die mit diesen Meridianen in Verbindung gebracht werden. Beispiele sind Verdauungsstörungen, Magenprobleme, dickflüssiger Vaginalausfluss, übermäßige Ausflüsse aus Nase, Ohren und Augen, Harnwegsinfektionen, chronisches Ermüdungssyndrom, rheumatische Erkrankungen, Ödeme oder nässende Ekzeme. Auch dumpfe, fest lokalisierte Schmerzen und ein Schweregefühl im Körper weisen auf pathogene Feuchtigkeit hin.

Der Feuchtigkeitstyp nimmt Nahrung gern im Übermaß zu sich, hat meistens schlechte Laune, spricht nur das Nötigste, und sein Teint ist fahl und bleich. Er reagiert sehr empfindlich auf Feuchtigkeit und leidet häufig unter depressiven Verstimmungen, Konzentrationsschwäche, Hypochondrie, Ödemen, Rheuma, niedrigem Blutdruck, Herzinsuffizienz, Verdauungsstörungen oder Magenbeschwerden.

Trockenheit – Zao

Der Gegenspieler der Feuchtigkeit ist die Trockenheit. Sie besitzt Yang-Qualität, und ihr entsprechen Herbst, Trauer sowie die Meridiane der Lunge und des Dickdarms (S. 29ff.). Zu den typischen Beschwerden zählen trockener Husten, trockener Hals, übermäßige Faltenbildung, trockenes Haar, trockene Lippen, trockene und rissige Haut sowie Nasenbluten. Aber auch Dehydration, trockene Schleimhäute, Halsschmerzen, unzureichendes Schwitzen und harter Stuhl weisen auf den Einfluss von schädlicher Trockenheit hin.

Der Trockenheitstyp ist ein eher unsympathischer Zeitgenosse und fällt durch seine übermäßige Sparsamkeit und Verschlossenheit auf. Zudem ist er humorlos und egozentrisch. Dieser Konstitutionstyp ist meist von großer und schlanker Statur und tendiert zur Austrocknung, was sich äußerlich an seinem Hautbild ablesen lässt. Er sieht oft müde und welk aus. Auch neigt er zu Neurodermitis oder Schuppenflechte. Darüber hinaus treten bei ihm nicht selten Kreislaufstörungen, Verdauungsbeschwerden, Magenprobleme oder Asthma auf.

Wind – Feng

Der Wind zählt zu den Yang-Phänomenen, wird mit dem Frühling, den Emotionen Zorn und Wut sowie dem Funktionskreis Leber-Galle in Verbindung gebracht. Die Leitbahnen ziehen sich entlang der Seitenpartien des Körpers. Mit Wind assoziierte Beschwerden und Erkrankungen treten plötzlich und völlig unvermittelt auf. Die Symptomatik setzt rasch ein und wandert. Ein Beispiel hierfür sind Schübe von rheumatischen Gelenkschmerzen. Darüber hinaus sind Benommenheit, Schwindel, Zittern, Ohrensausen, Husten, Fieber, Niesen, laufende Nase, Nackenschmerzen, Kopfschmerz und Krämpfe typische Wind-Symptome.

Der Wind kann auch in Kombination mit Kälte oder Hitze auftreten. Besonders ist die Tatsache, dass es neben dem äußeren klimatischen Faktor Wind wie zum Beispiel Zugluft, Luftdruckschwankungen oder allgemeinen mit ihm verbundenen Wetterphänomenen auch einen sogenannten inneren Wind gibt. Dieser wird in Nieren und Leber gebildet. Charakteristisch für ihn sind Sehstörungen, steife Muskeln oder Gelenke, Bewusstlosigkeit und Schwäche.

Der Windtyp ist meist athletisch gebaut, selbstbewusst, jähzornig und leicht reizbar. Er ist besonders zug- und wetterempfindlich und hat häufig mit Beschwerden bzw. Erkrankungen wie Koliken, Halsschmerzen, Kopfschmerzen bei Erkältung, Migräne, Gelenkbeschwerden, Arthrose, Bluthochdruck, Trigeminus- und anderen ausstrahlenden Neuralgien zu kämpfen.

Wärme – Re / Hitze – Huo

Die beiden Yang-Phänomene Wärme und Hitze zeichnen sich durch ihre warmen, heißen und aktiven Eigenschaften aus. Im chinesischen Entsprechungssystem gehören der Sommer sowie der Funktionskreis des Herzens und des Dünndarms (S. 34ff.) zu ihnen.

Wie die Sonne den Erdboden und die Pflanzenwelt bei übermäßiger Präsenz austrocknet oder verbrennt, können die beiden Wärme- und Hitze-Faktoren im Körper Ähnliches anrichten. Sie bewirken unter anderem Überhitzung des Körpers (z. B. Hitzschlag), Fieber, raschen oberflächlichen Puls, Palpitationen, starkes Schwitzen sowie Austrocknung, die sich z. B. in Durstgefühl, Mundtrockenheit, Verstopfung, dunklem Urin oder Kopfschmerz bemerkbar macht. Darüber hinaus können Schlafstörungen, Akne, rote Pusteln, innere Unruhe, Gereiztheit oder Impulsivität auftreten. Vermengen sich Wärme/Hitze mit Feuchtigkeit, verursacht dies Erbrechen, Darmkrämpfe und Schmerzen im Abdomen.

Der Wärme-/Hitzetyp ist ein optimistischer und geistig sowie körperlich flexibler Mensch, der zudem kontaktfreudig, fantasiebegabt und leistungsfähig ist. Im Gegensatz zum Kältetypen ist ihm immer warm. Typische Beschwerden und Krankheitsbilder sind entzündliche Erkrankungen, Herz-Kreislauf-Erkrankungen, Schlafstörungen, Sonnenbrand, Fieber und Hautausschläge – sowie hoher Blutdruck und Übergewicht.

Kälte – Han

Die Kälte besitzt Yin-Qualität, wird mit dem Winter verknüpft, und ihr entspricht auf emotionaler Ebene die Angst. Darüber hinaus steht sie mit dem Nieren- und Blasenmeridian (S. 36ff.) in Verbindung, die beide in der Innenseite der Füße und Beine sowie in der Nackenregion und im Rückenbereich verlaufen. Entsprechend liegt in diesen Körperarealen das pathogene Einflussgebiet der Kälte. Kälte wirkt zusammenziehend, und behindert so den Qi- und Blut-Xue-Fluss. In der Folge kann es zu Krämpfen oder Gliedersteife kommen. Typische Symptome von schädlicher Kälte sind Impotenz, Frigidität, Durchfall (wässrig) sowie konstante und in die Tiefe ziehende Schmerzen.

Der Kältetyp hat eine hagere Physiognomie, bewegt sich langsam, hat mangelndes Selbstvertrauen und scheut die Übernahme von Verantwortung. Er ist besonders kälteempfindlich und hat häufig kalte Füße und Hände. Niedriger Blutdruck, starke sowie schmerzhafte Menstruation, Frigidität, Blasenentzündung, Nieren- und Nierenbeckenentzündung, Lungenkrankheiten und Magenkrämpfe machen diesem Konstitutionstypen oft zu schaffen.

Die Lebensweise

Es liegt auf der Hand, dass ein ungesunder Lebenswandel die Gesundheit negativ beeinträchtigt. Bewegungsmangel, schlechte Ernährung, ungesunde Schlafgewohnheiten, übertriebene oder mangelnde sexuelle Aktivität und Überanstrengung zeichnen diesen aus. Nicht zuletzt aufgrund der Tatsache, dass ein gesunder Lebensstil das körperliche wie auch seelische Wohlbefinden fördert, sollten regelmäßige Bewegung, eine ausgewogene Ernährung und der richtige Umgang mit den eigenen Kräften sowie die Vermeidung von negativem Stress unbedingt beachtet werden. Die Erörterungen zur chinesischen Ernährungslehre (ab S. 99) sowie andere im vorliegenden Buch beschriebene Maßnahmen zur Gesundheitspflege helfen Ihnen dabei, ein gesundes, glückliches und langes Leben zu führen. Nutzen Sie dieses Angebot!

DIE WECHSELJAHRE AUS SICHT DER TCM

Der Mensch ist wie der Kosmos einem steten Wandel unterzogen. Jeder Tag wartet mit neuen Erfahrungen auf, die den Geist schulen und die Seele beeinflussen. Darüber hinaus verändern sich der Körper und unsere Energien mit zunehmendem Alter.

Der Umbruch in den zweiten Frühling der Frau ereignet sich in Form eines langjährigen Veränderungsprozesses, der zunächst schleichend beginnt. Ab einem bestimmten Zeitpunkt macht er sich häufig durch leichte Beschwerden bemerkbar, die verschwinden, sobald die Wogen geglättet sind und die energetische Balance wiederhergestellt ist. Die Chinesen gehen davon aus, dass anhaltende oder starke mit den Wechseljahren assoziierte Beschwerden durch bereits vor der Zeit des Wandels bestehende Dysbalancen ausgelöst werden.

- Die **Perimenopause** stellt den Beginn der Wechseljahre dar. Sie setzt etwa fünf Jahre vor der Menopause ein. Während dieser Zeit nimmt die Hormonproduktion ab, und es können Zyklusauffälligkeiten wie eine verlängerte Zyklusdauer, veränderte Blutungsdauer und -stärke auftreten. Daneben kommt es häufig zu Schmierblutungen vor der Menstruation. Dies sind erste Anzeichen für einen energetischen Wandel.

- **Menopause** ist die Bezeichnung für den Zeitpunkt der letzten Menstruation. Sie ist nur retrospektiv feststellbar (keine weitere Regelblutung für ein Jahr nach der letzten Menstruation). Durch das Ausbleiben der Blutung verbleibt mehr Blut im Körper, und das Blut-Xue-Defizit kann so aufgefangen werden. Außerdem wird dadurch auch weniger wertvolle Energie eingebüßt, aus der die Frau nun nur für sich Kraft schöpfen kann.
  In der Regel kommt es zu einem Yang-Überschuss. Typische Symptome während dieser Phase sind Schwindel, Herzrasen, depressive Verstimmungen, Libidoverlust, Reizbarkeit, Schlaflosigkeit, Nervosität, Hitzewallungen, Schweißausbrüche, Trockenheit und Jucken im Intimbereich.

- Die **Postmenopause** bildet den letzten Abschnitt der Wechseljahre. Sie setzt ein Jahr nach der Menopause ein. Frauen leiden während dieser Zeit häufig weiterhin unter einer Trockenheit im Intimbereich.

Gelenk- sowie Rückenbeschwerden sind keine Seltenheit. Manchmal tritt vermehrter Haarwuchs im Gesicht auf. Dieser erklärt sich durch die Tatsache, dass der Zweig des Durchdringungsgefäßes (Chong Mai), der von der Kehle aus um den Mund kurvt, nun mehr Xue mit sich führt als vor der Menopause.

- Das **Senium,** der zweite Frühling, folgt etwa 15 Jahre nach der Postmenopause.

Vor den Wechseljahren und der Menopause entgiftet und kühlt die monatliche Blutung den Körper der Frau. Mit Eintreten der Wechseljahre kommt es häufig zu Hitzewallungen und Nachtschweiß, weil durch die unregelmäßige, seltenere oder ausbleibende Blutung (Menopause) die überschüssige Hitze nicht mehr ausreichend ausgeleitet werden kann.

Generell nimmt mit zunehmendem Alter die Qi- und Blut-Xue-Produktion ab. In der Folge befindet sich auch weniger davon in den „Stauseen der Meridiane", den außerordentlichen Gefäßen. Vor allem das Konzeptionsgefäß (Ren Mai) und das Durchdringungsgefäß (Chong Mai) sind zunehmend erschöpft. Sie regulieren und kontrollieren Qi und Blut-Xue immer weniger oder gar nicht mehr. Beide Gefäße entspringen im Beckenraum und stehen eng in Verbindung mit dem Funktionskreis der Nieren.

Die Nieren sind laut der chinesischen Lehre für den Alterungsprozess verantwortlich. Mit zunehmendem Alter nimmt das Yang-Qi in diesem Organ ab, und es ergibt sich dort ein Yin-Mangel, der das Blut und die Essenz schwächt. Da verbrauchtes Yin nicht mehr ersetzt werden kann, ist die Yin-und-Yang-Balance in den Organen gestört. Ein Yang-Mangel äußert sich z. B. durch nachlassende Haltekraft der Blase oder Erschöpfung. Zeichen für Yin-Mangel sind unter anderem innere Unruhe, trockene Schleimhäute, trockene Haut und/oder Augen sowie Hitze.

Das Ungleichgewicht zwischen Yin und Yang führt häufig zu einer Stase des Leber-Qi. Brustspannungen und Verdauungsbeschwerden weisen hierauf hin. Darüber hinaus ergibt sich auch teilweise eine Yang-Schwäche in der Milz, die neben anderen Beschwerden auch Verdauungsbeschwerden auslöst.

HEILENDE MASSNAHMEN

Die Maßnahmen zur Gesunderhaltung und Heilung der Traditionellen Chinesischen Medizin stützen sich auf verschiedene Bereiche. Sie alle dienen der Herstellung des energetischen Gleichgewichts und setzen sich aus der Aktivierung von Reizpunkten (Akupunktur, Moxibustion, Schröpfen), Tuina-Massage, Akupressur, Meditation und Heilgymnastik (Qi Gong), Kräuterheilkunde (innerliche und äußere Anwendungen wie z. B. Kräutertees oder Heilbäder) und Ernährungslehre zusammen.

Mit Ausnahme der Akupunktur (inklusive Moxibustion) und der Schröpfkunst lassen sich die genannten Maßnahmen problemlos zu Hause anwenden. Je regelmäßiger Sie damit Ihr Qi harmonisieren, umso besser wird es Ihnen gehen.

Darüber hinaus gibt es eine Reihe von ganzheitlichen westlichen Anwendungen, wie beispielsweise das Trockenbürsten oder das Autogene Training, die eine heilende Wirkung bei Wechseljahresbeschwerden bieten und im Sinne der TCM die Lebensenergie Qi tonisieren und bewegen. Auch diese finden Sie im Folgenden.

AKTIVIERUNG VON REIZPUNKTEN

Die Traditionelle Chinesische Medizin löst bei der Akupunktur und ihrem Teilbereich der Moxibustion über bestimmte Reizpunkte auf der Haut energetische Störungen auf. Diese Punkte sind mit Meridianen (S. 28ff.) verbunden, und ihre Stimulierung führt zu einer Harmonisierung des Qi. Auf diese Weise werden die Selbstheilungskräfte aktiviert, und der Patient erlangt wieder seine energetische Balance zurück.

Das Schröpfen ist zwar eine vollkommen andere Methode als die Akupunktur, da hier keine Nadeln zum Einsatz kommen. Dennoch werden auch hier bei bestimmten Indikationen diverse Reizpunkte miteinbezogen und mittels Unterdruck stimuliert, um eine Heilwirkung zu erlangen.

Akupunktur

Die Akupunktur ist eine jahrtausendealte chinesische Heilmethode, die in der Lehre von Ying und Yang wurzelt. Mittels feiner Nadeln wird durch die Anregung von Reizpunkten eine therapeutische Wirkung erzielt. Hierbei werden insgesamt 360 anerkannte Reizpunkte bedient, die auf den Haupt- oder Sondermeridianen sitzen. Daneben gibt es einige Extrapunkte, die je nach Krankheitsbild ebenfalls gestochen werden können. Durch die Nadelung wird der Qi-Fluss der jeweiligen Meridiane gezielt harmonisiert. Darüber hinaus werden durch Akupunktur die Freisetzung von Glückshormonen sowie die Produktion körpereigener Morphine (schmerzstillende Stoffe) angeregt.

Akupunktur kann bei nahezu allen Beschwerden und Erkrankungen Abhilfe schaffen. Besonders bewährt hat sich der Einsatz bei Atemwegserkrankungen wie Asthma, Heuschnupfen oder akuter Nasennebenhöhlenentzündung. Daneben lassen sich bestimmte chronische Erkrankungen, Schmerzen, neurologische und hormonelle Störungen, Migräne, Schlafstörungen, stressbedingte Beschwerden wie Tinnitus, Augenerkrankungen, muskuloskelettale Erkrankungen und gastrointestinale Erkrankungen hervorragend mit der fernöstlichen Nadelkunst therapieren. Auch die geburtsvorbereitende Akupunktur wird im Westen immer beliebter.

Durchschnittlich dauert eine Akupunktursitzung etwa 30 Minuten. Zur Verwendung kommen feine Nadeln, die meist aus Gold, Silber oder Stahl gefertigt sind. Diese werden in schnellen Bewegungen in die Haut gestochen.

Einige Krankheitsbilder erfordern eine beruhigende und andere wiederum eine stimulierende Wirkung. Dämpfend wirken mehrere Nadeln (maximal werden 16 Nadeln empfohlen, in Sonderfällen kann diese Vorgabe auch nach Abwägen des Akupunkteurs überschritten werden). Durch die Verwendung weniger Nadeln wird wiederum eine stärkende Wirkung erzielt.

Akupunkturbehandlungen können nur durch einen erfahrenen TCM-Arzt oder anderes entsprechend geschultes medizinisches Personal ausgeführt werden. Eine Selbstbehandlung von Laien ist nicht möglich. Gleiches gilt für die unterstützenden Teilgebiete Moxibustion und Schröpfen.

Moxibustion

Die Moxibustion ist eine Wärmebehandlung und hat ihren Ursprung in der kälteren Bergregion Nordchinas. Sie fällt in den Bereich der Akupunktur und wird gemeinsam mit ihr angewendet. Dabei wird glimmendes Moxakraut (*Artemisia vulgaris*, auch Beifuß) in Form von sogenannten Moxakegeln (oder Moxazigarren) abgebrannt, die auf einer Akupunkturnadel befestigt werden. Die Wärme dringt über die Nadeln in die Tiefe des jeweiligen Akupunkturpunktes und breitet dort ihre heilende Wirkung gezielt aus. Teilweise werden in China die Kegel direkt auf der Haut abgebrannt. Jedoch besteht hierbei große Verbrennungsgefahr, weshalb diese Anwendung nur selten zum Einsatz kommt.

Neben der wohltuenden Wärme entfalten auch die heilenden Substanzen des Beifuß eine günstige Wirkung. Moxibustion regt die Organfunktionen, den Stoffwechsel und die Durchblutung des Gewebes an. Außerdem wirkt die Maßnahme immunstärkend. Vor allem Kältekrankheiten können mithilfe von Moxibustion gelindert werden. Indikationen sind unter anderem Bronchitis, Asthma, Kältegefühl, niedriger Blutdruck, Schwindel und Depression.

Hinweis

Behandlungen während der Menstruation oder während einer Schwangerschaft sollten vorher mit dem behandelnden Therapeuten und/oder einem Arzt abgesprochen werden.

Schröpfen

In China bildet das Schröpfen seit jeher eine der fünf Säulen der TCM und hat im Laufe der Geschichte niemals an Bedeutung verloren. Die heilende Wirkung des Unterdrucks war nicht nur dort bekannt, sondern wurde ebenfalls in der ägyptischen und griechischen Medizin des Altertums eingesetzt. Darüber hinaus wird die Kunst des Schröpfens in alten ayurvedischen Schriften erwähnt und indigene Völker Südamerikas betreiben das ausleitende Verfahren bis heute, um damit „böse Geister“ abzusaugen.

Bis ins 19. Jahrhundert hatte das Schröpfen in der westlichen Medizin eine bedeutende Stellung. Allerdings wurde ihm durch verschiedene neuartige medizinische Therapieverfahren der Rang abgelaufen, und so büßte es seinen festen Platz in der medizinischen Praxis ein. Inzwischen erlebt das Schröpfen aber eine Renaissance und wird hauptsächlich zur Linderung von Schmerzen und Verspannungen wieder verstärkt angewendet.

Grundsätzlich werden beim Schröpfen spezielle Schröpfgläser oder -glocken auf der Haut platziert, in welchen anschließend durch das Entziehen der Luft ein Unterdruck hergestellt wird. Dieser führt zu einem Saugeffekt an der Haut, der eine therapeutische Wirkung erzielen soll.

In der TCM werden beim Schröpfen je nach Indikation die Reizpunkte verschiedener Meridiane einbezogen, indem die Gläser auf ihnen angeordnet werden. Auf diese Weise wird das Qi im jeweiligen Meridian harmonisiert und so die Funktion des ihm zugeordneten Organs angeregt. Ebenfalls können hierdurch psychische Leiden gezielt behandelt werden.

Beim sogenannten trockenen Schröpfen sind die jeweiligen Hautstellen unversehrt. Es dient zur Ausleitung von Wind, löst Qi- und Blut-Stagnation. Durch das vorherige Einölen der betreffenden Hautpartien kann eine Schröpfmassage durchgeführt werden. Hierbei werden die Gläser abwechselnd über den Körper bewegt. Schröpfmassagen aktivieren den Stoffwechsel und fördern die Durchblutung bis in die inneren Organe. Da diese Methode einen starken Entspannungsfaktor mit sich bringt, leistet sie auch bei Stresssymptomen Abhilfe.

Beim blutigen Schröpfen wird die Haut vor dem Auflegen des Schröpfglases mit einer Lanzette angeritzt. In der Folge wird vermehrt

Wichtiger Hinweis

Von Schröpfen wird bei Schwangerschaft, Herzrhythmusstörung, Koronarinsuffizienz, Ohnmachtsneigung oder Dehydration abgeraten. Darüber hinaus sollten die Schröpfgläser nur auf unversehrte Haut aufgesetzt werden. Blutiges Schröpfen ist bei Patienten mit Hautproblemen sowie -verletzungen (z. B. Akne, Ekzem, Neurodermitis, Sonnenbrand) kontraindiziert. Gleiches gilt bei einer vorhandenen Anämie oder Blutgerinnungsstörung.

Blut ausgeleitet. Nach Ansicht der TCM kann auf diese Weise stagniertes oder schlechtes Blut austreten, und Hitze wird eliminiert. Indikationen sind in der TCM unter anderem Blutstagnation, Bluthochdruck und Bluthitze. Ganz unproblematisch ist das blutige Schröpfen, bei dem höchste Hygienestandards gelten sollten, nicht, da es zu Narbenbildung oder Entzündungen kommen kann. Insgesamt erinnert dieses Verfahren stark an den Aderlass, der bis ins 19. Jahrhundert regelmäßig im medizinischen Alltag angewendet wurde.

Massagetherapie

Ihren Ursprung soll die Massage im Osten Afrikas und in Asien haben. So beschreibt der Gelbe Kaiser bereits 2600 v. Chr. spezielle Massagehandgriffe. In China wird die Massage seit jeher in Kombination mit anderen Behandlungstechniken zur Heilung eingesetzt.

Massagen lösen nicht nur Verspannungen und bauen Stress ab, sondern tragen auch zu einer Klärung der Körpersäfte bei. Die Massage bestimmter Punkte auf der Haut harmonisiert das Qi in verschiedenen Leitbahnen und stellt so das energetische Gleichgewicht wieder her.

Akupressur zielt auf die Anregung einzelner Reizpunkte mithilfe von unterschiedlichen Massagetechniken ab, während bei der Tuina-Massage ganze Meridiane geschoben und geknetet werden. Die entspannende Hot-Stone-Massage macht sich die Wechselwirkung von Wärme und Kälte zunutze und harmonisiert ebenfalls die Körperenergien.

Bei der Trockenbürstenmassage werden die Ausleitungsorgane besonders entlastet. Sie regt außerdem den Kreislauf an und hat eine belebende Wirkung.

Akupressur

Die Basis der Akupressur bildet die Lehre der Akupunktur. Wie diese zielt sie darauf ab, den Lebensenergiefluss zu harmonisieren. Sie wird vorbeugend, also auch zur Behandlung von Beschwerden eingesetzt.

Dabei werden die einzelnen Punkte gedrückt oder geklopft. Akupressur kann wie die Akupunktur eine dämpfende (sedierende) sowie eine anregende (tonisierende) Wirkung haben. Sie eignet sich hervorragend zur Selbstbehandlung für einige Beschwerden.

Eine Akupressurbehandlung reduziert Schmerzen, sorgt für eine bessere Durchblutung in den akupressierten Bereichen und optimiert den Stoffwechsel. Aufgrund der verbesserten Blutversorgung kommt es zu einer Wärmeentwicklung. Diese fördert die Entspannung und beruhigt ebenfalls die Nerven. Darüber hinaus werden die Ausscheidung von Schlacken und der Lymphfluss aktiviert.

Hinweis

Bei Herz-Kreislauf-Erkrankungen, Bluthochdruck, bakteriellen Infektionen oder infektiösen Hauterkrankungen sollten Sie die Behandlung allerdings vorher mit einem TCM-Arzt abklären. Gleiches gilt bei einer Schwangerschaft oder während der Menstruation.

Techniken

Es gibt verschiedene Druckbewegungen und Grifftechniken, die ausschlaggebend für den Erfolg einer Behandlung sind. Bevor man mit der Druckpunktmassage beginnt, sollte man sich darüber im Klaren sein, ob man die Punkte anregen oder dämpfen möchte.

Anzeichen für einen Energiemangel sind chronische Beschwerden. In solchen Fällen empfiehlt sich eine Anregung. Hierfür massieren Sie den entsprechenden Punkt mit mittelstarkem Druck im Uhrzeigersinn.

Leiden Sie hingegen unter akuten Problemen, ist dies meist auf einen Energieüberschuss zurückzuführen. Eine leichte Druckmassage gegen den Uhrzeigersinn hat eine sedierende Wirkung und hilft Ihnen, die überschüssige Energie auszuleiten.

- **Drücken:** Mit festem Hautkontakt drückt man entweder mit dem Daumenballen oder mit mehreren Fingern gleichzeitig einen Akupunkturpunkt. Dabei beginnt man mit einem sanften Druck, der langsam stärker wird.
- **Reiben:** Die Haut wird mit dem Daumen oder der Handfläche sanft gerieben, bis sie sich erwärmt.

Das gilt es beim Akupressieren zu beachten

- Die Selbstbehandlung sollte in einem ruhigen und gelüfteten Raum erfolgen.
- Es empfiehlt sich eine Behandlung von 3–5 Minuten für jeden Punkt.
- Die Akupressur sollte am besten zweimal täglich durchgeführt werden.
- Bei älteren Patienten empfiehlt sich eine längere Druckdauer.
- Treten infolge der Akupressur Schwindelgefühle oder Kopfschmerzen auf, sollte die Behandlung abgebrochen werden und Rat von einem TCM-Arzt bzw. Akupresseur eingeholt werden.

- **Kneten:** Die Muskulatur wird mit dem Daumen oder den Fingern gezupft, bewegt oder geknetet.
- **Klopfen:** Am Ende einer Behandlung erfolgt die Klopf-Technik. Dabei wird mit der Seitenfläche des kleinen Fingers geklopft. Alternativ kann diese Technik auch mit der Seitenfläche der geballten Faust durchgeführt werden.

Im Selbsthilfe-Kapitel (ab S. 145) erfahren Sie, welche Reizpunkte sich bei den jeweiligen Indikationen bewährt haben.

Tuina-Massage

Während die westliche Massage als physiotherapeutische Behandlung betrachtet wird, zielt die jahrtausendealte chinesische Tuina-Massage auf eine ganzheitliche Therapie ab. Hier werden mithilfe unterschiedlicher Massagetechniken (z. B. streichen, greifen, klopfen, kneten, schieben, drücken) verschiedene Reizpunkte und Meridiane angeregt.

Tuina lockert und entspannt nicht nur Muskeln, Bänder, Sehnen, Knochen, Unterhautzellgewebe und Gefäße, sondern zielt vor allem auf eine Regulierung des Qi-Flusses in den Meridianen ab. Sie beeinflusst tiefer liegende Körperstrukturen und löst psychische sowie emotionale Störungen auf.

Die Tuina-Massage wird in der Traditionellen Chinesischen Medizin insbesondere zur Harmonisierung von Yin und Yang, zur Aktivierung von Qi und Blut-Xue sowie zur Stärkung des Immunsystems verordnet. Sie lindert Schmerzzustände, wirkt Störungen des Bewegungsapparates, Magen-Darm-Störungen und neurologischen Erkrankungen entgegen. Die Tuina-Massage wird zur Behandlung von Erkrankungen stets in Kombination mit anderen Maßnahmen angewendet. Als Einzelanwendung kommt sie in der Regel nicht zum Einsatz.

Anwendung der Tuina-Selbstmassage

Bei dieser Selbstmassage arbeiten Sie sich Schritt für Schritt, vom Kopf bis zum Fuß, vor. Dabei aktivieren Sie zahlreiche Reizpunkte und Meridiane. Sie werden staunen, wie belebt Sie sich nach dieser Massage fühlen. Nehmen Sie für die Massage am besten auf einem bequemen Stuhl oder auf einer angenehmen Unterlage auf dem Boden Platz. Sie können zusätzlich wohlklingende Entspannungsmusik abspielen oder eine Duftlampe entzünden. So sorgen Sie für eine entspannte Atmosphäre. Sie müssen sich nicht entkleiden, auch ist bei einer Tuina-Massage kein Massageöl notwendig. Nach der Massage sollten Sie reichlich trinken, da sie neben den oben geschilderten Heilwirkungen auch Schlacken löst.

- Der Beginn der Selbstmassage erscheint im ersten Moment recht ungewöhnlich: Klappern Sie 36-mal mit Ihren Zähnen, und lassen Sie anschließend Ihre Zunge sowohl im Mund als auch außerhalb des Mundes kreisen. Den sich dadurch ansammelnden Speichel können Sie einfach hinunterschlucken.
- Nun streichen Sie mit den parallel zueinander gehaltenen Daumen und Zeigefingern mit mäßigem Druck über Ihr Gesicht.
- Anschließend klopfen Sie mit Ihren Fingerspitzen den gesamten Kopf- und Nackenbereich ab.
- Der Nacken wird nun in kreisenden Bewegungen mit Zeige-, Mittel- und Ringfinger massiert.
- An den Ohren sitzen besonders viele Reizpunkte. Hier lassen sich alle Organe günstig beeinflussen und aktivieren. Seien Sie hier also besonders gründlich. Die Ohren werden von oben ausgehend bis zu den Ohrläppchen fest gerieben. Wenn Sie auch die Ohrläppchen gründlich bearbeitet haben, streichen Sie diese aus.

- Danach sind die Augen an der Reihe: Massieren Sie sanft mit dem Mittelfinger die Augen, und zupfen Sie Ihre Augenbrauen mit Daumen und Ringfinger.
- Die Nase wird mit den Ballen der Daumen kräftig gerieben.
- Massieren Sie die Lippen mit kreisenden Bewegungen des Zeige- und Mittelfingers.
- Setzen Sie die Massage nun am Brustkorb fort. Klopfen Sie mit Ihren Fingerspitzen den Brustkorb ab. Ballen Sie Ihre Hände nun zu Fäusten, und reiben Sie damit mit leichtem bis mittlerem Druck den Brustkorb entlang.
- Klopfen Sie den rechten Arm mit der linken Faust ab. Beginnen Sie dabei an der Innenseite von der Schulter aus, und arbeiten Sie sich bis zum Handgelenk vor. Dann klopfen Sie über die Armaußenseite vom Handgelenk beginnend nach oben bis zur Schulter. Wiederholen Sie das ebenfalls bei Ihrem linken Arm.
- Kreuzen Sie Ihre Hände rücklings in Höhe des Steißbeins, und reiben Sie diesen Bereich.
- Die Lendenwirbelsäule wird danach mit den Fingerknöcheln reibend massiert.
- Die Beine werden ebenfalls geklopft. Hierfür ballen Sie eine leichte Faust und beginnen damit, Ihre Beine zu massieren. Arbeiten Sie sich hierbei von oben außen nach unten, und massieren Sie dann die Beininnenseite von unten nach oben. Sie können Ihre Beine natürlich locker anwinkeln. Sie müssen nicht durchgestreckt sein. Streichen Sie danach die Beine sanft von oben nach unten aus.
- Legen Sie den rechten Unterschenkel locker auf Ihrem linken Oberschenkel ab, und umfassen Sie den rechten Fuß oberhalb des Sprunggelenks mit einer Hand. Bewegen Sie ihn mit der anderen. Kreisen, strecken und beugen Sie den Fuß einige Male. Führen Sie diesen Massageschritt nun auch mit dem linken Fuß durch.
- Reiben Sie Ihre Handflächen nun einige Male aneinander, und platzieren Sie zum Abschluss die Handflächen flach zwei Fingerbreit unterhalb des Bauchnabels (hier sitzt das Dantian). Ihre linke Hand befindet sich dabei oberhalb der rechten. Schließen Sie die Augen, und spüren Sie, wie das Qi von Ihren Handflächen und dem Dantian aus in alle Körperzellen strömt.
- Öffnen Sie langsam die Augen, und spüren Sie noch eine Weile nach.

Hot-Stone-Massage

Die Hot-Stone-Massage ist keine Schöpfung des Wellnessbooms, sondern wird im Rahmen der TCM therapeutisch bei unterschiedlichen Beschwerden seit Jahrtausenden eingesetzt. Sie ist eine bewährte Methode bei Schlafstörungen und fördert Entspannung auf körperlicher und seelischer Ebene. Darüber hinaus löst sie Muskelverspannungen, stimuliert die Durchblutung und den Stoffwechsel, harmonisiert Körperenergien, stärkt das Immunsystem, lindert Kopfschmerzen sowie Migräne und Verdauungsstörungen.

Während einer Hot-Stone-Massage werden bestimmte Körperregionen im Wechsel mit erhitzten, verschieden großen Steinen (meist Specksteine oder Lavasteine), deren Wärme tief in den Körper eindringt, und mit kalten Steinen (Halbedelsteine) massiert.

Die heißen Steine regen die Durchblutung an und entspannen die Muskeln zusätzlich zur Massageanwendung. Die in den Steinen enthaltenen Mineralien wirken außerdem entzündungshemmend und stärken das Immunsystem.

Eine Selbstbehandlung ist nicht möglich. Allerdings werden Hot-Stone-Massagen inzwischen nicht nur von TCM-Ärzten, sondern auch in vielen Spas von erfahrenen Masseuren angeboten.

Hinweis

Bei Entzündungen, Arterienverkalkungen, Thrombosen und Venenentzündungen, Infektionskrankheiten, nässenden und entzündlichen Hauterkrankungen, Epilepsie, Herzerkrankungen und Herzinfarkt sowie Fieber ist eine Hot-Stone-Massage kontraindiziert.

Trockenbürstenmassage

Durch das sogenannte Trockenbürsten werden die Ausleitungsorgane entlastet, da das Lymphsystem aktiviert wird. Dies führt zum beschleunigten Abtransport von Schadstoffen und deren anschließender Ausscheidung. Darüber hinaus fördert Trockenbürsten die Durchblutung, regt den Kreislauf und den Hautstoffwechsel an, härtet ab und belebt.

Trockenbürsten ist besonders empfehlenswert bei Kreislaufproblemen, Frösteln, kalten Händen und Füßen. Es hilft gegen Cellulitis und sollte bei Fastenkuren als unterstützende, entschlackende Maßnahme eingesetzt werden.

Wichtiger Hinweis

Bei Hautleiden sowie ausgeprägten Krampfadern sollten Sie vom Trockenbürsten absehen. Partien mit Besenreisern (blauen Äderchen) oder verletzte Hautbereiche sollten beim Bürsten ausgespart werden.

Anwendung

Die Trockenbürstenmassage hat eine anregende und vitalisierende Wirkung, weshalb man sie besser morgens nach dem Aufstehen anwendet. Bürsten Sie Ihre Haut täglich vor dem Duschen oder Baden sorgfältig mit leichtem Druck. So starten Sie fit in den Tag und wirken Erschöpfung entgegen.

- Beginnen Sie mit dem Bürsten am äußeren rechten Fuß. Bürsten Sie dann in kreisenden Bewegungen weiter aufwärts in Richtung Oberkörper. Nun bürsten Sie entlang der Innenseite des rechten Fußes wieder in Richtung Rumpf. Vergessen Sie dabei nicht, auch den Po-Bereich sorgfältig zu bearbeiten.
- Wiederholen Sie die Anwendung am linken Bein.
- Jetzt widmen Sie sich Ihren Armen: Beginnen Sie mit der Bürstenmassage am rechten Handrücken, und bürsten Sie über die Armaußenseite bis hinauf zur Schulter. Danach arbeiten Sie sich von der Handinnenseite ebenfalls bis zur Schulter hinauf.
- Wiederholen Sie die Anwendung an Ihrem linken Arm.
- Massieren Sie auch den Bauch in kreisenden Bewegungen mit der Bürste, bis Sie schließlich an der Brust angekommen sind, die Sie ebenfalls sorgfältig massieren.
- Wenn Sie möchten, können Sie die Massage mit einer kalten bzw. kühlen Dusche beenden. Auf diese Weise werden der Kreislauf gestärkt und der Stoffwechsel abermals angeregt. Bei fortgeschrittener Arteriosklerose und Herzerkrankungen wird allerdings davon abgeraten!

Kleine Bürstenkunde

- Verwenden Sie keine Bürsten mit besonders harten Borsten. Beim Trockenbürsten wird ein mechanischer Reiz auf die Haut ausgeübt, der zu einer Rötung führt. Allerdings sollte es dabei nicht zu Striemen oder Kratzern kommen. Wenn dies doch vorkommt, sollten Sie unbedingt zu einer weicheren Bürste greifen.
- Besonders effektiv ist die Anwendung einer sogenannten Klosterbürste. Sie wurde bereits im Mittelalter von Mönchen und Nonnen eingesetzt. Das Spezielle an dieser Art Bürste ist die Kupferlegierung der Borsten, die eine besonders belebende und erfrischende Wirkung haben soll. Die Legierung erzeugt beim Bürsten einen winzigen Energiefluss auf der Haut, der in den bearbeiteten Regionen für Entspannung und Revitalisierung sorgt. Klosterbürsten sind in Reformhäusern, Apotheken und Bürstenfachgeschäften erhältlich.
- Für das Gesicht benutzt man am besten eine spezielle Gesichtsbürste. Sie erhalten sie in Reformhäusern, Apotheken oder Drogerien.

Meditation und Entspannung

Meditation und Entspannungstechniken wie beispielsweise Autogenes Training harmonisieren das Qi und wirken ganzheitlich. Sie beeinflussen nicht nur die Qualität, sondern auch die Länge des Lebens. Meditationen halten den Geist fit, spenden innere Ruhe und Gelassenheit und stärken das Immunsystem. Darüber hinaus steigern sie die Selbstwahrnehmung und helfen, bewusster zu leben.

Die Atmung spielt beim Entspannen eine wichtige Rolle und nimmt wie im Qi Gong eine zentrale Stellung ein. Durch sie werden wertvolles Qi aufgenommen, Blockaden gelöst und Körperfunktionen optimiert. Mithilfe einer bewussten Atmung lässt sich das körperliche, geistige und emotionale Wohlbefinden günstig beeinflussen.

Meditationstipps für Anfänger

- Die Meditationsdauer beträgt in der Regel bei Einsteigern zwischen 15 und 20 Minuten.
- Meditieren Sie regelmäßig, denn so lernen Sie Schritt für Schritt loszulassen.
- Sorgen Sie für Ruhe während der Meditation, und eliminieren Sie alle Störfaktoren. Schalten Sie beispielsweise Ihr Handy aus, ziehen Sie den Stecker des Festnetztelefons, und suchen Sie sich einen ruhigen Platz in Ihrem Zuhause, an welchem Sie niemand stört!
- Eine angenehme Atmosphäre begünstigt die Meditation. Zünden Sie ein Räucherstäbchen mit einem wohlduftenden Aroma oder eine Duftlampe an.
- Ziehen Sie zum Meditieren lockere und leichte Kleidung an.
- Wählen Sie eine angenehme Position. Meditationen im Liegen oder Sitzen eignen sich besonders für Anfänger.

Daoistische Meditation

Die Daoistische (auch Taoistische) Meditation entstammt, wie die Bezeichnung bereits andeutet, dem Daoismus. Neben dem Konfuzianismus und dem Buddhismus wirkte sich der Daoismus entscheidend auf China aus. Seine Ursprünge werden in das 4. Jahrhundert vor unserer Zeitschreibung datiert. Das fundamentalste Werk hierzu ist das Daode-Jing (Tao Te King). Die Schrift wird dem sagenumwobenen Laotse zugeschrieben, der im 6. Jahrhundert v. Chr. gelebt haben soll und dessen Biografie bis heute umstritten ist. Gemäß daoistischer Vorstellung ist der Mensch neben Himmel und Erde Teil einer kosmischen Ordnung, die sich durch fortwährenden Wandel auszeichnet. Dabei wirken sich die den Makrokosmos lenkenden Urkräfte ebenfalls auf den Mikrokosmos des Menschen aus. Gemäß Laotse ist der Quell körperlicher Gesundheit die Harmonie zwischen Mensch und Natur.

Bei der Meditation des „inneren Lächelns" wird nach und nach ein Lächeln in alle Organe geschickt, was diese harmonisiert und entspannt. Darüber hinaus wird das Gefühl für den Körper und dessen einzelne Strukturen sensibilisiert. Auf diese Weise lassen sich sowohl körperliche als auch emotionale Störungen leichter aufdecken und entsprechend beheben. Verdrängtes kommt zum Vorschein und wird aufgelöst. Die Meditation reinigt auf körperlicher und seelischer Ebene.

Bei der Daoistischen Meditation wird eine stille Umgebung ohne Meditationsklänge empfohlen. Die Offenbarung liegt nach Laotse nämlich in der Stille. Der Meditierende hört tief in sich hinein und ergründet die einzelnen Phänomene seines Körpers.

Durchführung

~ Nehmen Sie eine entspannte Haltung ein. Sie können ebenso liegen wie sitzen oder stehen. Schließen Sie nun Ihre Augen, und atmen Sie tief und langsam durch die Nase ein und aus.

~ Nun sollte sich ein Lächeln auf Ihrem Mund abzeichnen, schicken Sie dieses vor Ihrem geistigen Auge vom Scheitelpunkt des Schädels hinab zu Ihren Augen und Ohren. Es durchströmt dort sämtliche Strukturen, wärmt sie und entspannt diese Region. Lassen Sie die Atmung weiterfließen.

- Fühlen Sie, wie das Lächeln von den Augen und Ohren aus durch offene Strukturen Nase und Mund durchdringt. Es verbindet die beiden Augenbrauen miteinander, gelangt vom Oberkiefer bis zum Unterkiefer, passiert dabei die Zunge und das Zungenbein und durchzieht die Wangen. Genießen Sie das entspannte Gefühl.
- Das Lächeln breitet sich gleichzeitig auch nach hinten aus und strömt in den Nacken.
- Es durchflutet die Kehle von allen Seiten und gelangt dabei in die Lymphknoten, Stimmbänder und Schilddrüse. Wenn Sie ein gelöstes Gefühl in diesem Bereich empfinden, schicken Sie das Lächeln weiter auf die Reise.
- Es wandert in die Brustregion, trifft dort auf das Herz. Pure Liebe, Mitgefühl und Lebensfreude verbreitet es dort. Über die Adern gelangt dieses Lächeln selbst in die kleinsten Körperzellen. Spüren Sie, wie sich Ihr Körper mit jedem Herzschlag mehr und mehr damit anfüllt.
- Senden Sie nun ein Lächeln in Ihre Lunge. Dort ist der Sitz von Trauer und Sorge. Sobald diese Emotionen mit Ihrem Lächeln in Berührung kommen, lösen sich diese auf. Die Lunge kann jetzt das Qi wieder besser austauschen und regulieren. Mit jedem Atemzug wird fortan Zuversicht und Freude verbreitet.
- Lassen Sie das Lächeln weiter in die Leber wandern. Dabei spüren Sie, wie es auf seinem Weg dorthin die Rippen des Rippenbogens durchströmt. Ärger und Wut werden aus der Leber vertrieben, und Freude kehrt hier ein, um Platz für gute Energien zu schaffen.
- Weiter geht es zu den Nieren. Angst und Furcht werden vertrieben und ausgeleitet, während Besonnenheit und Herzensgüte nun in diesem Organ thronen.
- Das Lächeln nimmt auf seinem weiteren Weg einen Abkömmling der Besonnenheit mit und bringt ihn zur Milz, wo er das Grübeln beschwichtigt und Zuversicht Einzug halten lässt.
- Führen Sie das liebevolle Lächeln in die Sexualorgane. Es durchströmt sie, erfüllt sie mit positiver Energie und löst alle dortigen Blockaden auf.
- Das Lächeln tritt nun seine Rückreise an, durchquert abermals alle organischen Strukturen, bis es wieder an seinem Ausgangspunkt, dem Schädeldach, angekommen ist. Von dort aus hüllt es Ihren ge-

samten Körper mit positiver Energie ein und schützt Sie vor negativen Einflüssen von außen. Nehmen Sie einige tiefe Atemzüge, und spüren Sie diesen kraftvollen Mantel, der Sie umgibt.

~ Öffnen Sie zum Schluss langsam die Augen, und kehren Sie behutsam wieder von Ihrer Entdeckungsreise zurück. Spüren Sie noch einige Minuten nach, und betrachten Sie ruhig Ihre Umgebung. Sie werden feststellen, dass Sie diese nun viel intensiver und wärmer wahrnehmen als vor der Meditation.

Autogenes Training

Prinzipiell stammt das Autogene Training (AT) zwar nicht aus dem Repertoire der TCM, dennoch ist es eine hervorragende Entspannungstechnik, und es spricht nichts dagegen, diese Methode im Zuge einer Gesundheitspflege anzuwenden.

Das Autogene Training ist eine auf Autosuggestion (Selbsthypnose) beruhende Entspannungsmethode. Der Begriff „autogen" ist dem Griechischen entlehnt und bedeutet sinngemäß „selbsterzeugt". Der Berliner Psychiater Johannes Heinrich Schultz hatte diese Methode aus der Hypnose entwickelt und stellte sie erstmals 1926 vor. Das Autogene Training ist heute weltweit als Entspannungsmethode und psychotherapeutisches Verfahren anerkannt. Autogenes Training ist völlig unabhängig vom kulturellen Umfeld und von der Weltanschauung.

Im Autogenen Training erreicht man den Zustand der konzentrativen Selbstentspannung durch regelmäßige Konzentrationsübungen in Entspannungshaltung, im Liegen oder Sitzen. Die Grundstufe umfasst Übungen zur Muskel- und Gefäßentspannung sowie Organübungen, die Herz und Atmung betreffen. Im Übungsverlauf kommt es zu einer beruhigend wirkenden vegetativen Umschaltung, die sich von den Gliedmaßen ausgehend über den ganzen Körper ausbreitet (Generalisierung).

Im Zustand entspannter Wachheit erleben AT-Übende in der Grundstufe Schwere, Wärme, Atem- und Herzrhythmus, Bauchwärme und Stirnkühle. Von entscheidender Bedeutung ist, dass die Erlebnisse autogen bleiben, also ohne fremdhypnotischen Beitrag ganz allein vom Übenden autosuggestiv erzeugt und durch Rücknahme wieder beendet werden.

Eine Übung dauert anfangs nur etwa drei Minuten. Training zwei- bis dreimal täglich wird empfohlen. Das Autogene Training kann fast überall und jederzeit zur Selbstentspannung benutzt werden.

Durchführung

In der Regel besteht die Grundstufe aus sieben Übungen, die nacheinander ausgeführt werden:

1. **Ruheübung:** Schließen Sie die Augen, gehen Sie in sich und sagen: „Ich bin ganz ruhig, nichts kann mich stören." Wiederholen Sie diese Formel im Geiste einige Male.
2. **Schwereübung:** Sie bleiben nach wie vor liegen und sagen: „Meine Arme und Beine sind ganz schwer." Wiederholen Sie diese Formel im Geiste einige Male. Sie werden merken, wie Ihre Gliedmaßen von einem Gefühl der Schwere durchdrungen werden.
3. **Wärmeübung:** In diesem Teil wird die Durchblutung der Gliedmaßen gefördert. Sagen Sie mehrmals hintereinander: „Meine Arme und Beine sind ganz warm."
4. **Atemübung:** Diese Übung steigert die Entspannung und besteht aus einer gezielten Konzentration auf den Atem. Sagen Sie: „Mein Atem fließt ruhig und gleichmäßig." Wiederholen Sie diese Formel im Geiste einige Male. Atmen Sie während der Durchführung allerdings nicht gezielt länger ein und aus. Überlassen Sie die Regulierung des Atemrhythmus Ihrem Körper, und lassen Sie Ihren Atem frei fließen.
5. **Herzübung:** Sie konzentrieren sich auf Ihren Herzschlag. Sagen Sie sich mehrmals: „Mein Herz schlägt ruhig und regelmäßig."
6. **Sonnengeflechtsübung:** Diese Übung zielt auf das Bauchzentrum ab. Hierfür sagen Sie sich: „Mein Leib wird strömend warm." Wiederholen Sie diese Formel im Geiste einige Male.
7. **Kopfübung:** Dieser Teil stimuliert die Konzentration und belebt. Sagen Sie mehrmals: „Der Kopf ist klar, die Stirn ist kühl."

Zum Schluss sprechen Sie erneut im Geiste zu sich selbst: „Arme fest! Tief Luft holen! Augen auf!" Dann öffnen Sie die Augen, strecken sich und schließen das Autogene Training damit bewusst ab. Am besten lernen Sie diese Technik, wenn Sie sich einer Trainingsgruppe unter fachmännischer Leitung anschließen.

Heilgymnastik

Qi Gong ist Meditation, Heilgymnastik und Kampfsport zugleich. Es spendet Ruhe, beschwingt die Seele und kräftigt den Körper. Qi Gong baut Stress ab, fördert die Konzentration und verhilft zu mehr Ausgeglichenheit und Leichtigkeit. Auf körperlicher Ebene beeinflusst es Organe, Hirnfunktion, Immun-, Blutgefäß- und vegetatives Nervensystem sowie das endokrine System günstig und stärkt Haut, Sehnen und Knochen. Durch regelmäßiges Training nimmt man schließlich den eigenen Körper besser und vor allem anders wahr.

Neben diesen allgemeinen Wirkungen lässt sich durch bestimmte Übungen gezielt das Qi in spezifischen Körperbereichen stimulieren und in Balance bringen. Auf diese Weise können die Selbstheilungskräfte bei einigen Indikationen noch intensiver aktiviert werden. Beispiele hierfür sind unter anderem Verdauungsbeschwerden, Herzrasen, Brustkrebs, Schlafstörungen und vieles mehr (siehe Selbsthilfe-Kapitel ab S. 145).

Der Begriff „Qi Gong“ umschreibt nicht, wie häufig fälschlicherweise angenommen, nur eine bestimmte Form der chinesischen Heilgymnastik, sondern steht für alle heilgymnastischen Übungen, die der Aktivierung der Lebensenergie Qi dienen. Tai Ji Quan ist also ebenso Qi Gong wie das Duftende Qi Gong.

Generell wird zwischen dem Qi Gong der Bewegung und dem Qi Gong der Atmung unterschieden. Ersteres zeichnet sich durch fließende und geschmeidige Bewegungen aus, wodurch der Geist-Shen sowie das körperliche Qi in Balance gebracht werden. Hingegen wird beim Qi Gong der Atmung die innere Bewegung durch besonders bedachtsam und langsam ausgeführte Bewegungen gefördert. Hier steht, wie die Bezeichnung bereits vermuten lässt, insbesondere die Atmung im Fokus. Beim Qi Gong werden unterschiedliche Atemtechniken eingesetzt. Für den Anfang genügt es, zwei davon zu beherrschen: das natürliche Atmen und das Qi-Atmen.

- Beim natürlichen Atmen wird über die Nase tief ein- und ausgeatmet, und der Mund bleibt geschlossen. Während des Einatmens hebt sich das Zwerchfell, der Bauch wölbt sich leicht, die Lunge füllt sich vollständig mit Luft. Bei der Ausatmung strömt die Luft aus der Nase, und der Bauch wird wieder flach.

- Beim Qi-Atmen lässt man die Luft – ebenfalls durch die Nase – langsam in den Körper strömen. Dabei zieht sich das Zwerchfell leicht nach unten, und die Bauchmuskeln werden dadurch reflexartig etwas angespannt. Währenddessen breitet sich die Lebenskraft Qi im gesamten Körper aus. Beim Ausatmen verlässt verbrauchtes Qi den Körper über die Nase. Dabei entspannen sich die Bauchmuskeln wieder.

Duftendes Qi Gong

Das Duftende Qi Gong (auch Xianggong) ist erst seit 1988 bekannt, fand jedoch seitdem eine schnelle Verbreitung im Reich der Mitte. Nach den Übungen soll man wie ein Baby duften.

Die Bewegungsabläufe sind auch für absolute Laien leicht nachvollziehbar und lassen sich spielend in den Alltag integrieren – z. B. beim Warten auf den Bus oder vor dem morgendlichen Duschbad. Während bei traditionellen Qi-Gong-Übungen in der Regel eine bestimmte Vorstellung vor dem geistigen Auge visualisiert werden muss, ist das hier nicht nötig. Darüber hinaus lässt man den Atem einfach frei nach dem eigenen Rhythmus fließen und muss ihn nicht gezielt den Bewegungen anpassen.

Es empfiehlt sich, zweimal täglich für 15–20 Minuten Duftendes Qi Gong zu üben. Jede Übung sollte mindestens 36- und höchstens 54-mal praktiziert werden. Zu Beginn einer Trainingseinheit wird jeweils das Qi geweckt. Dies geschieht jeweils mit der Ausgangsposition (S. 79). Darauf folgen, je nachdem, ob Sie viel oder wenig Zeit haben, eine oder mehrere Übungen. Das Training wird stets mit der Abschlussübung (S. 87) beendet. Sie schließt den Energiefluss.

Diese Dinge sollten Sie beachten:

- Führen Sie Ihre Bewegungen langsam und fließend aus.
- Atmen Sie immer durch die Nase ein und aus.
- Üben Sie nicht 20 Minuten vor oder nach den Mahlzeiten, bei Sonnen- und Mondfinsternis, während eines Gewitters, bei schlechter Witterung im Freien (starker Wind, Regen, Nebel) oder an schmutzigen Orten. Auch sollten Sie Qi Gong aus energetischen Gründen weder in Einöden noch auf Friedhöfen durchführen. Ebenso wenig eignen sich Räume mit Klimaanlagen oder Ventilatoren.

- Sollten Sie schlechte Laune haben, zornig oder angetrunken sein, ist vom Duftendem Qi Gong abzuraten.
- Wenn Sie in der Gruppe üben, ist das Energiefeld manchmal besser und stärker. Außerdem ergänzen sich in einer gemischten Gruppe die Yin- und Yang-Energien der beiden Geschlechter sehr gut.
- Sollten während des Ausführens der Übungen Körperreaktionen wie Gähnen, Schwitzen, Zittern, Tränenfluss, Aufstoßen oder Blähungen auftreten, müssen Sie sich keine Gedanken machen. Das ist sogar gut und nützlich. Sie befreien Ihren Körper von angestauten Giften und Beschwerden.

Ausgangsposition

Stehen Sie aufrecht und entspannt. Ihre Füße befinden sich parallel und in schulterbreitem Abstand zueinander. Sie sind locker, und auf Ihren Lippen zeichnet sich ein zufriedenes Lächeln ab. Blicken Sie geradeaus, und atmen Sie gleichmäßig ein und aus. Während Ihre Handflächen zueinander zeigen, öffnen Sie Ihre Hände fünf- bis zehnmal vor der Brust.

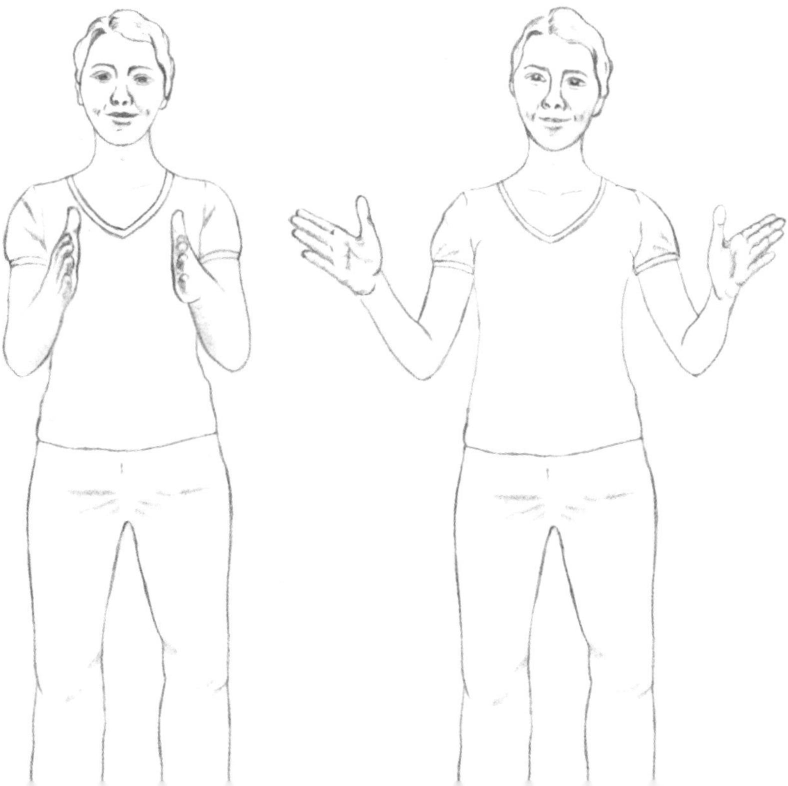

Himmel und Erde nach links drehen

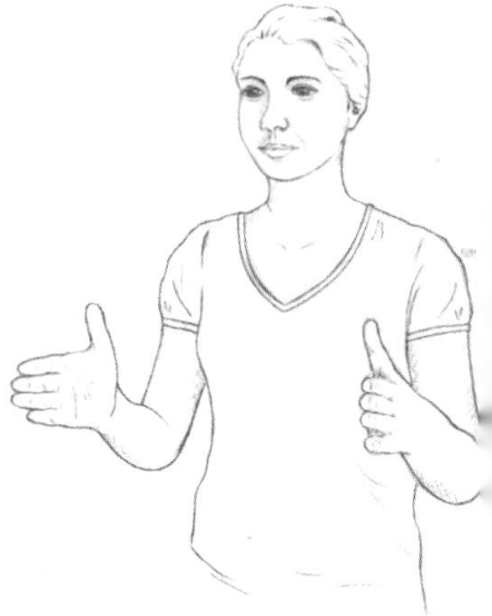

Ihre Handflächen zeigen mit einem Abstand von etwa 20 Zentimetern zueinander. Zeichnen Sie mit Ihren Händen eine Ellipse gegen den Uhrzeigersinn. Dabei wandern Ihre Hände für die lange Seite von rechts nach links, und die kurze Seite wird von oben nach unten geformt. Wiederholen Sie die Übung 36-mal!
Hinweis: Die Übung hilft besonders bei Herzrhythmusstörungen, Bronchitis, Gastritis und Zervikobrachial-(Schulter-Arm-)Syndrom.

Himmel und Erde nach rechts drehen

Ihre Handflächen zeigen mit einem Abstand von etwa 20 Zentimetern zueinander. Zeichnen Sie mit Ihren Händen eine Ellipse im Uhrzeigersinn. Dabei wandern Ihre Hände für die lange Seite von rechts nach links, und die kurze Seite wird von oben nach unten geformt. Wiederholen Sie die Übung 36-mal.

Bodhisattwa spielt chinesische Zither

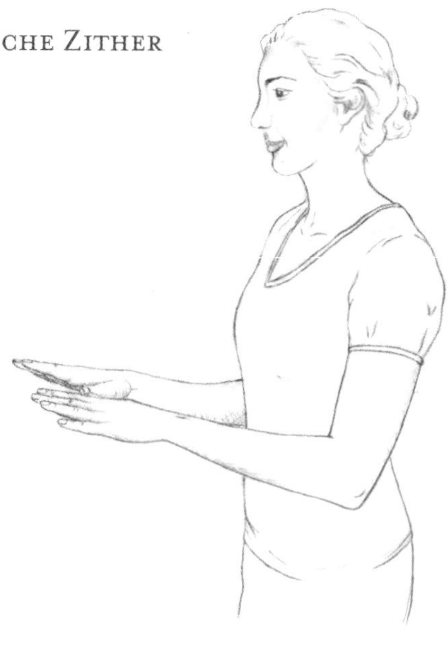

Ihre Handflächen sind zum Boden ausgerichtet, dabei zeigen die Fingerspitzen nach vorn. Führen Sie die Hände auf Brusthöhe, und winkeln Sie die Arme leicht an. Öffnen Sie nun die Hände 36-mal vor Ihrer Brust. Dabei zeigen die Fingerspitzen nach außen.
Hinweis: Die Übung hilft besonders bei Zervikobrachialsyndrom, Herzrasen, Tennisarm und Frozen Shoulder (schmerzhafte Schultersteife).

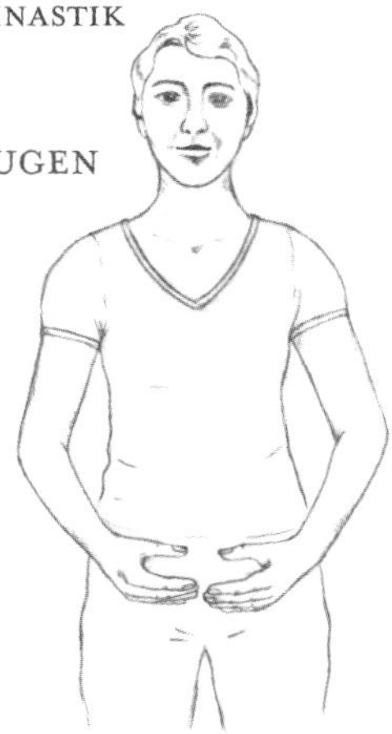

Buddhistische Strahlen erleuchten die Augen

Halten Sie Ihre Hände vor dem Bauch. Formen Sie mit Ihrer rechten sowie linken Hand einen Entenschnabel. Dabei zeigen die Fingerspitzen zueinander. Führen Sie nun die Hände langsam von unten nach oben, bis zu den Augen. Denken Sie sich, Sie drücken dabei die Luft nach oben. Wiederholen Sie die Übung 36-mal.
Hinweis: Die Übung hilft besonders bei Kurz- und Weitsichtigkeit, tränenden Augen (Epiphora), Makuladegeneration sowie Leber- und Gallenbeschwerden.

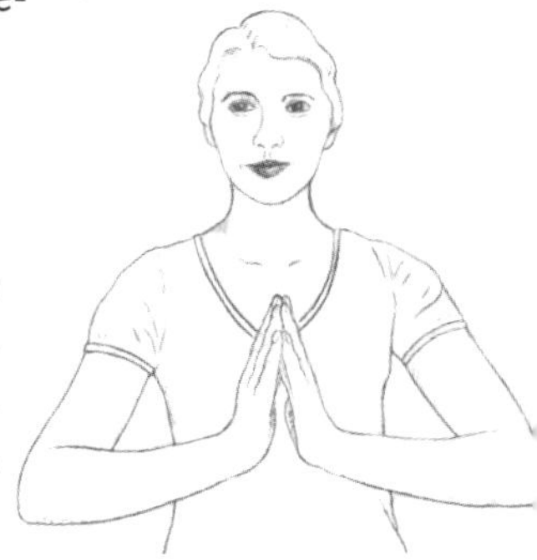

Jade-Phoenix nickt mit dem Kopf

Falten Sie Ihre Hände. Dabei bleibt zwischen den Fingern ein Hohlraum und sie zeigen nach oben. Senken Sie nun die Hände 36-mal ruhig nach unten.
Hinweis: Die Übung hilft besonders bei Gastritis, Blähungen und Verdauungsbeschwerden.

Die Luft ist erfüllt vom Duft der buddhistischen Pagode

Öffnen Sie die Hände fünfmal vor Ihrer Brust. Ziehen Sie langsam zwei konvexe Linien nach oben und nach unten. Führen Sie dabei zuerst die Hände nach oben zu den Schultern und dann nach unten zur Taille.
Hinweis: Die Übung hilft besonders bei Fettleber, Gastritis, Gallensteinen und Luftnot.

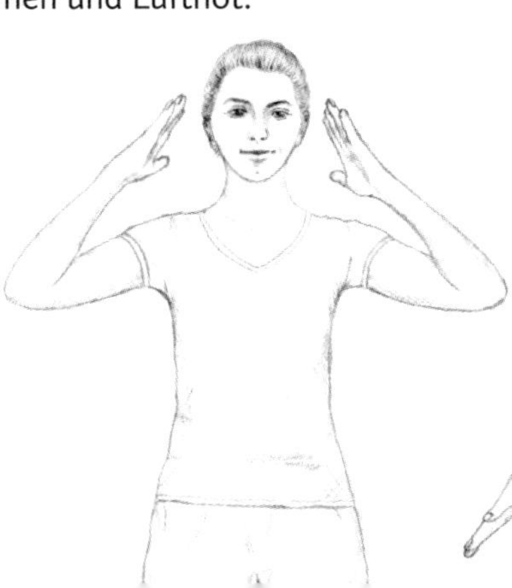

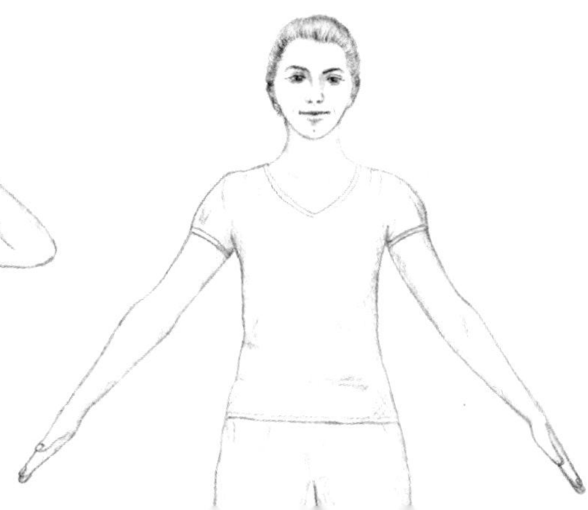

Die Luft ist erfüllt vom Duft der chinesischen Pagode

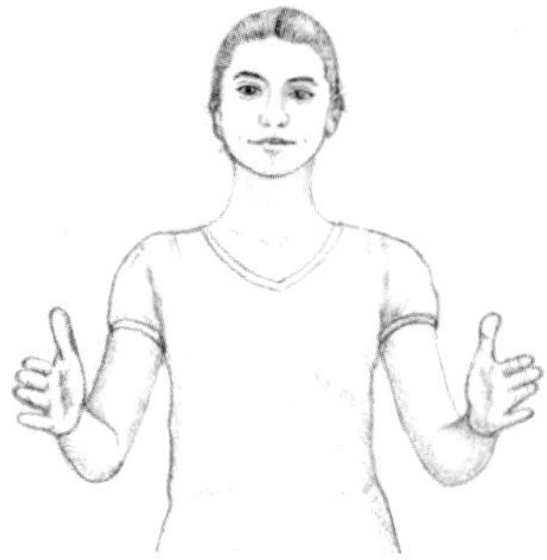

Ihre Handflächen zeigen mit einem Abstand von etwa 20 Zentimetern zueinander. Dabei sind die Fingerspitzen nach vorn ausgerichtet. Ihre Arme sind leicht angewinkelt und zeigen nach vorn. Nun öffnen Sie Ihre Hände fünfmal vor der Brust.
Hinweis: Die Übung hilft besonders bei Beschwerden des Zwerchfells, Gallenschmerzen und Atemwegsbeschwerden.

Eine Essschale in zwei Teilen

Ihre Handflächen zeigen nach oben und die Fingerspitzen sind nach vorn ausgerichtet. Winkeln Sie Ihre Arme leicht an, und führen Sie diese auf Brusthöhe. Öffnen Sie nun die Hände 36-mal vor der Brust.
Hinweis: Die Übung hilft besonders bei Nierenschwäche, Tennisarm und Frozen Shoulder (schmerzhafte Schultersteife).

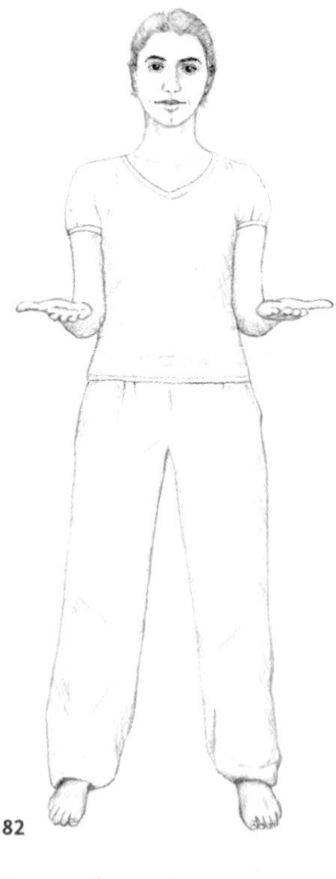

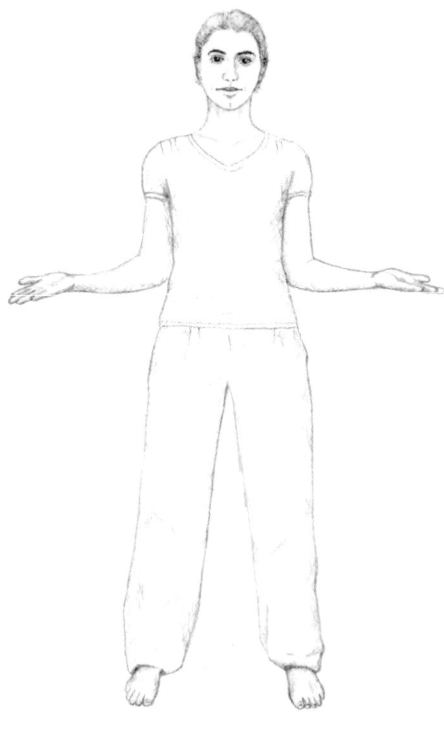

Die Ruder bewegen, um das Meer zu überqueren

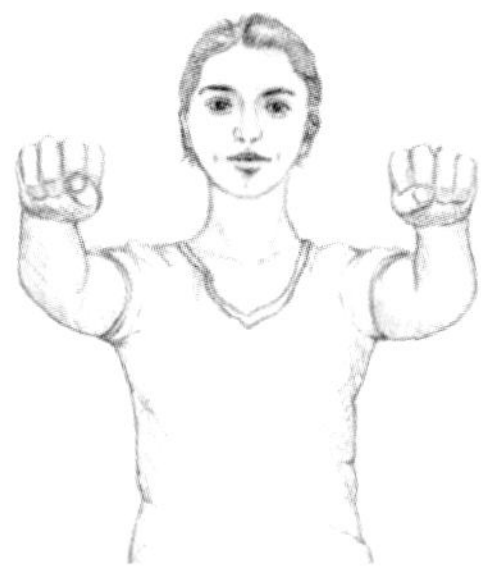

Ihre Handflächen sind zum Boden ausgerichtet und die Arme sind leicht angewinkelt. Halten Sie Ihre Hände auf Brusthöhe, und greifen Sie mit den Händen nach unten. Ziehen Sie nun die Hände wie beim Rudern zum Körper. Wiederholen Sie die Übung 36-mal.
Hinweis: Die Übung hilft besonders bei HWS-BWS-Syndrom (Hals- und Brustwirbelsäule), Blähungen, Asthma und Frozen Shoulder (schmerzhafte Schultersteife).

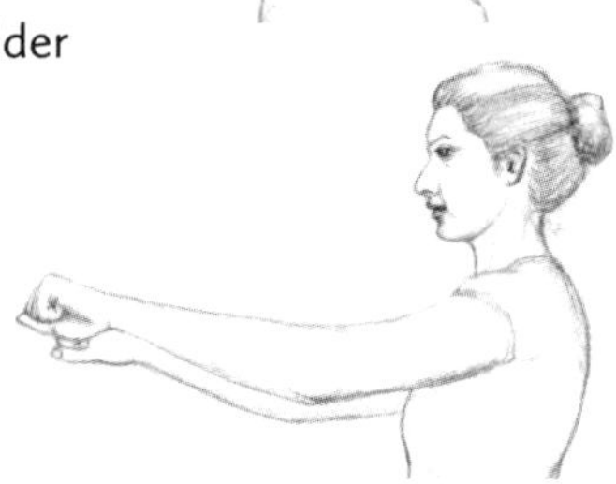

Bodhi-Dharma schaukelt das Boot

Ihre Handflächen zeigen zum Boden. Schieben Sie nun Ihre rechte Hand in Brusthöhe etwa zehn Zentimeter über die linke. Schwingen Sie Ihre Hände dann abwechselnd nach links und rechts, als ob sie ein schaukelndes Boot wären. Wiederholen Sie die Übung 36-mal.
Hinweis: Die Übung hilft besonders bei Asthma bronchiale, Frozen Shoulder (schmerzhafte Schultersteife), Zervikobrachialsyndrom und Verdauungsbeschwerden.

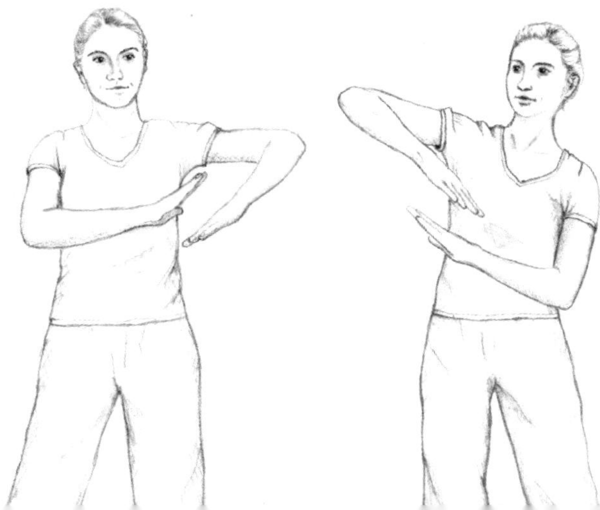

Der goldene Drache schwingt seinen Schwanz

Halten Sie Ihre Hände auf Brusthöhe, die Arme sind dabei leicht angewinkelt. Falten Sie Ihre Hände wie zum Gebet. Dabei bleibt zwischen ihnen ein Hohlraum. Heben Sie die Finger leicht an, sodass sie etwas nach oben zeigen. Schwingen Sie die Hände 36-mal nach links und 36-mal nach rechts.

Hinweis: Die Übung hilft besonders bei Bronchitis, Asthma bronchiale und Zervikobrachialsyndrom.

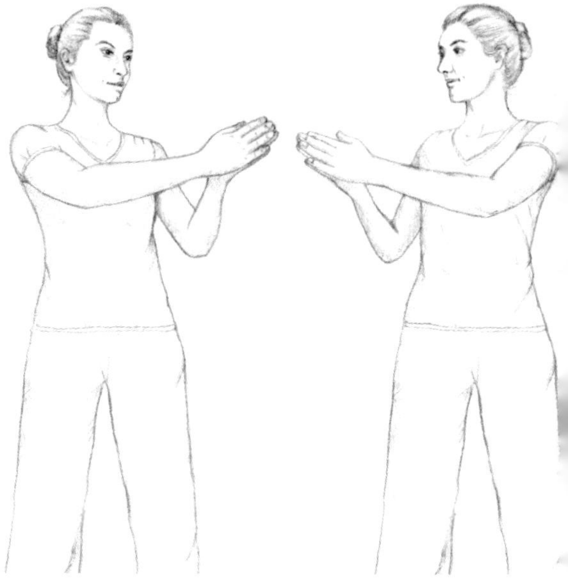

Lotusblätter wiegen sich im Wind

Ihre Handflächen zeigen mit einem Abstand von etwa 20 Zentimetern zueinander. Dabei sind die Fingerspitzen nach vorn ausgerichtet. Schwingen Sie Ihre Hände abwechselnd nach links und rechts – wie Blätter, die sich im Wind wiegen. Wiederholen Sie die Übung 36-mal.

Hinweis: Die Übung hilft besonders bei Zervikobrachialsyndrom, Fettleber und Atemnot.

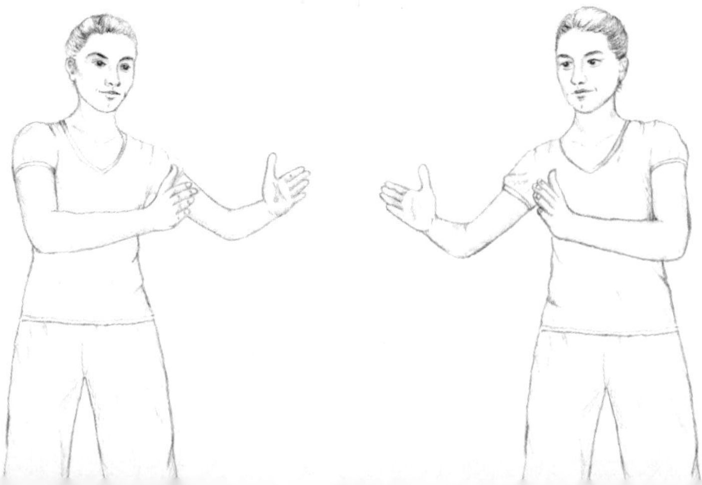

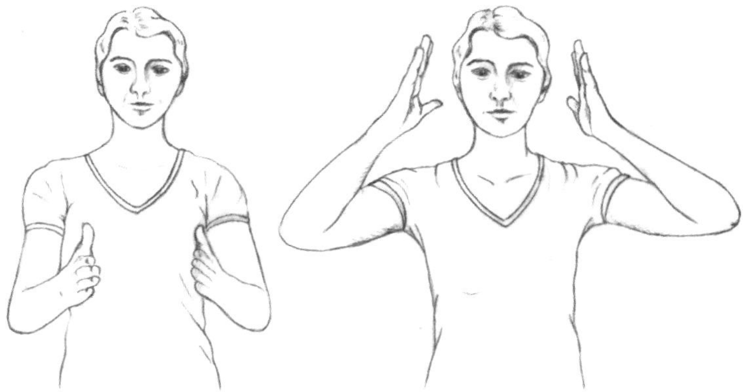

Buddhistischer Wind bläst in die Ohren

Heben Sie die Hände vor den Bauch, dabei zeigen Ihre Handflächen zueinander. Drücken Sie die Luft mit den Händen von unten nach oben in die Ohren. Wiederholen Sie die Übung 36-mal.
Hinweis: Die Übung hilft besonders bei Nierenbeschwerden, Tinnitus und Gehörsturz.

Das Rad des Dharma dreht sich immer

Ihre Handflächen sind nach unten gerichtet. Dabei befindet sich die rechte Hand in Höhe der Brust. Zehn Zentimeter darunter positionieren Sie die linke. Zeichnen Sie nun mit beiden Händen eine Ellipse, indem Sie die Hände abwechselnd in einer kreisenden Bewegung nach vorn strecken. Wiederholen Sie die Übung 36-mal.
Hinweis: Die Übung hilft besonders bei Atemwegsbeschwerden, unruhigem Herz und BWS-Beschwerden (Brustwirbelsäule).

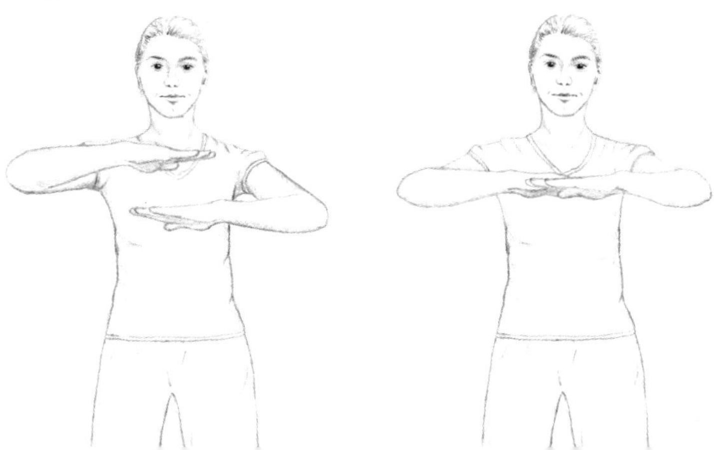

DER JÜNGER BETET ZU BUDDHA

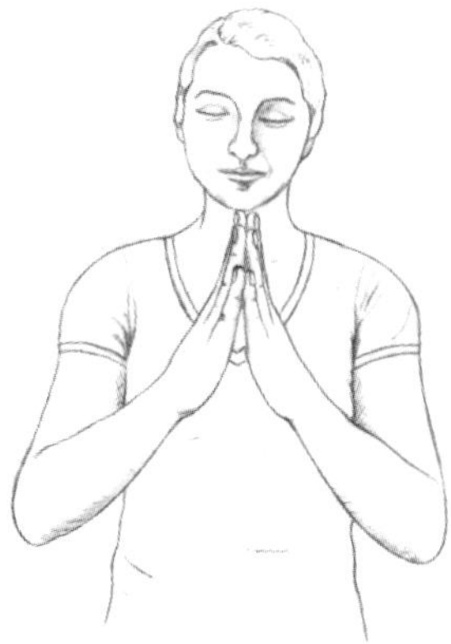

Falten Sie die Hände wie zum Gebet. Dabei bleibt zwischen den Handflächen ein Hohlraum. Ihre Finger sind nach oben gerichtet. Heben Sie die Hände zur Brust, und halten Sie diese Position für eine Minute.
Hinweis: Die Übung hilft besonders bei Störungen des vegetativen Nervensystems, Burn-out-Syndrom, physischem und psychischem Erschöpfungszustand.

DIE HÄNDE KREUZEND SCHWINGEN

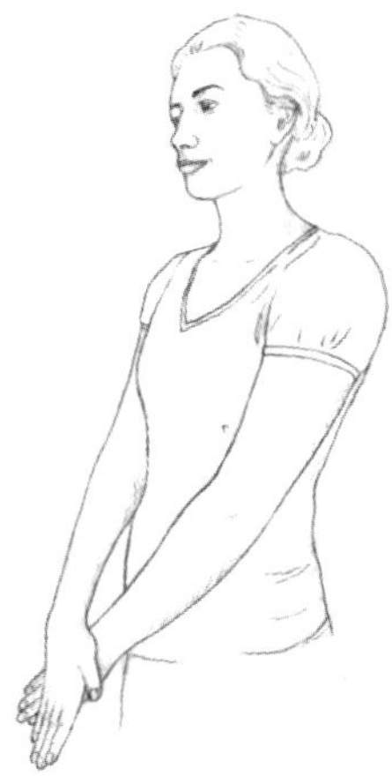

Sie überkreuzen die ausgestreckten Arme vor Ihrem Körper. Dabei befindet sich die linke Hand innen und die rechte außen. Öffnen Sie die Hände nun vor dem Bauch, und kreuzen Sie diese anschließend wieder. Wiederholen Sie die Übung 36-mal.
Hinweis: Die Übung hilft besonders bei Entgiftung, physischem und psychischem Erschöpfungszustand und Menstruationsbeschwerden.

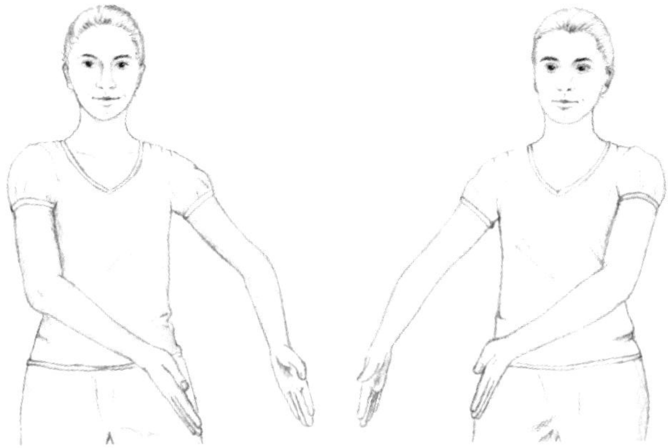

Die fliegende Fee streut Blumen

Ihre Handflächen zeigen mit einem Abstand von etwa 20 Zentimetern zueinander. Dabei sind die Finger zum Boden gerichtet. Schwingen Sie nun die Hände vor dem Bauch nach links und rechts. Ihr Körper schwingt über die Hüften mit. Wiederholen Sie die Übung 36-mal.

Abschlussübung

Senken Sie nun die Hände, und ballen Sie diese halb zu Fäusten. Heben Sie die Hände auf Schulterhöhe, und atmen Sie durch die Nase ein. Senken Sie die Hände, strecken Sie die Finger, und atmen Sie durch den Mund aus. Reiben Sie am Ende die Hände, und „waschen" Sie sich das Gesicht mit ihnen.

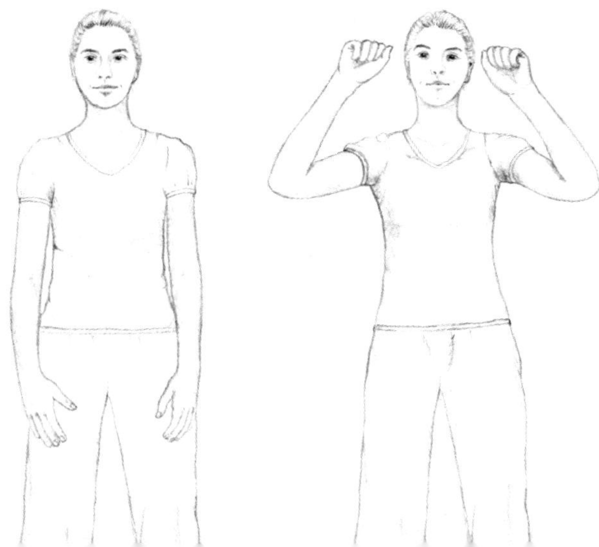

Tai Ji Quan

Die Basis des altchinesischen Tai Ji Quan bildet die Verteidigungstechnik des Kung Fu, deren wesentlicher Bestandteil neben den körperlichen Aspekten ebenso wie beim Qi Gong Meditation ist. Tai Ji Quan vitalisiert Körper, Geist und Seele, spendet Lebensfreude und fördert die Gesundheit.

Mit der Gründung der Volksrepublik China im Jahre 1949 wurde Tai Ji Quan, das auch Schattenboxen genannt wird, zum Volkssport erhoben und ist im Westen inzwischen auch nicht mehr unbekannt.

Die „sanfte" Kampfkunst trug in der Vergangenheit viele Namen, ehe sich die Bezeichnung Tai Ji Quan etabliert hat. Ruanshou (weiche Hand), Changquan (lange Faust) oder Mianquan (baumwollene Faust) sind nur einige Beispiele. Zieht man die Bedeutung der Worte näher in Betracht, fällt auf, dass sie alle etwas Sanftes oder Weiches umschreiben, das der kraftvollen Faust entgegensteht. Die Bezeichnungen spiegeln also das Dualismus-Prinzip wider, das auch in der praktischen Ausübung des Schattenboxens seinen Ausdruck findet und sich aus den nachfolgenden gegensätzlichen Elementen zusammensetzt: Stille (Jing), Bewegung (Dong), weich (Rou) und hart (Gang). Bereits in den klassischen Schriften des Tai Ji Quan steht geschrieben, dass „Bewegung Yang, Stille Yin hervorbringt".

Es existieren verschiedene Stile des Tai Ji Quan. Sie ergänzen und befruchten sich gegenseitig: der Chen-, der Yang-, der Wu-, der Hao- und der Sun-Stil. Obgleich ihre Ausprägungen unterschiedlich sind, verbinden sie harmonische Bewegungen bei gleichzeitiger Stabilität und Balance.

Die sogenannte Peking-Form gliedert sich in 24 Folgen. Es handelt sich dabei um eine kurze Form, die im Gegensatz zu den langen relativ einfach zu erlernen ist und deshalb auch für Anfänger geeignet ist. Trotzdem ist die Anleitung eines erfahrenen Tai-Ji-Lehrers von großer Bedeutung. Erkundigen Sie sich am besten bei Ihrem Heilpraktiker und/oder TCM-Arzt nach einer guten Adresse.

Ansonsten bieten sich für Einsteiger zu Hause die im Folgenden vorgestellten Grundübungen an. Sie harmonisieren allesamt das Qi und bieten sich als effektive Zusatzmaßnahme bei allen Beschwerden und Erkrankungen an. Aber auch beim Tai Ji Quan bieten sich bei bestimmten Indikationen spezifische Übungen an, die die Therapie noch effektiver gestalten. Sie finden diese bei den jeweiligen Beschwerden und Krankheiten im Selbsthilfeteil separat erörtert.

Trainieren Sie zu Beginn am besten täglich in zwei Einheiten von jeweils zehn Minuten. Dabei sollten Sie nachfolgende Empfehlungen beherzigen:

- Bei Krankheit lassen Sie das Training lieber sein und setzen es erst fort, wenn Sie sich wieder wohlfühlen.
- Achten Sie immer auf frische Luftzufuhr. Noch besser ist es, wenn Sie im Freien trainieren. Tragen Sie bequeme Kleidung, und verzichten Sie auf Schuhe.
- Der Ursprung jeder Bewegung ist in den Füßen, wird von den Hüften gelenkt und wirkt durch die Finger.
- Alle Bewegungen sollten langsam und fließend ausgeführt werden. Bewegt sich ein Teil des Körpers, ruht der andere. Stellen Sie sich während der Übungen vor, alles Schwere sinkt nach unten in den Boden.

Ausgangsposition

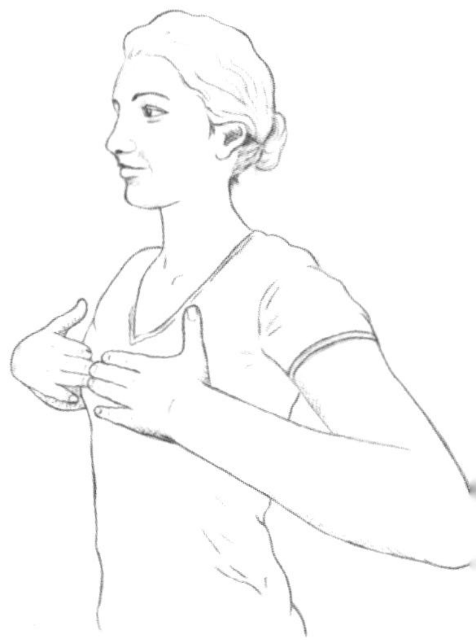

- Sie stehen aufrecht und gerade. Ihre Füße sind hüftbreit auseinander, und die Fußspitzen zeigen leicht nach innen. Ihre Knie sind einwärts gedreht und leicht gebeugt. Verlagern Sie Ihr Körpergewicht auf den vorderen Teil Ihrer Füße. Ihre Arme hängen locker seitlich herab, und Sie blicken nach vorn. Der Hals ist gestreckt und das Kinn leicht eingezogen. Sie atmen tief und gleichmäßig.
- Führen Sie nun die Fingerspitzen und Ihre Hände zueinander, bis der Abstand etwa zehn Zentimeter beträgt. Ihre Hände sind ganz locker. Dabei weisen die Handflächen zum Körper und befinden sich etwa auf Brusthöhe. Schließen Sie die Augen und verharren Sie 5–10 Minuten in dieser Position. Konzentrieren Sie sich auf Ihre Atmung.

Das Qi wecken

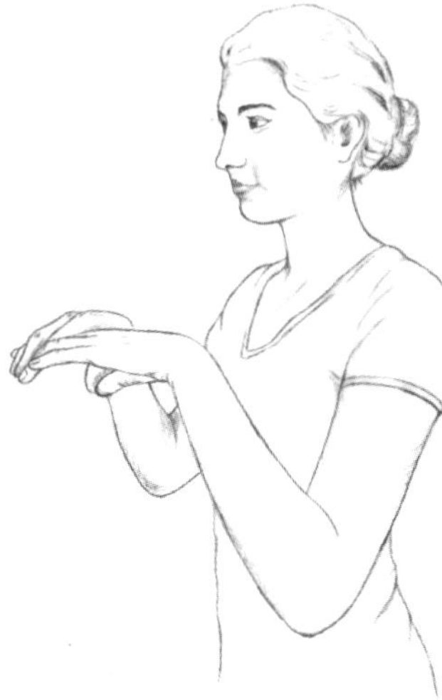

- Begeben Sie sich in die Ausgangsposition.
- Bewegen Sie Ihre Arme behutsam nach vorn, bis sie auf Schulterhöhe angelangt sind. Strecken Sie die Ellenbogen dabei nicht durch. Die Hände hängen zunächst entspannt nach unten.
- Strecken Sie Ihre Hände nun langsam aus.
- Senken Sie ruhig die Ellenbogen. Dadurch ziehen Sie die Handgelenke zum Körper. Die Hände sind entspannt und angewinkelt.
- Anschließend gleiten Ihre Unterarme und Hände langsam wieder in die Ausgangsposition zurück.

Halte die Erde

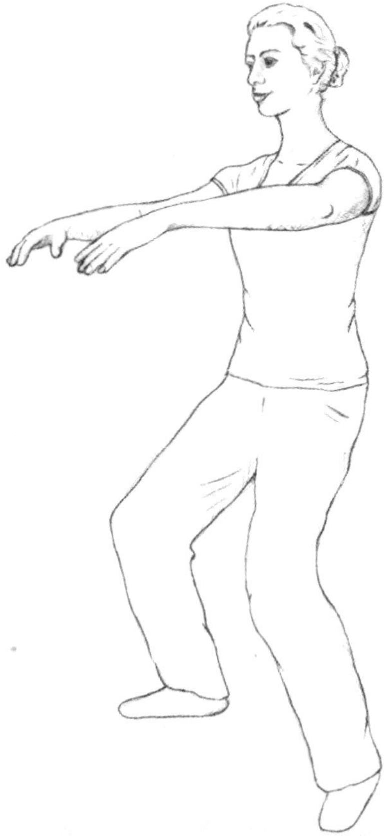

- Begeben Sie sich in die Ausgangsposition.
- Erweitern Sie den Abstand zwischen Ihren Füßen, bis Sie in die Grätsche kommen. Achten Sie dabei darauf, dass Ihr Oberkörper weiterhin aufrecht ist.
- Beugen Sie Ihre Knie im rechten Winkel an. Ziehen Sie die Hüfte ein wenig nach vorn. Ihr Gewicht ruht gleichmäßig auf beiden Füßen.
- Heben Sie Ihre Arme ein wenig seitlich an. Dabei führen Sie Ihre Hände automatisch nach vorn. Die Arme bilden nun einen leichten Bogen. Ihre Handflächen sind zum Boden ausgerichtet. Sie atmen langsam und gleichmäßig ein und aus.
- Dann nehmen Sie wieder die Ausgangsposition ein. Stehen Sie so etwa fünf Minuten lang.

Halte den Himmel

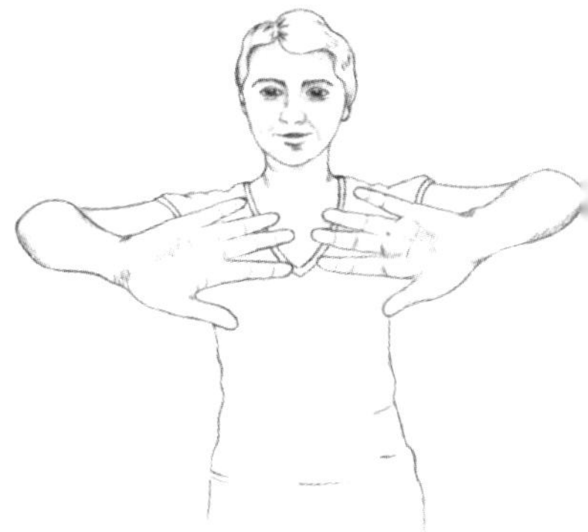

- ~ Begeben Sie sich in die Ausgangsposition.
- ~ Ihre Finger sind verschränkt und formen eine Schale vor Ihrem Unterleib. Dabei weisen Ihre Handflächen nach oben.
- ~ In einer ruhigen und gleichmäßigen Bewegung bewegen Sie Ihre Arme vor Ihrem Körper nach oben. Die Hände drehen sich so, dass die Handflächen nach vorn ausgerichtet sind. Die Finger bleiben verschränkt.
- ~ Wenn die Arme über dem Kopf beinahe ausgestreckt sind, bleiben Sie einige Atemzüge lang in dieser Position. Achten Sie darauf, dass Ihre Schultern entspannt bleiben.
- ~ Senken Sie schließlich Ihre Hände über dem Kopf ein wenig ab.
- ~ Führen Sie danach Ihre Arme in einem weiten Bogen auseinander. Ihre Hände sind dabei abgewinkelt. Wenn Sie die Schulterhöhe erreicht haben, strecken Sie die Handgelenke leicht durch.

Wolkenhände

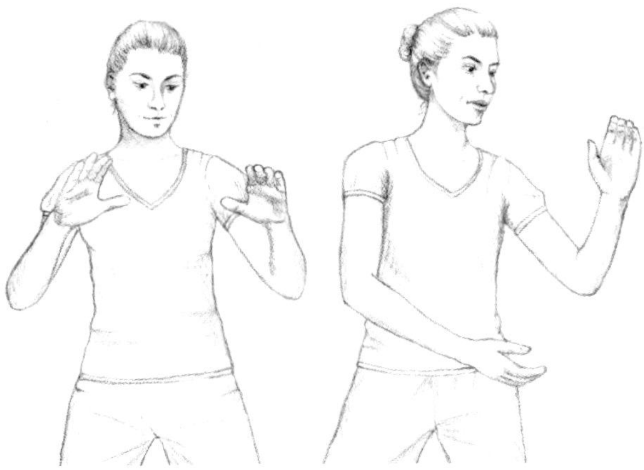

- ~ Begeben Sie sich in die Ausgangsposition.
- ~ Sie drehen Ihren Kopf leicht nach links, das Gewicht lagert auf dem linken Bein, und die rechte Ferse hat keinen Bodenkontakt. Nun weisen die Handflächen nach vorn, die Ellenbogen sind leicht gebeugt, und Sie heben die linke Hand von innen nach außen auf Augenhöhe. Die rechte Hand wird unter dem Ellenbogen des linken Arms geführt. Sie ist dabei nach oben ausgerichtet.

- In einer fließenden halbkreisförmigen Bewegung bewegen Sie sich von links nach rechts. Dabei sinkt die linke Hand langsam nach unten, während die rechte sukzessive nach oben geführt wird. Ihr Blick orientiert sich dabei immer mehr nach rechts, indem Sie Ihren Kopf langsam nach rechts drehen, und Sie verlagern das Gewicht auf das rechte Bein, während sich die linke Ferse vom Boden löst. Sie führen die Bewegung fort, bis sich die rechte Hand auf Augenhöhe befindet und ihre Handfläche nach außen weist. Die linke Hand ist inzwischen unter dem rechten Ellenbogen angekommen und zeigt nach oben.
- Wiederholen Sie die Übung etwa 36-mal, und beenden Sie den Übungszyklus, indem Sie wieder die Ausgangsposition einnehmen.

Gehen

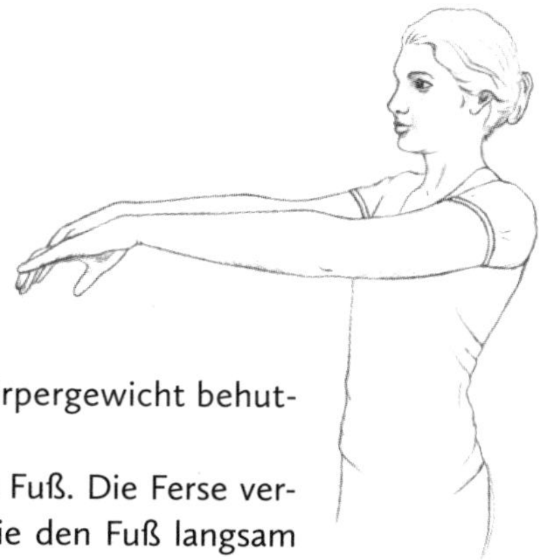

- Begeben Sie sich in die Ausgangsposition.
- Führen Sie die Arme auf Schulterhöhe vor sich. Dabei sind die Handflächen zum Boden ausgerichtet. Lassen Sie Ihre Hände locker und entspannt. Jetzt verlagern Sie Ihr Körpergewicht behutsam auf dem rechten Fuß.
- Heben Sie anschließend Ihren linken Fuß. Die Ferse verlässt zuerst den Boden. Platzieren Sie den Fuß langsam etwa eine Fußlänge weiter vorn. Setzen Sie dabei zuerst mit der Ferse auf. Nun verlagern Sie das Gewicht vorsichtig auf den linken Fuß. Ihr Oberkörper bleibt aufrecht.
- Heben Sie Ihren rechten Fuß langsam an. Zeitgleich führen Sie Ihre Arme über den Kopf. Dabei zeigen Ihre Handflächen immer noch nach unten und bilden eine Art Dach über Ihrem Kopf.
- In einer kreisförmigen Bewegung ziehen Sie nun Ihren rechten Fuß am linken vorbei, setzen ihn eine Fußlänge weiter vorn auf und verlagern ruhig Ihr Körpergewicht nach und nach auf den rechten Fuß.
- Wiederholen Sie die Bewegungsabläufe, und beenden Sie diesen Abschnitt der Übung, indem Sie wieder die Ausgangsstellung einnehmen.
- Führen Sie die einzelnen Bewegungsabläufe nun rückwärts aus.
- Wiederholen Sie die Übung insgesamt achtmal.

Heilkräuter

Die Chinesen machen sich seit jeher die Kraft der Pflanzen zunutze und behandeln verschiedenste Erkrankungen und deren Ursache mit Wurzeln, Blüten, Samen usw.

Im Gegensatz zu synthetisch hergestellten Einzelstoffen handelt es sich bei Heilpflanzen um ein natürliches Produkt. Jedes Kraut besitzt eine Vielzahl von Substanzen, die einzigartige Wirkeigenschaften aufweisen. Manchmal treten diese Wirkungen sogar nur in Kombination mit anderen Stoffen auf und bleiben bei Einzelanwendung völlig aus.

Natürlich waren den chinesischen Ärzten vor 5000 Jahren die genauen Inhaltsstoffe der einzelnen Pflanzen und ihrer Bestandteile nicht bekannt. Dennoch waren sie sich über das Potenzial von Pflanzenkombinationen bewusst, und so werden Heilpflanzen dort bis heute in der Regel in Form von Mischungen angewendet. In der TCM werden Heilkräuter und andere Arzneimittel nach Geschmack, Temperatur, Funktionsbereich und zugeordnetem Element unterschieden. Die Kombination dieser Qualitäten sowie die Dosierung werden stets individuell an den jeweiligen Patienten angepasst. Durch die unglaublichen Erfahrungswerte formierte sich im Laufe der Zeit eine reichhaltige Apotheke, die neben Pflanzen auch Bestandteile von Tieren (dem Artenschutz wird dabei heute Rechnung getragen) und Mineralien sowie Zubereitungen aus Heilsteinen aufweist. Heilmittel aus Pflanzen und anderen Stoffen werden beispielsweise in Form von Pillen, Pulvern, Arzneipflastern, aber auch als Tee und Kräutersaft verabreicht. Keine Arznei ist für einen langfristigen Gebrauch gedacht, und eine Einnahme sollte nur auf Anraten eines TCM-Arztes oder Heilpraktikers erfolgen.

Genau hinsehen!

Nicht alle im Handel erhältlichen Heilkräuter sind unbedenklich. Je nach Anbaumethode und Herkunftsort können Pflanzen Schadstoffe enthalten, die Ihre Gesundheit negativ beeinträchtigen. Achten Sie deshalb immer auf Qualität, und beziehen Sie Heilkräuter am besten aus einer gut sortierten TCM-Apotheke oder vom Kräuterhandel Ihres Vertrauens.

HEILTEES

Heiltees haben einen hohen Stellenwert in der Kräuterkunde der TCM. Tees aus getrockneten oder frischen Kräutern (Dekokte) stellen eine sichere Anwendung dar. In der Regel werden die Tees mindestens einmal täglich über einen Zeitraum von mehreren Tagen oder Wochen eingenommen. Die Wirkung eines Heiltees ist nur so gut wie die verwendeten Kräuter. Diese müssen aber auch nach dem Kauf weiterhin optimal gelagert werden, um ihre volle Heilwirkung entfalten zu können. Neben der Qualität der Kräuter können auch Kochzeit, Teemenge und Wasserqualität die Heilwirkung deutlich beeinflussen. Aus diesem Grund sollten Sie die nachfolgenden Hinweise unbedingt beachten.

- **Aufbewahrung:** Tee wird am besten in einem dunklen und luftdichten Behälter aufbewahrt. Auf diese Weise bleiben die ätherischen Öle besser erhalten, die Aromen werden nicht durch Gerüche von außen kontaminiert und die Teekräuter werden vor Feuchtigkeit geschützt. Ideal hierfür ist eine gut verschließbare Dose. Sie sollte möglichst nicht aus Aluminium sein, da das Metall giftige Stoffe abgibt. Greifen Sie lieber auf Keramik- oder Kirschholzgefäße zurück. Wichtig ist vor allem, dass die Aufbewahrungsdosen keinen Eigengeruch besitzen, der das Aroma verfälscht.
- **Teequalität:** Sagen Sie Nein zu Tees mit künstlichen Aromen. Sie mögen vielleicht eine angenehme Gaumenerfahrung versprechen, aber die Heilwirkung bleibt in der Regel aus. Beziehen Sie nur Teekräuter vom Händler Ihres Vertrauens in bester Bioqualität. So gehen Sie sicher, dass Sie keine Toxine und andere Schadstoffe zu sich nehmen. Hochwertige Tees lassen sich im Normalfall mehrere Male hintereinander aufgießen. Halten Sie sich bitte trotzdem an die Zubereitungshinweise (siehe unten) für chinesische Heilteerezepturen, und gießen Sie die Kräuter wie beschrieben nur einmal auf.
- **Weiches Wasser:** Bei einem Tee handelt es sich um einen Heißwasserauszug eines Krauts. Das bedeutet, dass auch das Medium Wasser eine bestimmte Qualität aufweisen muss. Ideal ist weiches bis mittelhartes Wasser. Die Temperatur sollte im Optimalfall etwa 60 °C betragen. So werden empfindliche Stoffe nicht zerstört.
- **Teemenge:** Beachten Sie bitte unbedingt die Mengenangaben der jeweiligen Teerezepturen in diesem Buch.

- **Wechselwirkungen:** Kräuter sind potente Heilmittel, deren Wirkungen nicht unterschätzt werden sollten. Deshalb sollten Sie vor der Anwendung von Heiltees eventuelle Wechselwirkungen mit Arzneien und Kontraindikationen mit Ihrem behandelnden TCM-Arzt oder Schulmediziner abklären.

Ähnlich wie bei der Meditation sollten Sie den Heiltee nicht im Vorbeigehen Ihre Kehle hinunterstürzen. Trinken Sie ihn mit Genuss, und nehmen Sie die heilenden Substanzen der Pflanzen bewusst auf. Fühlen Sie, wie sie mit jedem Schluck mehr auf Ihren Körper wirken. Profitieren Sie auch bereits während der Zubereitung von der Heilwirkung des Tees, und atmen Sie die wohltuenden Dämpfe ein. Gestalten Sie sich Ihr individuelles Teeritual. Sie könnten das Dekokt beispielsweise immer zu einer festen Zeit im Garten sitzend zu sich nehmen und dabei die flinken Eichhörnchen beobachten. Oder Sie zünden eine Kerze an, lassen Ihr Lieblingsklavierstück im Hintergrund laufen und holen Ihr schönstes Teegeschirr aus dem Schrank. Dann trinken Sie Ihren Heiltee genüsslich Schluck für Schluck und genießen Ihre kleine tägliche Auszeit, die nur Ihnen und Ihrer Gesundheit gehört. Was auch immer Sie tun, machen Sie es mit Muße, und steigern Sie so Ihr Wohlbefinden.

Allgemeine chinesische Teerezeptur bei Wechseljahresbeschwerden

6–12 g Gou Qi Zi (Bocksdornfrüchte)
6–12 g Mai Dong (Schlangenbartwurzel)
3–6 g Qing Hao (Einjähriges Beifußkraut)
3-6 g Yin Chen (Besenbeifußkraut)
3–9 g Yu Jin (Curcumawurzelknollen)

Dieser Tee wirkt stabilisierend, beruhigend und gegen Hitzewallungen. Weitere Teerezepturen finden Sie bei den jeweiligen Indikationen ab S. 145.

Allgemeine Zubereitung von chinesischen Teerezepturen

1. Die chinesische Kräutermischung etwa 10 Minuten in 1,5 l Wasser ohne Abdeckung aufkochen. Verwenden Sie dazu möglichst weiches Leitungswasser.
2. Nach dem Aufkochen bei mittlerer Temperatur noch einmal 15 Minuten köcheln lassen.

3. Während des Köchelns einmal 0,1–0,2 l kaltes Wasser hinzufügen.
4. Nach 25 Minuten den Tee vom Kochfeld nehmen und abseihen.
5. 250 ml (etwa 1 Tasse) entnehmen und in kleinen Schlucken trinken. Die restliche Teemischung sollte im Kühlschrank aufbewahrt werden; zur Einnahme kurz auf der Platte erwärmen – der Kräuterabsud reicht für circa drei Tage.

Kräuterheilbäder

Bereits im alten China wusste man, dass ein Kräuterheilbad mehr bietet als Reinigung. Heilbäder wirken entspannend, fördern den Energiekreislauf und können sowohl präventiv als auch bei bereits bestehenden Erkrankungen eingesetzt werden. Sie stärken das Immunsystem, lindern unter anderem Schlafstörungen, innere Unruhe, Stress, Muskelschmerzen, Verspannungen, Erkältungen, Gelenkschmerzen und Rheuma. Die Bäder können warm oder kalt sein. Üblich sind Ganz-, Teil- oder Sitzbäder. Bei chronischen Erkrankungen eignen sich vor allem Ganzkörperbäder. Die heilenden Effekte werden durch die Wirkeigenschaften der Kräuter herbeigeführt. Ihre ätherischen Öle werden nicht nur über die Haut aufgenommen, sondern auch durch die Dämpfe inhaliert. Verwenden Sie deshalb nur qualitativ hochwertige ätherische Öle oder Kräuter aus biologischem Anbau, und sehen Sie unbedingt von fertigen Badezusätzen ab. Sie enthalten häufig synthetische Duftstoffe und waschaktive Substanzen.

Grundrezept für Ölbäder

2 EL Öl pro Vollbad in eine Tasse geben, mit 10 Tropfen ätherischem Öl mischen und in das wohltemperierte Badewasser geben.

Grundrezept für Badesud aus getrockneten/frischen Kräutern

1–2 Handvoll Kräutermischung in 3 l Wasser geben, 15 Minuten lang zugedeckt kochen lassen und den Sud in das wohltemperierte Badewasser geben.

Damit Sie optimal vom Kräuterbad profitieren können, sollten einige Punkte beachtet werden:

- Achten Sie darauf, dass die Wassertemperatur 37 °C nicht übersteigt.
- Die Badedauer beträgt maximal 20 Minuten.
- Fügen Sie dem Kräuterbad kein Schaumbad hinzu.
- Es ist sinnvoll, die Verträglichkeit natürlicher Öle verdünnt in Ihrer Armbeuge zu testen.
- Achten Sie auf Luftzufuhr. Öffnen Sie deshalb das Badezimmerfenster oder die Badezimmertür einen Spalt.
- Legen Sie sich vor dem Baden ein Handtuch zurecht, das Sie zu einer Kopfstütze rollen und beim Baden einfach unter den Nacken legen können. Das beugt Verspannungen im Nackenbereich vor.
- Tupfen Sie sich nach dem Kräuterheilbad nur sanft trocken. So bleiben die wertvollen ätherischen Öle aus dem Badewasser auf der Haut erhalten.
- Nach einem Heilkräuterbad bietet sich eine Massage (siehe S. 67f.) an.
- Wenden Sie Parfums, Cremes und andere konventionelle Pflegeprodukte wenn überhaupt erst einige Stunden nach dem Bad wieder an.
- Setzen Sie die Entspannung auch nach dem Heilkräuterbad fort, und vermeiden Sie nervenaufreibende Aktivitäten.

Hinweis

Bei erhöhtem Blutdruck ist von Temperaturen über 37 °C abzuraten. Denn je wärmer das Bad ist, desto anstrengender ist es für das Herz.

Kleine Kräuterkunde

Generell gelten die Eigenschaften der ätherischen Öle auch für die getrockneten bzw. frischen Heilkräuter.

- **Anis** lindert Regelschmerzen, entspannt und soll schöne Träume bescheren.
- **Bergamotte** wirkt stimmungsaufhellend und wirkt in Kombination mit Rosmarin belebend.

- **Eichenrinde** fördert die Durchblutung, kräftigt die Haut und hilft bei Hämorrhoiden.
- **Eukalyptus** wirkt anregend, aufmunternd und konzentrationsfördernd, öffnet die Atemwege und weitet die Bronchien.
- **Fenchel** enthält östrogenartige Wirkstoffe (Phytoöstrogene) und hilft bei Frauenleiden sowie Bauchschmerzen.
- **Fichtennadel** hat eine beruhigende Wirkung und stärkt die Nerven.
- **Johanniskraut** schafft Abhilfe bei Schmerzen, Krämpfen, Depression und beruhigt.
- **Kamille** beruhigt und wirkt krampflösend, lindert Erkrankungen und Entzündungen im Anal-/Genitalbereich, fördert die Wundheilung und hilft bei bakteriellen Hauterkrankungen.
- **Lavendelöl** fördert Entschlackung, Zellerneuerung und Durchblutung.
- **Limette** lindert Angstzustände, Antriebsschwäche, Depressionen, Konzentrationsstörungen, Schmerzen, exzessives Schwitzen und Stress.
- **Majoran** schafft Abhilfe bei Schlafstörungen, innerer Unruhe und Schmerzen.
- **Melisse** besitzt kühlende Eigenschaften, wird für seine günstige Wirkung bei nervösen Erschöpfungszuständen, Herzrhythmusstörungen, Angst und innerer Unruhe geschätzt.
- **Pfefferminze** wirkt entzündungshemmend, hilft bei Magen-Darm-Beschwerden, Migräne und Kopfschmerz.
- **Rose** wirkt Nervosität entgegen und hellt die Stimmung auf.
- **Rosmarin** ist durchblutungsfördernd und hat eine positive Wirkung auf Herz, Kreislauf, Leber und Galle. Bei Problemen mit Gelenken und Wirbeln kann es ebenfalls Abhilfe schaffen.
- **Salbei** wirkt Schweißbildung entgegen, lindert Hitzewallungen, Gelenk- und Muskelschmerzen sowie Rheuma und gleicht den Hormonhaushalt aus.
- **Sandelholz** entspannt, hilft gegen Schlaflosigkeit, belebt und hilft bei depressiven Verstimmungen.
- **Schafgarbe** hilft bei Rückenschmerzen, Wunden, Durchblutungsstörungen und Frauenbeschwerden.
- **Zitrone** steigert die Konzentration, stärkt das Gedächtnis, belebt und erfrischt.

Heilende Ernährung

Die Ernährung spielt eine wichtige Rolle für Wohlbefinden und Gesundheit und stellt deshalb eine der fünf Säulen der Traditionellen Chinesischen Medizin dar. Mithilfe einer Ernährung im Sinne der fünf Elemente lassen sich energetische Dysbalancen ausgleichen und in Harmonie bringen.

Nahrung versorgt den Organismus nicht nur mit lebensnotwendigen Nährstoffen, sondern nährt auch das Qi. Außerdem besitzen zahlreiche Nahrungsmittel spezifische Wirkeigenschaften, die den Selbstheilungsprozess bei verschiedenen Beschwerden und Erkrankungen anregen. So wirkt schwarzer Sesam Erschöpfung entgegen, und Soja enthält Phytoöstrogene, die Hormonschwankungen ausgleichen.

So wie das Wechselspiel von Yin und Yang alle Lebewesen, die Erde und den Kosmos durchdringt (siehe S. 10f.), stellt eine ideale Mahlzeit eine ausgewogene Mischung aus Yin- und Yang-Elementen dar und beinhaltet Zutaten aus allen fünf Elementen (siehe S. 18ff.) und Geschmacksrichtungen.

Sie zeichnet sich unter anderem durch geschmackliche (bitter, süß, scharf und salzig), thermische (kalt, kühl, neutral, warm und heiß) sowie optische Gegensätze aus. Beispielsweise werden weiche Konsistenzen mit festen, scharfe Lebensmittel mit milden, heiße mit kühlen und dunkle mit hellen kombiniert und serviert. Auf diese Weise werden alle Funktionsbereiche genährt, und die Organfunktion bleibt im Gleichgewicht.

Darüber hinaus sind auch die äußeren Umstände der Nahrungsaufnahme von großer Bedeutung. Fernsehen, laute Musik oder Nebenbeschäftigungen wie das Arbeiten am Computer während des Essens beeinflussen die Verdauung ungünstig. Mahlzeiten sollten in einer ruhigen und angenehmen Atmosphäre verzehrt werden. Regelmäßige Essenzeiten sind ebenfalls empfehlenswert. Dabei sollte das Frühstück die üppigste Mahlzeit sein, und am Abend sollten nur leichte Speisen serviert werden. Gründliches Kauen erleichtert die Verdauung, und Milz und Magen können so die klaren Essenzen besser aus der Nahrung extrahieren, um daraus das nachgeburtliche Qi (siehe S. 12) bilden.

Klassifizierung der Speisen nach den fünf Elementen

Jedes Element wird mit einer Geschmacksrichtung assoziiert. So wie die fünf Elemente (Metall, Erde, Holz, Feuer, Wasser) ineinander übergehen und einem steten Wandel unterworfen sind, variiert auch die Ernährung nach den fünf Elementen je nach Konstitution und Jahreszeit, damit Körper, Geist und Seele laufend mit ausreichend Qi versorgt sind und gesund bleiben. Dies gelingt allerdings nur, wenn in jeder Mahlzeit alle fünf Elemente vorkommen und die Speisen energetisch ausgeglichen sind.

Manche Nahrungsmittel lassen sich mehreren Elementen zuordnen und wirken außerdem gleichzeitig auf Yin und Yang ein.

- **Metall:** Scharfe Nahrungsmittel wirken auf das Element Metall. Sie öffnen nach außen, regen den Qi-Fluss an und vitalisieren das Blut. Da Scharfes Blockaden löst und eine schweißtreibende Wirkung hat, entfaltet es vor allem bei Erkältungskrankheiten eine günstige Wirkung (Vorsicht bei Kindern und während der Schwangerschaft!). Nahrungsmittel dieser Kategorie sind unter anderem Ingwer, Dillsamen, Kohlrabi, Lauch, Spinat, Rosmarin, Zwiebeln und Basilikum.
- **Erde:** Süße Nahrungsmittel werden mit der Erde in Verbindung gebracht. Zu ihnen zählen unter anderem Fenchel, Hering, Hammel, Kartoffeln, Kürbis, Mais, Mandeln, Mango, Möhren, Reis, Spargel, Wurzelgemüse. Diese Nahrungsmittel nähren das Blut, stellen aktive Energie zur Verfügung und bauen so das Qi auf. Sie sind besonders empfehlenswert bei Schwäche, Stagnation des Leber-Qi, Stress und bei Zuständen der Leere. Heilkräuter dieser Kategorie wie Hirtentäschel, Safran oder Maulbeere beruhigen und haben eine ausgleichende Wirkung.
- **Holz:** Dieses Element spricht auf saure Nahrungsmittel an. Sie kühlen, wirken zusammenziehend, blutstillend und haben einen stopfenden Effekt. Darüber hinaus entspannen sie die Funktionskreise von Galle und Leber, die bei Stress stagnieren und Hitze ansammeln. Erhitzte Gemüter werden durch Holz-assoziierte Nahrung abgekühlt, und Zorn sowie Wutausbrüche können mit ihnen gelindert werden. Erdbeeren, Pflaumen, Safran, Litschis, Mangos, Sternfrucht, Tomaten, Weinessig und Birnen haben beispielsweise saure Eigenschaften.
- **Feuer:** Kopfsalat, Romanasalat, weißer Pfeffer oder Roggen besitzen bittere Eigenschaften, die mit dem Feuer in Verbindung gebracht

werden. Sie lindern innere Unruhe, haben eine ausgleichende Wirkung bei Stress oder geistiger Überbeanspruchung, reduzieren übermäßiges Qi, wirken trocknend, entzündungshemmend, bewegen bei klimatischer Feuchtigkeit die Körperenergie nach unten und sondern so übermäßige Hitze über die Körperausscheidungen ab.

- **Wasser:** Salzige Nahrungsmittel wie dunkle Bohnen, dunkle Linsen, Fisch, Hühnermagen, Meeresalgen, Sesam, Sardinen, Austern, Hirse oder Walnüsse werden dem Element des Wassers zugeordnet. Sie wirken schleimlösend, abführend, abschwellend und befeuchtend. Man sollte sie maßvoll konsumieren. Sie führen zwar in geringer Dosierung zu einer Vermehrung der Körpersäfte, trocknen aber in großen Mengen aus und schwächen die Nierenenergie. Gerade Patienten mit Nieren- oder Herzerkrankungen, Bluthochdruck oder Ödemen sollten ihren Salzkonsum im Auge behalten.

Das Temperaturverhalten von Nahrungsmitteln

Die energetische Wirkung von Nahrungsmitteln ist ihrem Temperaturverhalten zu entnehmen: kühl, kalt, neutral, warm und heiß.

Kälte wird demnach durch warme und heiße Nahrungsmittel ausgeglichen, während Feuer durch kalte und kühle Kräuter und Nahrungsmittel in Schach gehalten wird. Aus diesem Grund sollte auch stets auf eine Balance der thermischen Wirkung von Mahlzeiten geachtet werden.

Hören Sie bei der Wahl der Nahrungsmittel ruhig auf Ihre Intuition bzw. Ihren Körper. Er wird Ihnen mitteilen, was er gerade braucht, damit das thermische Gleichgewicht wieder stimmt. Wenn wir also im Sommer gern kühlende Lebensmittel wie Salate oder Wassermelone und im Winter mit wärmenden Gewürzen verfeinerte Speisen zu uns nehmen, ist das kein Zufall. Es macht durchaus Sinn, die Ernährung den Jahreszeiten anzupassen. Und dies beschränkt sich also nicht nur auf die Auswahl möglichst saisonaler und regionaler Produkte.

Die Grundlage für alle Mahlzeiten sollte stets aus neutralen Lebensmitteln bestehen. Rohkost sollte sich nur in Maßen auf dem Speiseplan finden. Gleiches gilt für energetisch scharfe sowie heiße Nahrungsmittel. Um das energetische Gleichgewicht der Speisen nicht zu beeinträchtigen, sollten Sie Gerichte niemals in der Mikrowelle zubereiten.

- **Kühle Nahrungsmittel:** Zur Gruppe der kühlen Nahrungsmittel gehören unter anderem Birnen, Äpfel, Brokkoli, Ente, Mandarinen, Okraschoten, Kräutertee, Sojabohnen, Reis, Weizen, Tofu und Weizenbier. Gekocht sind sie leicht verdaulich und können gut verwertet werden. Kühle Nahrungsmittel sind die Quelle für die Körpersäfte und Blut. Sie werden dem Element Metall zugeordnet.
- **Kalte Nahrungsmittel:** Grüner Tee, Gurken, Joghurt, Kürbis, Zucchini, Tomaten, Mineralwasser und Avocados sind Beispiele für kalte Nahrungsmittel. Da sie eine Yang-Fülle (innere Hitze) verursachen können, sollten sie nur in geringen Mengen verzehrt werden. Kalte Nahrungsmittel entsprechen dem Element Wasser.
- **Neutrale Nahrungsmittel:** Feigen, Eier, Butter, Mais, Malzbier, Pilze, Rindfleisch und Möhren zählen zu den neutralen Lebensmitteln. Sie sollten regelmäßig gegessen werden, weil sie Qi fördern und harmonisieren. In gekochter Form bauen Gemüsesorten und Vollwertgetreide dieser Kategorie Gifte ab. Neutrale Nahrungsmittel werden mit dem Element Erde assoziiert.
- **Warme Nahrungsmittel**: Beeren, viele Fischsorten, Kakao, Huhn, Papaya, Rote Bete, Wein, Lauchgewächse und Kirschen fallen in die Kategorie der warmen Nahrungsmittel. Sie haben wärmende Eigenschaften und schenken Energie. Warme Nahrungsmittel sind mit dem Element Holz verbunden.
- **Heiße Nahrungsmittel:** Zu dieser Gruppe gehören Aprikosen, alkoholische Getränke, schwarzer Pfeffer, scharfe Gewürze wie Ingwer oder Chili und weißer Rettich. Wie die kalten Nahrungsmittel sollten sie nur in geringen Mengen auf dem Speiseplan auftauchen, da sie sonst die Balance stören. Heiße Nahrungsmittel werden dem Element Feuer zugeordnet.

Kühle Speisen können wärmen und warme Speisen kühlen

Kühle Speisen können in den kalten Monaten durch scharfes Anbraten, Backen, lange Kochzeiten und scharfe Gewürze „gewärmt“ und so „yangisiert“ werden. Im Gegenzug kann energetisch warme oder heiße Kost mittels der Beigabe von kalten Nahrungsmitteln ausgeglichen werden.

Die Rohkostfalle

Unter Rohkost versteht man alle Nahrungsmittel, die nicht höher als 48 °C erhitzt wurden. Frische Früchte und Gemüse enthalten in ihrem Rohzustand einen besonders hohen Anteil an Vitaminen, sekundären Pflanzenstoffen und anderen wichtigen Inhaltsstoffen. Diese gehen meist beim Garen und Kochen verloren. Ebenso ist Rohkost reich an Ballaststoffen, die wichtig für unsere Darmgesundheit sind. Aus diesem Grund liegt sie im Westen immer noch schwer im Trend. Allerdings raten auch westliche Experten von einer reinen Rohkosternährung ab, da der Körper neben Vitaminen und Pflanzenstoffen auch Fett und Protein (Eiweiß) benötigt. Ein Übermaß an Rohkost bringt darüber hinaus Körper, Geist und Seele aus der Balance. Nach chinesischer Ansicht kühlt Rohkost den Menschen von innen her aus und führt zu einem Wärmemangel, der Wasser- sowie Fettansammlungen im Gewebe zur Folge hat.

Die richtige Ernährung während der Wechseljahre

Im Laufe seines Lebens durchläuft der Mensch verschiedene Entwicklungsphasen. Jedes Alter wird einem bestimmten Element zugeordnet. Das bedeutet, dass jede Entwicklungsphase in der Regel bestimmte energetische Zustände mit sich bringt. Während das Kind mit dem Holz assoziiert wird, steht der Heranwachsende im Zeichen des Elements Feuer. Erwachsene haben meist ihre Mitte bereits gefunden und werden mit der Erde in Verbindung gebracht. Ab dem Eintreten des Klimakteriums befindet sich die Frau in einem Wandel von der reifen Frau zum alternden Menschen. Die reife Frau wird dem Element Metall zugeordnet. Frauen in dieser Lebensphase sollten übermäßiges Essen vermeiden und auf ihre Essgewohnheiten achten – kein Hinunterschlingen von Mahlzeiten vor dem Rechner im Büro. Essen sollte zelebriert werden, und die Mahlzeiten sollten bewusst und entspannt aufgenommen werden. Nahrungsmittel mit kühlenden Eigenschaften sowie leicht verdauliche Kost sind zu empfehlen.

„Alte“ Frauen sind im Element Wasser. Das geburtliche Ying ist zu großen Teilen verbraucht und muss, so gut es geht, geschont werden. Bei Frauen, die die Menopuase bereits erreicht haben, geht kein wertvolles Qi mehr durch die Menstruation verloren. Im Grunde gelten hier dieselben Ernährungsregeln wie in der vorangehenden Metallphase.

Darüber hinaus ebnen nachfolgende Ratschläge rund um das Thema Ernährung den Weg zu energetischer Harmonie während und nach den Wechseljahren:

- Bevorzugen Sie Speisen aus dem Element Erde (siehe S. 100). Sie wirken ausgleichend und stärken die Mitte.
- Bauen Sie ausreichend Lebensmittel aus dem Wasserelement (S. 101) in Ihren Speiseplan ein. Sie stärken Milz und Nieren und helfen so dabei, Energiedefizite auszugleichen.
- Meiden Sie Nahrungsmittel mit heißen bzw. trocknenden Eigenschaften. Setzen Sie stattdessen auf neutrale, erfrischende und leicht kühlende Nahrungsmittel.
- Nehmen Sie nicht übermäßig viel Rohkost zu sich. Der Körper benötigt viel wertvolles Qi, um diese zu verwerten. Bevorzugen Sie hingegen gekochte Speisen.
- Frittieren und Braten fügt den Nahrungsmitteln erhitzende Eigenschaften hinzu. Setzen Sie deshalb vermehrt auf schonende Zubereitungsarten wie Dünsten, Kochen und Backen.
- Meiden Sie Zucker und Weißmehlprodukte.
- Würzen Sie Ihre Speisen nicht zu stark.
- Verzichten Sie auf Fertiggerichte.
- Setzen Sie auf frische Zutaten bester Qualität.
- Trinken Sie zu den Mahlzeiten raumtemperiertes stilles Wasser, Kräuter- oder Früchtetee. Meiden Sie kalte Getränke.
- Bier oder Reiswein können nach chinesischer Sicht ebenfalls hin und wieder in Maßen zum Essen getrunken werden.
- Meiden Sie Kaffee, Alkohol und zucker- sowie kohlensäurehaltige Getränke.
- Essen Sie maßvoll, und vermeiden Sie Völlerei.
- Essen Sie nicht zu wenig, denn das führt zu Heißhungerattacken.
- Nehmen Sie ein warmes Frühstück zu sich. Das regt das Verdauungsfeuer an und lässt Sie energiegeladen in den Tag starten.

Harmonie durch einen geregelten Rhythmus

Ein geregelter Rhythmus sorgt für Gleichgewicht. So wie alle Körperfunktionen in einem solchen ablaufen, sollten auch die Mahlzeiten diesem unterliegen. Entsprechend sollten Speisen in regelmäßigen Abständen eingenommen werden. Dabei nimmt die Größe der Portionen gegen Ende des Tages ab. So sorgen Sie dafür, dass die Nahrung vor dem Zubettgehen vollständig verdaut ist, und Sie können von einem gesunden und erholten Schlaf profitieren.

- Nehmen Sie nach 19 Uhr keine Mahlzeiten mehr zu sich. Das Abendessen sollte gehaltvoll, aber leicht bekömmlich sein. Außerdem sollten die Portionen relativ klein sein.
- Führen Sie regelmäßige Essenszeiten ein, und lassen Sie möglichst keine Mahlzeiten ausfallen.
- Genießen Sie Ihre Mahlzeiten in Ruhe, und zelebrieren Sie sie.

Exkurs Phytoöstrogene

Wechseljahresbeschwerden werden durch Schwankungen des Hormonhaushalts verursacht, die sich durch die hormonelle Umstellung ergeben.

Mithilfe von Hormonersatztherapien werden die durch den Östrogenmangel entstehenden Beschwerden gelindert bzw. behoben. Hormonersatztherapien bringen allerdings Nebenwirkungen mit sich, weshalb sie nur in schweren Fällen von Ärzten verordnet werden. Darüber hinaus wird eine signifikante Erhöhung des Brustkrebsrisikos mit ihnen in Verbindung gebracht.

In asiatischen Ländern leiden Frauen deutlich weniger stark unter den mit den Wechseljahren einhergehenden Beschwerden wie beispielsweise Hitzewallungen oder Osteoporose. Gleiches gilt für östrogenabhängige Krebsarten. Der Grund hierfür liegt offenbar in der fernöstlichen Ernährung, die reichlich Sojaprodukte enthält und damit Phytoöstrogene bereitstellt.

Bei Phytoöstrogenen handelt es sich um sogenannte sekundäre Pflanzenstoffe (z. B. Isoflavone, Genisteine, Daidzeine, Lignane und Coumestane), die eine ähnliche Struktur wie Östrogene aufweisen. Sie besitzen außerdem antioxidative Wirkeigenschaften und hemmen das Zellwachstum. Traditionelle medizinische Systeme machen sich die phytoöstrogene Wirkung von bestimmten Pflanzen schon lange zunutze und setzen sie seit Jahrhunderten beispielsweise als Verhütungsmittel oder bei hormonell bedingten Beschwerden ein.

Die Schulmedizin rät ebenso wie die TCM von der Einnahme von Phytoöstrogen-Supplementen zur Linderung von Wechseljahresbeschwerden ab. Hingegen wird die gezielte Zufuhr von pflanzlichen und damit natürlichen Phytoöstrogenen über die Ernährung durchaus empfohlen. Für eine optimale Bioverfügbarkeit der Phytoöstrogene ist eine intakte Darmflora notwendig. Generell sollten Sie Ihren Darm gut pflegen, denn er ist Ihr Schlüssel zur Gesundheit.

In diesen Lebensmitteln stecken Phytoöstrogene

Am meisten Phytoöstrogene liefern Sojabohnen und Sojaprodukte wie Sojamilch, Tofu oder Miso. Darüber hinaus finden sich phytoöstrogene Substanzen in den nachfolgenden Lebensmitteln, wenngleich in niedrigerer Konzentration:

- Hülsenfrüchte: Bohnen, Erbsen
- Getreide und Saaten: Bier, Hopfen, Gerste, Getreidekleie, Kürbiskerne, Leinsamen, Roggen, Sonnenblumenkerne
- Gemüse und Obst: Brokkoli, Erdbeeren, Moosbeeren
- Heilkräuter: Rotklee, Salbei

REZEPTE AUS DER FÜNF-ELEMENTE-KÜCHE

Kochen nach den fünf Elementen bedeutet, die chinesische Ernährungslehre zu berücksichtigen und möglichst alle fünf Elemente in eine Mahlzeit zu integrieren. Typisch chinesische Zutaten sind also nicht erforderlich.

Sie müssen keinen Kochkurs in chinesischer Küche belegen, um eine Ernährung im Sinne der Traditionellen Chinesischen Medizin zu pflegen. Wundern Sie sich also nicht, wenn Sie unter den nachfolgenden Speisen auch auf durchaus europäische Gerichte wie Porridge oder Arme Ritter stoßen.

FRÜHSTÜCK

Das Frühstück wird idealerweise zwischen 7 und 9 Uhr morgens eingenommen. Gemäß der Organuhr entspricht dieser Zeitraum der Maximalzeit des Verdauungsorgans Magen. Entsprechend kann Qi besonders effektiv aus der Nahrung gewonnen werden.

Das Frühstück stellt die wichtigste Mahlzeit des Tages dar, liefert Energie und bringt Magen und Milz in Schwung, damit diese ihre Funktion optimal erfüllen und dem Körper den ganzen Tag hindurch wertvolles Qi bereitstellen können.

Zum Frühstück empfehlen sich warme, gekochte und nährende Speisen. Im Gegensatz zu kalten Gerichten müssen sie nicht erst auf Körpertemperatur gebracht werden und schonen so wertvolles Qi. Warme Speisen regen den Qi-Fluss in den Meridianen an, liefern positive Energie, machen leistungsfähig, sorgen für Ausgeglichenheit und stärken die Abwehr.

Als morgendliches Getränk eignen sich vor allem Kräuter- oder Früchtetees sowie Grüntee. Auch Tomatensaft oder frische Obstsäfte können zur ersten und wichtigsten Mahlzeit des Tages getrunken werden.

Arme Ritter mit Pflaumenkompott

Dinkel wirkt günstig auf Magen, Milz und Darm, tonisiert Blut-Xue, Yin und Qi, verringert Feuer und vertreibt Hitze, löst Nässe/Feuchtigkeit auf. Das Getreide entfaltet eine positive Wirkung bei Gelenkschmerzen, Arthrose, Schlafstörungen, Anämie, Nervenerkrankungen, Konzentrationsstörungen, Verdauungsstörungen und Darmerkrankungen.

Zutaten für 4 Personen

500 g Pflaumen	Altbackenes Dinkelbrot
1 Vanilleschote	5 Eier
5 EL Rotwein	125 ml Milch
75 g Zucker	Etwas Butter
1 Prise Salz	

Zubereitung

1. Für das Kompott die Pflaumen waschen, entstielen, halbieren und entsteinen. Vanilleschote längs halbieren. Danach die Pflaumenhälften mit Rotwein, Zucker und der Vanilleschote in einen Topf geben und zugedeckt bei starker Hitze zum Kochen bringen. Anschließend die Temperatur drosseln und die Mischung bei niedriger Hitze weich kochen.
2. Das Kompott vom Herd nehmen und abkühlen lassen. Die Vanilleschote herausnehmen. Sie können auch gleich mehr Kompott auf Vorrat kochen. So haben Sie es immer griffbereit und sparen sich viel Zeit am Morgen.
3. Für die Armen Ritter das Dinkelbrot in etwa 1 cm dicke Scheiben schneiden. Eier und Milch verquirlen, die Dinkelbrotscheiben in die Mischung geben und wenden. Anschließend etwas Butter in eine Pfanne geben und die Armen Ritter goldbraun ausbacken.
4. Die Armen Ritter werden zu guter Letzt mit dem köstlichen Pflaumenkompott serviert.

Avocado-Walnuss-Reis

Basmatireis tonisiert, bewegt und reguliert Qi, transformiert Nässe/ Feuchtigkeit. Er hat eine günstige Wirkung bei Übergewicht, erhöhten Cholesterinwerten, Depressionen und stärkt die Verdauung.

Zutaten für 4 Personen

300 g Basmatireis | 1 Prise Kurkuma
½ Zitrone | 1 Prise Kardamom
1 Avocado | Salz und Pfeffer
Etwas Olivenöl | 1 Handvoll Walnusskerne
½ Bund frische Kräuter (z. B. Koriander, Petersilie oder Basilikum)

Zubereitung

1. Den Reis nach Packungsanleitung kochen. Währenddessen die Zitrone auspressen. Die Avocado halbieren, den Kern herauslösen, das Fruchtfleisch mit einem Löffel herausschaben und anschließend fein zerkleinern. Sogleich etwas Zitronensaft darüberträufeln.
2. Die Kräuter waschen, trocken schütteln und fein hacken.
3. Den gekochten Reis nun mit der Avocado vermengen, die Kräuter hinzugeben, einen Schuss Olivenöl hinzufügen und das Ganze mit Kurkuma, Kardamom, Salz und Pfeffer würzen. Danach die Walnüsse grob hacken und ebenfalls in die Mischung geben.

Chinesische Tee-Eier (Cha Jidan)

Eier eliminieren Hitze und leiten Toxine aus, tonisieren Qi, Blut-Xue und Yin. Sie wirken günstig bei Vergesslichkeit, Schwindel, Schlafstörungen, Angst, Nachtblindheit, Nervosität und fördern die Regeneration der Leber.

Zutaten für 8 Eier

8 frische Eier | 2 Sternanis
4 TL schwarzer Tee | 2 Gewürznelken
4 TL Salz | 1 EL ganze Pfefferkörner (schwarz)
4 EL Sojasoße | 1 l Wasser
1 Zimtstange

Zubereitung

1. Die Eier in siedendem Wasser etwa 11 Minuten hart kochen, abschrecken, die Schale leicht an der Arbeitsplatte anschlagen und das Ei sanft auf der Tischplatte rollen, bis es rundherum Risse hat. Nehmen Sie die Schale auf keinen Fall ab, sie soll mitsamt den Rissen am Ei verbleiben. Auf diese Weise ergibt sich später eine hübsche Marmorierung auf den Eiern. Nun die Eier beiseitelegen.
2. Danach den schwarzen Tee, Salz, Sojasoße, Zimtstange, Sternanis, Gewürznelken und Pfefferkörner zusammen mit 1 l Wasser in einen Topf geben und die Mischung zum Kochen bringen. Die Hitzezufuhr auf die niedrigste Stufe reduzieren und die Eier einlegen. Sie bleiben etwa 2 Stunden in dem köchelnden Sud.
3. Anschließend die Eier aus dem Sud nehmen, die Schale entfernen und warm oder auch kalt servieren.

Couscous mit Datteln und Cashewkernen

Datteln tonisieren Qi, Yin und Blut-Xue. Sie stärken die Milz und helfen bei Anämie, Abwehrschwäche, trockenem Husten sowie Verstopfung. Cashewkerne beruhigen den Geist-Shen und tonisieren ebenfalls Yin und Qi. Diese Nüsse wirken Erschöpfung, Depression, Schlaflosigkeit und Migräne entgegen.

Zutaten für 4 Personen

250 g Couscous
125 ml Wasser
125 ml Mandelmilch
1 Prise Zimt
1 Handvoll Cashewkerne
8 Datteln
1 Stück Butter nach Belieben

Zubereitung

1. Couscous nach Packungsangabe mit Wasser, Mandelmilch und 1 Prise Zimt zubereiten. Inzwischen die Cashewkerne grob hacken, ohne Fett in einer beschichteten Pfanne leicht anrösten und zur Seite stellen.
2. Die Datteln fein hacken. Datteln und Cashewkerne in den Couscous geben und gut vermengen. Bei Belieben noch ein Stück Butter unterrühren.

Doufu-Nao-Suppe

Sesamöl beeinflusst Nieren, Leber, Milz, Herz, Darm und Lunge. Es befeuchtet den Darm, tonisiert Yin und Qi, leitet Toxine aus, vertreibt Hitze und eliminiert Wind-Kälte sowie Hitze-Nässe. Das aromatische Öl nährt das Gehirn, wirkt vorzeitiger Alterung entgegen, hilft bei trockenen Schleimhäuten, Osteoporose, Sehnenschwäche, erhöhten Cholesterinwerten, Verstopfung, rheumatischen Beschwerden und Magenschmerzen.

Zutaten für 4 Personen

1 Stück Ingwer (1–2 cm)
2 EL Hühnerbrühe (gekörnt)
2 EL Austernsoße
4 EL helle Sojasoße
2 EL Speisestärke
2 Eier
400 g Seiden-Tofu
4 EL glatte Erdnussbutter
1 Bund Koriander
2 EL Sesamöl
2 EL Chilipaste
Etwas Salz

Zubereitung

1. Den Ingwer schälen und fein hacken. Hühnerbrühe, Austernsoße, Sojasoße und den Ingwer in 1 l siedendes Wasser geben, und das Ganze bei mittlerer Temperatur etwa 3 Minuten kochen lassen.
2. Die Speisestärke in etwa 1 l Wasser auflösen und zur Suppe geben. Die Eier in eine kleine Schüssel schlagen, verquirlen und in die Suppe geben. Nun wird die Hitze abermals etwas reduziert. Den Tofu grob zerkleinern und in die Suppe legen. Danach die Suppe weitere 3 Minuten köcheln lassen.
3. Inzwischen Erdnussbutter mit ein wenig (ca. 1 EL) kaltem Wasser glatt rühren. Den Koriander waschen, trocken schütteln und grob hacken.
4. Anschließend die Suppe vom Herd nehmen, mit Sesamöl, Koriander und Chilipaste würzen und mit Salz abschmecken.

Gebratener Reis mit Erbsen

Erbsen tonisieren Yin und Qi. Letzteres regulieren und bewegen sie zudem. Sie vertreiben Hitze, lösen Nässe/Feuchtigkeit auf und leiten sie aus. Erbsen lindern Durchfall, Erschöpfung, wirken einem gegenläufigen Qi, Verdauungsstörungen, Ödemen, Depressionen, Schlaflosigkeit und Nervosität entgegen.

Zutaten für 4 Personen

300 g Reis (Basmatireis, Naturreis oder Jasminreis)

1 Knoblauchzehe	3 EL Sojasoße
3 EL Butterschmalz	1 EL Fischsoße
200 g TK-Erbsen	Etwas geschrotetes Chili
3 Eier	

Zubereitung

1. Den Reis nach Packungsanleitung zubereiten. Inzwischen den Knoblauch schälen und fein hacken. Die Erbsen antauen.
2. Butterschmalz in eine heiße Pfanne geben und erhitzen, Reis, Knoblauch und Erbsen darin anbraten. Eier darüber schlagen, untermengen und mitbraten.
3. Das Ganze mit Soja- und Fischsoße würzen und mit Chili abschmecken und servieren.

Hirse-Birnen-Müsli

Hirse enthält reichlich Vitamin B, tonisiert Blut-Xue und Qi, reguliert und bewegt Qi, löst Schleim auf, leitet Toxine aus und eliminiert Hitze. Das Spelzgetreide lindert Durchfall, Osteoporose, Bindegewebs-, Muskel- und Nervenschwäche. Hirse hilft bei PMS, beugt Krebs und Arteriosklerose vor.

Zutaten für 4 Personen

250 g Goldhirse	500 g Dickmilch
80 g Walnusskerne	2 TL Honig
2 Birnen	1 Prise Salz

Zubereitung

1. Hirse nach Packungsangabe in Salzwasser aufkochen und bei schwacher Temperatur etwa 20 Minuten bissfest kochen.
2. Walnusskerne grob hacken. Die Birnen waschen, trocknen, vierteln, das Gehäuse entfernen und in feine Würfel schneiden. Nun die Dickmilch glatt rühren und mit Honig abschmecken.
3. Die gekochte Hirse abgießen, unter kaltem Wasser abschrecken und in eine große Schüssel geben. Anschließend alle übrigen Zutaten hinzufügen und das Ganze gut vermischen.

Misosuppe

Shiitakepilze tonisieren Qi und Yin, leiten Toxine und Hitze aus. Darüber hinaus eliminieren sie Wind-Kälte und Hitze-Nässe. Sie sind ein wichtiger Vitamin-D-Lieferant. Shiitakepilze helfen bei Arteriosklerose, Bluthochdruck, Antriebslosigkeit, Abwehrschwäche, Osteoporose und lindern Wechseljahresbeschwerden. Darüber hinaus lindern sie Fettstoffwechselstörungen, Diabetes mellitus, Heißhunger, Magenübersäuerung, Gelenkentzündungen, Gicht sowie Rheuma.

Zutaten für 4 Personen

50 g Shiitakepilze (alternativ Champignons)
4 Frühlingszwiebeln
1 EL Wakame-Algen
100 g Tofu
800 ml Wasser
80 g rote Misopaste

Zubereitung

1. Die Shiitakepilze putzen, die Stiele entfernen und in dünne Scheiben schneiden. Die Frühlingszwiebeln waschen und in feine Ringe schneiden. Den Tofu würfeln.
2. 800 ml Wasser aufkochen, Misopaste einrühren, dann die Shiitakepilze hinzufügen und das Ganze etwa 2 Minuten bei mittlerer Temperatur köcheln lassen. Anschließend Wakame-Algen, Frühlingszwiebeln und den Tofu dazugeben und etwa eine Minute in der heißen Brühe durchziehen lassen.
3. Die Suppe in Schälchen oder Suppenteller füllen und sofort servieren.

Pfannkuchen nach chinesischer Art (Jidan Guanbing)

Sesamöl zählt zu den süßen Nahrungsmitteln und hat eine neutrale Temperatur. Es vertreibt Hitze, Hitze-Nässe und Wind-Kälte, löst Feuchtigkeit auf, stärkt Qi, befeuchtet den Darm und leitet Toxine aus. Das Öl hilft bei Verdauungsproblemen, Bauchschmerzen, Magenschmerzen, Gastritis, rheumatischen Erkrankungen, erhöhten Cholesterinwerten, Osteoporose, trockenen Schleimhäuten sowie Bluthochdruck und ist eine gute Arteriosklerose-Prophylaxe.

Zutaten für 4 Pfannkuchen

1 kleine Frühlingszwiebel
Etwa 8–10 Salatblätter
150 g Mehl
¼ TL Salz
125 ml Wasser
2 EL Sesamöl
Weitere 3 EL Mehl
4 Eier
Öl zum Braten
1–2 TL Chilisoße
1 EL Hoi-Sin-Soße
75–80 ml Wasser

Zubereitung

1. Die Frühlingszwiebel waschen, putzen, grob hacken und beiseitestellen. Den Salat waschen, trocken schütteln und ebenfalls zur Seite stellen.
2. Für die Pfannkuchen das Mehl in eine Schüssel sieben, das Salz in kochendes Wasser gießen und zum Mehl geben. Alles gut verkneten, bis ein glatter und lockerer Teig entsteht. Danach den Teig mit einem Küchentuch abgedeckt etwa 25–30 Minuten gehen lassen.
3. Den Teig in vier Teile teilen. Sesamöl mit 3 EL Mehl zu einer homogenen Paste verrühren. Ein Brett mit Mehl bestäuben und jeweils einen Teigballen darauf etwa 1 cm dick ausrollen. Jeweils ein Viertel der Sesam-Mehl-Paste darauf verstreichen, den Teig wieder zusammenfalten, mit Mehl bestäuben und zu einem dünnen Pfannkuchen ausrollen. Der Durchmesser der Pfannkuchen sollte jeweils etwa 16 cm betragen. So verfahren Sie auch mit den übrigen drei Teigteilen.
4. Nun werden die Pfannkuchen ausgebacken. Zuvor die Eier aufschlagen und verquirlen. Dann eine Pfanne erhitzen und reichlich Öl hineingeben. Sobald dieses heiß ist, werden die Pfannkuchen darin auf

beiden Seiten goldbraun gebraten. Dabei blähen sie sich auf. Wenn dies bei der zweiten Seite der Fall ist, ein Loch in eine der sich ergebenden Blasen stechen (am besten mit einem Essstäbchen), den oberen Teil etwas anheben und schnell, aber vorsichtig etwas von dem verquirlten Ei hineingießen. Den Pfannkuchen kurz weiterbraten lassen und schließlich erneut wenden. Beide Seiten werden gebraten/frittiert, bis sie braun und knusprig sind.

5. Inzwischen Chilisoße und Hoi-Sin-Soße mischen, eine dünne Schicht davon auf die Pfannkuchen streichen. Die Frühlingszwiebel darüberstreuen und jeweils 1–2 knackige Salatblätter auf den Pfannkuchen legen. Das Ganze zum Schluss wie einen Wrap zusammenfalten und warm servieren.

Porridge mit Heidelbeeren und Mandeln

Mandeln haben eine neutrale Temperatur, wirken positiv auf die Verdauungsorgane Darm, Magen und Milz, tonisieren das Blut-Xue, regulieren und bewegen Qi, befeuchten den Darm, stärken Yin und Qi. Sie schaffen Abhilfe bei Depressionen, Nervosität, Osteoporose, Verstopfung, Herz-, Sehnen- und Muskelschwäche.

Zutaten für 4 Personen

800 ml Reismilch (alternativ Milch, Sojamilch oder Wasser)
160 g Haferflocken
200 g Heidelbeeren
1 Prise Salz
60 g Mandeln
½ Vanilleschote

Zubereitung

1. Die Haferflocken mit der Reismilch, 1 Prise Salz und der halben Vanilleschote in einen Topf geben und unter ständigem Rühren zum Kochen bringen. Danach die Hitzezufuhr drosseln, die gewaschenen Heidelbeeren dazugeben und den Brei 2–3 Minuten köcheln lassen.
2. Sobald der Porridge eine cremige Konsistenz hat, vom Herd nehmen und in Schüsseln geben. Das Ganze mit den Mandeln garnieren und servieren.

Mittagsgerichte

Mittags werden in China mindestens drei verschiedene Wokgerichte serviert, dazu gibt es ungesalzenen, gedämpften Reis. Die Gerichte bestehen aus den verschiedensten Zutaten wie Fisch, Fleisch, Tofu und Gemüse, die bei großer Hitze in nur wenigen Minuten gegart werden. Den Abschluss bildet immer eine Suppe.

Aufgrund der Tatsache, dass mehrere Gerichte auf den Tisch kommen, stellen die Rezepte mengenmäßig keine Hauptspeise für vier Personen dar.

Vielmehr bildet die Summe dreier Wokgerichte eine volle Mahlzeit. Beachten Sie das bitte beim Nachkochen!

Dim Sum mit Rosenkohlfüllung

Rosenkohl wirkt blutbildend, entgiftend, beruhigend, antioxidativ und zerstört Krebsvorläuferzellen im Darm. Er tonisiert, reguliert und bewegt Qi, tonisiert Blut-Xue, löst Schleim auf und wirkt günstig auf die Verdauung.

Der kleine Kohl wird zur Gesundheitsförderung bei Übergewicht, Erschöpfung und Energiemangel, Krebserkrankungen, Anämie, Nervosität, brüchigem Haar und Nägeln, Konzentrationsschwäche und Verdauungsstörungen eingesetzt.

Zutaten für den Hefeteig

125 g Mehl	120–150 ml lauwarmes Wasser
1 TL Trockenhefe	Salz
15 g Zucker	Mehl zum Bearbeiten
1 EL Öl	½ TL Backpulver

Zutaten für die Füllung

300 g Rosenkohl	1 EL Öl
20 g frischer Ingwer	2 TL brauner Zucker
2 Schalotten	4 EL Teriyakisoße
1 Knoblauchzehe	

Zubereitung

1. Für den Hefeteig Mehl, Trockenhefe, Zucker, Öl, Wasser und 1 Prise Salz in einer Schüssel zu einem homogenen und geschmeidigen Teig verarbeiten. Anschließend zugedeckt mit einem Leintuch an einem warmen Ort aufgehen lassen, bis der Teig das doppelte Volumen erreicht hat.
2. Inzwischen für die Füllung der Dim Sums Rosenkohl waschen, putzen und vierteln. Ingwer schälen und fein hacken. Schalotten und Knoblauch schälen und in feine Würfel schneiden. Etwas Öl in eine heiße Pfanne geben, Ingwer, Knoblauch und Schalotten darin glasig dünsten.
3. Nun die Rosenkohlviertel, braunen Zucker und Teriyakisoße dazugeben, und das Ganze etwa 10 Minuten bei niedriger Temperatur garen. Danach die Pfanne vom Herd nehmen und die Füllung auskühlen lassen.
4. Nun geht es weiter mit dem Teig: Eine Arbeitsfläche mit Mehl bestäuben, den Teig dort erneut fest durchkneten und zuvor etwas Backpulver darüberstreuen. Den Teig in zwölf gleich große Stücke trennen und diese zu Fladen formen. Jeder Fladen sollte einen Durchmesser von etwa 10 cm haben.
5. Ein kleine Mulde in jeden Fladen drücken und hier jeweils 1 guten EL der Rosenkohlfüllung geben, mit dem Teig umhüllen und eine Kugel formen.
6. Nun für jeden Teigballen ein kleines Quadrat (ca. 5 x 5 cm) Backpapier zurechtschneiden und jeweils einen Teigballen mit der Nahtstelle auf ein solches Backpapierquadrat platzieren. Die Teigbälle erneut zugedeckt für etwa eine halbe Stunde an einem warmen Ort gehen lassen.
7. Einen Wok (oder großen Topf) zur Hälfte mit Wasser füllen und zum Kochen bringen. Die gefüllten Teigkugeln mit dem Papier portionsweise in einen Bambusdämpfer legen, mit dem Bambusdeckel verschließen und Bambusdämpfer in den Wok einsetzen. Die Dim Sum müssen nun circa 15 Minuten darin garen. Dabei sollte der Bambusdeckel nicht angehoben oder entfernt werden, da sonst die Dim Sum in sich zusammenfallen.
8. Nach dem Garen die Dim Sum auf einem Teller anrichten und mit Teriyaki- oder Sojasoße servieren.

Gedämpfter Fisch

Koriander wirkt harntreibend, schweißtreibend, entgiftend, tonisiert, reguliert und bewegt Qi, leitet Toxine aus, vertreibt Hitze, leitet Nässe aus und eliminiert Wind-Kälte. Indikationen sind Verdauungsblockaden, Blähungen, Depressionen und depressive Verstimmungen, Konzentrationsstörungen, Erkältung, Blasenentzündung, Harninkontinenz und Schmerzen durch Kälte.

Zutaten

1 Tomate
1 Chilischote (rot)
2 Korianderzweige
Etwas Salz
1 TL Sesamöl
1 EL Sojasoße
1 daumengroßes Stück Ingwer
2 Shiitakepilze (alternativ Champignons)
500 g Red Snapper, ganz oder als Filets (alternativ auch eine andere Fischsorte)
Etwas schwarzer Pfeffer aus der Mühle

Zubereitung

1. Ingwer schälen und fein reiben. Tomate waschen, trocken tupfen, vierteln und Strunk entfernen. Pilze reinigen und in dünne Scheiben schneiden. Chilischote waschen, trocknen, halbieren, die Kerne entfernen und zerkleinern. Koriander waschen, trocken schütteln und mitsamt den Stielen fein hacken.
2. Einen Wok (oder großen Topf) zur Hälfte mit Wasser füllen und zum Kochen bringen. Inzwischen den Fisch waschen, trocken tupfen, mit Salz und Pfeffer würzen und in einen Bambusdämpfer geben. Ingwer und Chili darüberstreuen, Sesamöl und Sojasoße darüber verteilen, Pilze und Tomatenstücke darauflegen.
3. Den Bambusdämpfer im Wok (oder Topf) einsetzen und den Fisch etwa 15 Minuten dämpfen, bis er gar ist. Den gegarten Fisch mit Koriander bestreuen und im Bambusdämpfer servieren.

Gedämpfte Riesengarnelen

Knoblauch regt den Stoffwechsel an und fördert die Verdauung, ist harntreibend, antimikrobiell, antithrombotisch, schleimlösend, auswurffördernd, tonisiert Qi und Yang, löst Schleim-Kälte sowie Nässe/Feuchtigkeit auf, vertreibt Hitze-Nässe und Wind-Kälte sowie Hitze und leitet Toxine aus. Darüber hinaus wirkt Knoblauch antiparasitär. Er hilft bei Durchblutungsstörungen, Abwehrschwäche, altersbedingter Gefäßveränderung, Gelenkschmerzen, Arthritis, Rheuma, Arteriosklerose und Bluthochdruck.

Zutaten

10 rohe Riesengarnelen mit Schale	½ TL Weinbrand
3 Knoblauchzehen	1 EL helle Sojasoße

Zubereitung

1. Garnelen waschen und den Darm entfernen. Knoblauch schälen, fein hacken und mit dem Weinbrand und Sojasoße in einem Schüsselchen verrühren. Garnelen mit der Knoblauchmischung in einer Schale marinieren.
2. Einen Wok (oder großen Topf) zur Hälfte mit Wasser füllen und zum Kochen bringen. Die Garnelen in den Bambusdämpfer stellen und zugedeckt etwa 15 Minuten dämpfen. Das Fleisch sollte innen noch schön glasig und die Schale rosa sein.

Hühnchen-Mais-Suppe mit Koriander

Hühnerfleisch tonisiert Blut-Xue und Qi. Es hat direkten Einfluss auf Milz, Magen, Nieren, Leber und Herz. Huhn wirkt günstig bei Anämie, Palpitationen, Haarausfall, brüchigen Nägeln, Diabetes mellitus, Ödemen, Schwäche, Verdauungsstörungen, Durchfall, Gewichtsverlust, Muskelschwäche, Harninkontinenz, Knochen-, Knie- und Hüftschmerzen, Schwindel und Tinnitus.

Zutaten

50 g Hühnerfleisch	1 TL helle Sojasoße
1 EL Reiswein	6 Tassen Hühnerbrühe
2 EL Sojaöl	200 g Mais (aus der Dose)
Etwas Salz und Pfeffer aus der Mühle	1 EL Korianderblätter
1 Ei	½ TL Sesamöl

Zubereitung

1. Hühnerfleisch in Streifen schneiden und mit Reiswein vermengen. Sojaöl in einer Pfanne (oder im Wok) erhitzen und das Fleisch knusprig anbraten. Das Ganze mit Salz und Pfeffer würzen und warm stellen (am besten im Backofen).
2. In einer Schüssel das Ei verquirlen und mit der Sojasoße vermischen. Anschließend die Hühnerbrühe aufkochen und die Eimischung einrühren. Danach das angebratene Hühnerfleisch zusammen mit dem Mais hinzufügen.
3. Die Suppe erneut bei starker Hitze aufkochen. Inzwischen den Koriander waschen, trocken schütteln und hacken. Nun die Suppe mit etwas Salz und Pfeffer abschmecken, in kleine Schüsseln verteilen, Sesamöl darüberträufeln und mit dem gehackten Koriander garnieren.

Karamellisierte Yamswurzel

Yamswurzel löst Nässe auf, tonisiert und wärmt Yang, unterdrückt inneren Wind, tonisiert Yin und Qi, bewegt und reguliert Qi, stimuliert die Gestagen- und Progesteronproduktion, lindert Reizungen der Schleimhaut und wirkt krampflösend. Indikationen sind Wechseljahresbeschwerden, Verdauungsschwäche, Magen- und Darmkrämpfe, Nervosität, Osteoporose, schmerzhafte Menstruation, Unfruchtbarkeit der Frau, Übergewicht, PMS, Migräne und Gelenksteifheit. Yamswurzel ist bei Brustkrebs kontraindiziert.

Zutaten

500 g Yamswurzel (alternativ Süßkartoffeln)
Speiseöl zum Frittieren und Braten
75 g Kandiszucker
1–2 EL Sesam

Zubereitung

1. Yamswurzel waschen, putzen und schälen, anschließend in mundgerechte Würfel zerkleinern.
2. 1 l Wasser in einem großen Topf zum Kochen bringen, die Yamswurzel hineingeben und etwa 2 Minuten darin garen, das Wasser abschütten, und die Yamswurzel in einem Sieb abtropfen lassen.

3. Falls eine Fritteuse vorhanden ist, das Speiseöl darin auf ca. 170–180 °C erhitzen, ansonsten das Speiseöl in einen großen Topf mit hohem Rand oder Wok geben und auf höchster Flamme erhitzen. Der Topf sollte dabei bis zu einem Drittel mit Fett gefüllt sein. Wenn Sie einen Schaschlik-Holzspieß oder Kochlöffelstiel in das heiße Fett tauchen und das Fett Blasen um das Holz herum bildet, hat das Fett ausreichend Hitze.
4. Nun werden die Yamswurzelstücke so lange frittiert, bis sie eine bräunliche Farbe angenommen haben, und dann sogleich mit einer Schaumkelle aus dem Fett geholt.
5. Anschließend Kandiszucker mit 1 EL Speiseöl in einer heißen Pfanne bei niedriger Temperatur erhitzen und schmelzen lassen. Sobald sich kleine Luftblasen bilden, die frittierten Yamswurzeln hineingeben und unter ständigem Wenden karamellisieren. Der Karamellzucker sollte die Yamswurzeln gleichmäßig ummanteln und Fäden ziehen.
6. Zum Schluss die Yamswurzeln auf einem Teller anrichten (diesen am besten dünn mit Öl einstreichen), mit Sesam garnieren und lauwarm servieren.

Kartoffeln mit Brokkoli

Brokkoli ist antioxidativ und harntreibend. Der Kreuzblütler tonisiert, reguliert und bewegt Qi (Lunge, Leber, Herz und Milz), vertreibt Hitze und verringert Feuer, tonisiert Blut-Xue, leitet Nässe aus und löst diese auf. Brokkoli schafft Abhilfe bei Verdauungsschwäche, Magengeschwür, Bluthochdruck, Ödemen und beugt Krebs vor (unter anderem Brustkrebs).

Zutaten

300 g Brokkoli
3 große Kartoffeln (festkochend)
Etwas Salz und Pfeffer aus der Mühle
2 El Speiseöl
400 ml Gemüsebrühe
1 TL Sojasoße
2 Frühlingszwiebeln

Zubereitung

1. Brokkoli waschen, putzen und in Röschen teilen. Kartoffeln bürsten, schälen und in feine Scheiben schneiden. Frühlingszwiebeln waschen, putzen und in Ringe schneiden.

2. Öl im heißen Wok (oder Pfanne mit hohem Rand) erhitzen, Frühlingszwiebeln glasig dünsten, Kartoffeln hinzugeben und scharf anbraten.
3. Brokkoliröschen dazugeben und 1 bis 2 Minuten mitbraten.
4. Gemüse mit Gemüsebrühe ablöschen und mit Sojasoße, Salz und Pfeffer abschmecken. Das Ganze bei mittlerer Flamme so lange köcheln, bis die Kartoffeln gar sind.

Rettichsalat

Rettich ist scharf, wirkt antioxidativ, antibiotisch, abführend, sekretionsfördernd, ausleitend, harntreibend, leitet Feuchtigkeit und Schleim aus, unterstützt Lunge und Dickdarm und stärkt die Abwehr. Chili reguliert die Blutzirkulation, fördert Auswurf, ist blutungsstillend und zusammenziehend. Die Schote reguliert Wind-Kälte, bewegt Blut-Xue und Qi, tonisiert Yang. Sie wirkt Kreislaufschwäche, Qi-Stase, rheumatischen Erkrankungen, Schlaganfall und Verdauungsschwäche entgegen.

Zutaten

1/3 Rettich
1 getrocknete Chilischote
2 El Speiseöl
1 El Sojasoße
1 Prise Salz
1 EL Essig
2 Frühlingszwiebeln

Zubereitung

1. Rettich schälen und mit einem Gemüsehobel fein raspeln. Die getrocknete Chilischote sehr fein hacken. Frühlingszwiebeln waschen und in feine Ringe schneiden.
2. Speiseöl in einer heißen Pfanne erhitzen und die Chilischote darin anrösten.
3. Den Rettich mit der Chili-Öl-Mischung marinieren.
4. Anschließend eine Marinade aus Sojasoße, Salz und Essig zubereiten und ebenfalls über den Rettich gießen. Alles gut vermischen.
5. Den Rettichsalat in einer Schale anrichten und mit den Frühlingszwiebeln garnieren.

Scharfe Suppe mit Ente

Entenfleisch tonisiert Qi, Blut-Xue und Yin, leitet Hitze sowie Nässe/Feuchtigkeit aus und vertreibt durch Yin-Mangel verursachte Hitze. Indikationen sind Palpitationen, Schwindel, Kopfschmerzen, Trockenheit, Durst, Hitzegefühle und Anämie.

Zutaten

300 g Entenkeule	3 Frühlingszwiebeln
1 EL Erdnussöl	400 ml Kokosmilch
2 Knoblauchzehen	40 g getrocknete Morcheln
2 rote Chilischoten	½ Bund Thai-Basilikum

Zubereitung

1. Haut und Knochen von den Entenkeulen entfernen, Entenfleisch fein zerkleinern. Öl in einem heißen Wok oder einer Pfanne mit hohem Rand erhitzen und das Entenfleisch darin scharf anbraten. Anschließend warm stellen – am besten im Ofen oder mit einer Alufolie abdecken.
2. Knoblauch schälen und hacken. Chilischoten waschen, halbieren, Kerne entfernen und hacken. Frühlingszwiebeln waschen, putzen und in feine Ringe schneiden. Knoblauch, Chili und Frühlingszwiebeln im Wok im restlichen Bratenfett der Ente etwa 4 Minuten bei mittlerer Temperatur dünsten, mit Kokosmilch ablöschen, Entenfleisch und Morcheln hinzufügen.
3. Das Ganze nun etwa 7–8 Minuten mitkochen. Inzwischen das Thai-Basilikum waschen, trocken schütteln, die Blätter grob zerkleinern, ebenfalls in den Wok geben und alles weitere 2 Minuten garen.

Schweinerippchen süss-sauer

Sesam ist antioxidativ und entgiftet. Er befeuchtet den Darm, tonisiert Blut-Xue, Qi, die Essenz Jing und Yin, vertreibt Hitze-Nässe und Wind-Kälte. Sesam wirkt frühzeitigem Ergrauen, Sehschwäche, Osteoporose, Rheuma, Arthritis, Verstopfung, Anämie, Haarausfall, Schwindel, Abwehrschwäche, Erschöpfung und Vergesslichkeit entgegen.

Zutaten

1 Frühlingszwiebel	3 EL brauner Zucker
500 g kleine Schweinerippchen	½ TL Salz
3 EL Speiseöl	3 EL Apfelessig
1 EL Reiswein (alternativ Sherry)	1 TL Sesam
Etwas Sojasoße	

Zubereitung

1. Frühlingszwiebel waschen, putzen, in feine Ringe schneiden und beiseitestellen. Schweinerippchen etwa 30 Minuten in Wasser kochen und abseihen.
2. Speiseöl in eine heiße Pfanne geben, erhitzen und die Rippchen kurz darin anbraten. Das Ganze mit Reiswein löschen. Anschließend Sojasoße, Apfelessig, braunen Zucker und Salz hinzufügen, gut untermengen und weiterbraten.
3. Das Gericht in eine Schale oder auf einer Platte anrichten, mit Frühlingszwiebeln garnieren und servieren.

Sellerie und gebratene Lilienzwiebel

Stangensellerie wirkt entzündungshemmend, tonisiert, reguliert und bewegt Qi, unterdrückt den inneren Wind, verringert Feuer und eliminiert Hitze, kühlt Blut-Xue, trocknet Nässe und eliminiert Wind-Hitze. Der Doldenblütler hilft bei Schmerzen während des Wasserlassens, Reizbarkeit, Heißhunger, Entzündungen, Schwindel, Übelkeit und Brechreiz sowie Rheuma und Arthritis.

Zutaten

150 g getrocknete Lilienzwiebel (Bai He); alternativ Möhren

200 g Stangensellerie	1 TL Sojasoße
Etwas Öl	Etwas Salz
1–2 TL Speisestärke	

Zubereitung

1. Die getrocknete Lilienzwiebel etwa 2 Stunden in einer Schüssel mit warmem Wasser einweichen. (Möhren waschen, schälen und in Ju-

lienne schneiden.) Danach herausnehmen und auf ein Küchentuch legen. Stangensellerie waschen, putzen und quer in Scheiben zerkleinern.

2. 1 l Wasser in einem Topf zum Kochen bringen, anschließend in eine feuerfeste Schüssel gießen. Den Sellerie (auch die Möhren) in das Wasser geben, nach 20–30 Sekunden herausnehmen und mit kaltem Wasser abschrecken.
3. Speiseöl in einen heißen Wok geben, erhitzen und Lilienzwiebeln glasig garen, Sellerie hinzufügen und kurz mitbraten. Inzwischen die Speisestärke mit der Sojasoße, dem Salz und 2–3 EL Wasser glatt rühren. Die Mischung zum Gemüse in den Wok geben und das Ganze nochmals kurz anbraten, währenddessen immer wieder wenden.

Abendgerichte

Abends stehen warme, proteinreiche Gerichte auf der Speisekarte. Sie sättigen und sorgen für einen gesunden Schlaf. Abendessen ist zwar gehaltvoll, aber fettarm, und es werden nur geringe Mengen verzehrt. Als Beilage wird zu den meisten Gerichten gekochter Reis gereicht.

Aromatische Fischpäckchen

Fenchel bringt die Verdauung ins Gleichgewicht, wirkt krampflösend, schleimlösend, stimulierend und intensiviert die Östrogenwirkung. Er tonisiert Yang und Qi (Milz-Qi), reguliert und bewegt Qi und vertreibt Wind-Kälte sowie Hitze-Nässe. Die Knolle hilft bei Muskelkrämpfen, Koliken, Bi-Syndrom, Leber-Qi-Stagnation, schmerzhafter Menstruation, PMS, Gelenkschmerzen, verschleimten Atemwegen, Husten, Unterleibsschmerzen, Brechreiz und Blähungen.

Zutaten für 4 Personen

1 rote Paprika
1 Fenchelknolle
Etwas Salz
1 Knoblauchzehe
4 Frühlingszwiebeln
1 Limette
2 EL Sojasoße
2 EL Reiswein
1 TL Zucker
500 g helles Fischfilet nach Belieben (z. B. Kabeljau oder Seelachs)
2 EL passierte Tomaten
Etwas Szechuan-Pfeffer
12 Blätter Reispapier (Durchmesser 22 cm)
½ Bund Koriander
2 TL Öl
100 ml Fischfond (aus dem Glas)

Zubereitung

1. Paprika waschen, halbieren, putzen und in feine Streifen schneiden. Fenchel waschen, putzen und ebenfalls in schmale Streifen zerkleinern. Einen Topf mit Wasser füllen, 1 Prise Salz hinzugeben, zum Kochen bringen und Fenchel sowie Paprika darin eine Minute kochen. Anschließend herausnehmen und mit kaltem Wasser abschrecken, danach in einem Sieb abtropfen lassen. Dann in eine Schüssel geben.

2. Inzwischen den Knoblauch schälen und durch die Knoblauchpresse drücken. Frühlingszwiebeln waschen, putzen und in schmale Ringe schneiden.
3. Limette auspressen. Fischfilet abwaschen, vorsichtig trocken tupfen und in zwölf gleich große Stücke zerkleinern. Anschließend im Limettensaft marinieren.
4. Sojasoße, Reiswein, Zucker, Knoblauch und passierte Tomaten in einen Topf geben und kurz bei starker Hitze aufkochen lassen. Danach die Temperatur drosseln und die Frühlingszwiebeln dazugeben. Die Mischung mit Szechuan-Pfeffer und Salz würzen und zur Paprika und zum Fenchel geben. Alles gut vermengen.
5. Eine flache Schale mit Wasser füllen und die Reisblätter einzeln kurz darin eintauchen. So werden sie flexibel. Die Reisblätter dann auf der Arbeitsfläche verteilen und jeweils mittig einen Teil der Gemüsemischung daraufgeben.
6. Den Backofen auf 200 °C Umluft vorheizen.
7. Die Fischfiletstücke trocken tupfen und mittig auf jedes Reisblatt ein Stück Fisch legen. Den Koriander waschen, trocken schütteln, grob hacken und auf dem Fisch verteilen. Nun das Reispapier an zwei gegenüberliegenden Seiten jeweils zur Mitte hin falten und zu kleinen Päckchen rollen. Gegebenenfalls mit einem Zahnstocher fixieren.
8. Eine ausreichend große, feuerfeste Form dünn mit Öl bestreichen, die Fischpäckchen nebeneinander hineinlegen und ebenfalls mit ein wenig Öl bestreichen. Den Fischfond in die Form gießen und das Ganze etwa 20 Minuten im vorgeheizten Ofen backen, bis die Päckchen knusprig sind. Am Schluss die aromatischen Fischpäckchen mit etwas Sojasoße servieren.

Duftender Bärlauch mit Tofu und Hühnchen

Sojasoße wirkt entgiftend und reinigt das Blut. Soja ist außerdem ein potentes Phytoöstrogen und sollte deshalb gerade während der Wechseljahre reichlich konsumiert werden. Sojasoße tonisiert Qi und Yin, vertreibt durch Yin-Mangel verursachte Hitze, löst Nässe/Feuchtigkeit sowie Schleim auf. Indikationen sind Hitzegefühle, Anämie, Trockenheit, Verdauungsschwäche, Übelkeit, Abwehrschwäche, erhöhte

Cholesterinwerte, Übergewicht. Darüber hinaus entfaltet Sojasoße als Bluthochdruck-, Krebs- sowie Arteriosklerose-Prophylaxe eine günstige Wirkung.

Zutaten für 4 Personen

300 g Hühnerbrustfilet	4 EL Speiseöl
400 g Tofu (geräuchert)	2 TL Sojasoße
400 g Bärlauch	Etwas Salz und Pfeffer aus der Mühle

Zubereitung

1. Hühnchenbrustfilet waschen, trocken tupfen und in mundgerechte Streifen schneiden. Tofu in etwa 1 cm breite Streifen zerkleinern. Bärlauch waschen, trocken schütteln und ebenfalls zerkleinern.
2. 2 EL Speiseöl in einer heißen Pfanne (oder Wok) erhitzen, dann das Tofu darin scharf anbraten und aus der Pfanne nehmen.
3. Den Rest des Öls hineingießen, das Hühnchenfleisch hineingeben und ebenfalls etwa 5 Minuten scharf anbraten.
4. Nun den angebratenen Tofu und den Bärlauch dazugeben, Sojasoße hinzufügen und alles mit Salz und Pfeffer abschmecken.

Gemüsesuppe mit Quinoa

Quinoa tonisiert Qi, Blut-Xue und Yang. Darüber hinaus leitet das Getreide Hitze sowie Nässe/Feuchtigkeit aus. Quinoa wird bei Kraftlosigkeit, schwachem Milz- und Herz-Qi sowie bei Eisenmangel, Anämie, kalten Extremitäten und schwachem Nieren-Yang verordnet.

Zutaten für 4 Personen

8 Basilikumstiele	8 Thymianzweige (alternativ auch 1 EL getrocknetes Kraut)
1 kleiner Kohlrabi	1 große Zwiebel
2 Möhren	2 EL Quinoa
2 Kartoffeln	Etwas Salz und Pfeffer aus der Mühle
100 g Bohnen	Etwas Gemüsebrühe (gekörnt)
2 Tomaten	250 ml Milch (alternativ Sojamilch, Reismilch, Hafermilch)
2 Zucchini	
Etwas Speiseöl	

Zubereitung

1. Kräuter waschen, trocken schütteln, von den Stielen zupfen und grob hacken. Kohlrabi, Möhren und Kartoffeln schälen und in kleine Stücke zerkleinern.
2. Bohnen waschen, putzen und klein schneiden. Tomaten waschen, den grünen Strunk entfernen und würfeln. Zucchini waschen und würfeln.
3. Etwas Öl in einen heißen Topf geben und erhitzen, dann die Zwiebeln darin glasig dünsten, anschließend Bohnen, Tomaten, Zucchini, Kohlrabi, Möhren, Kartoffeln und Thymian hinzufügen.
4. Die Gemüsemischung scharf anbraten, damit feine Röstaromen entstehen.
5. Nun die Quinoa ebenfalls in den Topf geben, und das Ganze mit warmem Wasser ablöschen. Mit Salz, Pfeffer, Basilikum und Gemüsebrühe abschmecken und weitere 25 Minuten bei niedriger Hitzezufuhr köcheln lassen. Zwischendrin immer wieder umrühren.
6. Danach die Milch hinzugießen und die Suppe erneut kurz aufkochen lassen.

Glasnudeltopf mit Hackfleisch

Schweinefleisch tonisiert Qi, Blut-Xue und Yin. Es hat eine günstige Wirkung bei Nervosität, Trockenheit, Osteoporose, Kraftlosigkeit, Palptitationen, Durchschlafstörungen, trockenen Schleimhäuten, Verstopfung und trockener Haut.

Allerdings verstärkt es entzündliche Symptome und sollte deshalb beispielsweise bei Allergien, Ekzemen, Gicht oder Rheuma nicht verzehrt werden. Gleiches gilt bei einer vorliegenden Histaminunverträglichkeit. Kontraindikationen sind Schleim und Feuchtigkeit.

Zutaten für 4 Personen

200 g Glasnudeln
2 Frühlingszwiebeln
2 Knoblauchzehen
2 daumengroße Stücke Ingwer
2 Zwiebeln
Etwas Speiseöl
400 g Hackfleisch vom Schwein
Chili nach Belieben
2 EL Sojasoße
Etwas Salz und Pfeffer aus der Mühle

Zubereitung

1. Glasnudeln nach Packungsanleitung kochen. Frühlingszwiebeln waschen, putzen und zerkleinern. Knoblauch und Ingwer schälen und hacken. Zwiebeln häuten und fein würfeln.
2. Knoblauch, Zwiebeln und Ingwer mit etwas Speiseöl in einer heißen Pfanne (oder Wok) glasig dünsten, Hackfleisch dazugeben und scharf anbraten. Das Ganze mit Chili, Sojasoße, Salz und Pfeffer abschmecken.
3. Nun mit etwas Wasser aufgießen und die gekochten Glasnudeln unterheben. Nochmals kurz aufkochen und mit den Frühlingszwiebeln garnieren.

Goldenes Auberginengemüse

Auberginen wirken antithrombotisch, harntreibend und schützen das Herz. Sie leiten Nässe aus, stillen Blutungen, regulieren und bewegen Qi, kühlen das Blut und vertreiben Hitze. Indikationen sind Nierenschwäche, Bluthochdruck, Brustdrüsenentzündung, Durchfall, Schmerzen, Amenorrhö, Geschlechtskrankheiten sowie ausbleibende Menstruation. Bei Bi-Syndrom (Gelenkschmerzen) und in der Schwangerschaft sind Auberginen kontraindiziert.

Zutaten für 4 Personen

2 große Auberginen	1 TL Salz
1 gelbe Paprikaschote	½ TL Pfeffer
1 grüne Paprikaschote	½ TL Ingwerpulver
2 Frühlingszwiebeln	½ TL Muskat
4 Knoblauchzehen	300 ml Wasser
4 Eier	250 ml Speiseöl
300 g Mehl	8 EL Tomatenmark

Zubereitung

1. Gemüse waschen, putzen und in gleichmäßige Streifen schneiden. Die Frühlingszwiebeln waschen, putzen und in feine Ringe schneiden. Den Knoblauch schälen und fein hacken oder durch die Knoblauchpresse drücken.

2. Eier in einer großen Schüssel aufschlagen, Mehl, Salz, Pfeffer, Ingwerpulver, geriebene Muskatnuss und Wasser mit dem Ei verrühren. Die Auberginenstreifen darin wenden und etwa 5 Minuten in der Mischung durchziehen lassen.
3. Inzwischen 230 ml Speiseöl in einen Wok (oder eine Pfanne mit hohem Rand) gießen, erhitzen und die Auberginen darin goldgelb ausbacken. Danach herausnehmen und auf einen Küchenkrepp legen.
4. Die restlichen 20 ml Öl in den Wok geben und den Knoblauch darin leicht anbraten. Die goldgelben Auberginenstreifen und das Tomatenmark dazugeben, umrühren. Paprika und Frühlingszwiebeln hinzufügen und kurz mitbraten.

Kichererbsenragout

Kichererbsen gleichen den Blutzucker aus, wirken harntreibend, haben eine günstige Wirkung auf die Verdauung und schützen vor Krebs. Sie tonisieren, regulieren und bewegen Qi (vor allem in Herz, Magen und Milz), tonisieren Blut-Xue, die Essenz Jing, beruhigen den Geist-Shen und lösen Nässe/Feuchtigkeit auf. Kichererbsen wirken Reizbarkeit, Herzrhythmusstörungen, verminderter Zellbildung und Leukozytenanzahl sowie Thrombozytenmangel, Nervosität, Stress, depressiver Verstimmung und Depressionen, PMS, erhöhten Cholesterinwerten, verzögertem Menstruationsbeginn und Blutzuckerschwankungen entgegen.

Zutaten für 4 Personen

½ Bund Petersilie
2 Zwiebeln
800 g Tomaten
2 grüne Paprika
2 Knoblauchzehen
1 kleine Chilischote
2 EL Rapsöl
200 g Kichererbsen aus dem Glas (abgetropft)
Etwas Cayennepfeffer
Etwas Salz
Etwas Kreuzkümmel

Zubereitung

1. Petersilie waschen, trocken schütteln und hacken. Zwiebeln schälen und ebenfalls fein hacken. Tomaten waschen, Strunk entfernen und

würfeln. Paprika waschen, putzen und ebenfalls würfeln. Knoblauch schälen und fein hacken. Chili längs halbieren, Kerne entfernen und in feine Streifen schneiden.
2. Nun etwas Rapsöl in eine heiße Pfanne geben und erhitzen, Zwiebeln glasig dünsten, dann Paprika und Knoblauch hinzufügen und kurz mitrösten. Tomaten und Chili dazugeben.
3. Die Mischung nun bei mittlerer Hitze 6–7 Minuten köcheln lassen, dann die Kichererbsen hinzufügen und das Ganze weitere 3 Minuten köcheln lassen. Die Petersilie unterrühren, mit Cayennepfeffer, Salz und Kreuzkümmel abschmecken und servieren.

Linsengemüse

Linsen wirken harntreibend, regen die Östrogenbildung an, schützen vor Krebs und tonisieren die Essenz Jing, Qi (Herz-Qi) sowie Blut-Xue. Darüber hinaus lösen sie Nässe/Feuchtigkeit auf. Die Hülsenfrüchte werden bei Anämie, Burn-out-Syndrom, Nierenschwäche, Verdauungsstörungen (Verstopfung), gestörter Darmflora, Nervenschwäche sowie erhöhten Cholesterinwerten verordnet.

Zutaten für 4 Personen

1 Zwiebel	2 EL Olivenöl
1 Knoblauchzehe	750 ml Tomatensaft
1 rote Paprika	250 g rote Linsen
1 gelbe Paprika	2 EL Balsamico-Essig
2 Zucchini	1–2 EL Gemüsebrühe (gekörnt)
1 Zweig Rosmarin	Etwas Salz und Pfeffer aus der Mühle
2 Zweige Oregano	

Zubereitung

1. Zwiebel und Knoblauch schälen, fein würfeln. Paprika waschen, putzen und ebenfalls in kleine Würfel schneiden. Zucchini waschen und in dünne Scheiben schneiden. Rosmarin und Oregano waschen, die Blätter von den Zweigen zupfen und die Kräuter hacken.
2. Olivenöl in eine heiße Pfanne mit hohem Rand (oder Wok) geben, erhitzen und Knoblauch sowie Zwiebel darin glasig dünsten. Anschlie-

ßend Kräuter, Paprika und Zucchini dazugeben, und das Gemüse etwa 5 Minuten scharf anbraten.
3. Danach mit dem Tomatensaft ablöschen, Gemüsebrühe unterrühren, Linsen hinzufügen und die Mischung bei Bedarf mit etwas warmem Wasser verdünnen, und das Ganze etwa 25 Minuten bei mittlerer Temperatur zugedeckt köcheln lassen.
4. Das Gericht mit einem Schuss Balsamico-Essig, Salz und Pfeffer würzen und servieren.

Maissuppe mit Mandelmus

Mais wirkt harntreibend, löst Nässe/Feuchtigkeit auf, tonisiert Qi (besonders Nieren- und Magen-Qi) und Yin, stärkt die Mitte und vertreibt Hitze. Er hat eine günstige Wirkung bei Ödemen, Schilddrüsenüberfunktion, erhöhten Cholesterinwerten, Bluthochdruck, Nervosität, Blasenentzündung, Kraftlosigkeit, koronaren Herzerkrankungen und Parodontose.

Zutaten für 4 Personen

2 Knoblauchzehen
1 Zwiebel
2 Stangensellerie
2 EL Olivenöl
1 Lorbeerblatt
1200 ml Gemüsebrühe
4 frische Maiskolben (oder entsprechende Menge Mais aus der Dose)
4 EL Mandelmus
1 Limette
½ Bund Koriander
Etwas Salz und Pfeffer aus der Mühle

Zubereitung

1. Knoblauch schälen und durch die Knoblauchpresse drücken. Zwiebel schälen und fein würfeln. Stangensellerie zerkleinern. Maiskörner von den Kolben mit einem scharfen Messer lösen.
2. Olivenöl in einen heißen Topf geben und erhitzen, Knoblauch und Zwiebel darin andünsten. Danach die Selleriestücke und das Lorbeerblatt hinzufügen und bei niedriger Hitzezufuhr etwa 6–8 Minuten mitgaren.
3. Anschließend den Mais dazugeben, kurz mitdünsten, das Ganze mit Gemüsebrühe ablöschen und zugedeckt etwa 20 Minuten köcheln lassen.

4. Inzwischen den Koriander waschen, trocken schütteln und mitsamt den Stielen grob zerkleinern. Mandelmus mit 3 EL heißem Wasser glatt rühren. Limette auspressen.
5. Das Lorbeerblatt aus der Suppe nehmen und die Suppe mit einem Pürierstab oder im Mixer zu einer homogenen Flüssigkeit verarbeiten. Die Suppe mit Limettensaft, Salz und Pfeffer würzen, in Schüsseln geben und mit Koriander garnieren.

Tipp: Mit etwas Vollkornbrot servieren.

Pute mit Ingwergemüse

Ingwer besitzt stimulierende, verdauungsfördernde, schweißtreibende und krampflösende Eigenschaften. Die Wurzel lindert Blähungen und hilft gegen Übelkeit und Erbrechen. Sie tonisiert, reguliert und bewegt Qi (Magen- und Lungen-Qi), vertreibt Wind-Kälte und löst Schleim-Kälte auf. Ingwer schafft Abhilfe bei Verstopfung, Durchfall, kalten Extremitäten, Grippe, ausbleibender und schmerzhafter Menstruation, Durchblutungsstörungen sowie bei Husten mit Schleim.

Zutaten für 4 Personen

2 Chilischoten
4 daumengroße Stücke Ingwer
3 Stiele Dill
4 Frühlingszwiebeln
½ Salatgurke
4 EL Sojasoße
4 TL Apfelessig
8 TL Honig
600 g Putenbrust
8 Prisen 5-Gewürze-Pulver
8 TL Rapsöl
140 g Mais aus der Dose (abgetropft)
Etwas Salz

Zubereitung
1. Chilischoten waschen, trocken tupfen, längs halbieren, Kerne entfernen und fein hacken. Ingwer schälen und ebenfalls hacken. Putenbrust waschen, trocken reiben und in Streifen schneiden. Dill waschen, trocken schütteln und grob hacken. Frühlingszwiebeln waschen, putzen und in schmale Ringe zerkleinern. Gurke waschen, längs halbieren, Kerne entfernen und in schmale Scheiben schneiden.

2. Sojasoße mit Apfelessig und Honig ordentlich verrühren.
3. Ingwer und die Chilis mit den Putenstreifen in eine Schale geben und mit der Gewürzmischung gleichmäßig ummanteln und etwa 5 Minuten ziehen lassen.
4. Rapsöl in eine heiße Pfanne (oder Wok) geben, erhitzen und die Fleischmischung scharf darin anbraten. Dann den Mais und die Frühlingszwiebeln dazugeben und etwa 3 Minuten mitbraten. Die Sojasoßenmischung hineingießen und die Gurkenstücke untermengen. Das Ganze kurz aufkochen lassen, mit Salz abschmecken.
5. In Schalen anrichten und mit Dill garnieren.

Tofu mit Hackfleisch

Tofu hat kühlende Eigenschaften, er ist sehr proteinreich, eliminiert Hitze, löst Schleim auf, tonisiert Qi, Yin und Blut-Xue, bewegt Blut-Xue und Qi, leitet Toxine aus, löst Nässe/Feuchtigkeit auf und verringert Feuer. Tofu wirkt als potentes Phytoöstrogen, lindert Kraftlosigkeit, Anämie, Hormonschwankungen, PMS, Zyklusschwankungen, hilft während der Menopause und beugt Brustkrebs vor. Darüber hinaus wirkt er Arteriosklerose und Gicht sowie Rheuma entgegen.

Zutaten für 4 Personen

1 Stück Tofu	500 g gemischtes Hackfleisch
Etwas Salz	Mapo-Doufu-Soße nach Belieben
4 Frühlingszwiebeln	Gekochter Reis als Beilage

Zubereitung

1. Tofu würfeln und in einen Topf mit siedendem Salzwasser geben, etwa 3–4 Minuten darin kochen lassen, danach mit einer Schaumkelle herausnehmen und abtropfen lassen.
2. Inzwischen die Frühlingszwiebeln waschen, putzen, in feine Ringe schneiden und zur Seite stellen. Etwas Öl in eine heiße Pfanne (oder Wok) geben, erhitzen und das Hackfleisch darin scharf anbraten. Den Tofu dazugeben und die Mapo-Doufu-Soße unterrühren. Anschließend die Frühlingszwiebeln dazugeben und kurz mitgaren.
3. Das Gericht kann mit Reis oder auch pur serviert werden.

7-TAGE-TCM-KUR

Die 7-Tage-TCM-Kur erleichtert den Einstieg in ein vitales und beschwerdefreies Leben im Zeichen des zweiten Frühlings. An jedem Tag sind wohltuende Anwendungen wie zum Beispiel Badekuren, entspannende Meditations- und Qi-Gong- bzw. Tai-Ji-Quan-Übungen sowie Massagen vorgesehen. Alle Maßnahmen begünstigen die energetische Balance von Körper, Geist und Seele, und durch die Ernährung nach den fünf Elementen purzelt zusätzlich das ein oder andere lästige Pfund.

Eine Woche der Ausgeglichenheit liegt vor Ihnen. Beginnen Sie diese am besten an einem Samstag, denn der erste Tag sollte nur Ihnen gehören. Erleben Sie die Woche so entspannt wie möglich. Dazu gehört auch die Minimierung der medialen und kommunikativen Reizüberflutung. Von gewohnten Genussmitteln wie Alkohol, Zigaretten, Kaffee und Süßigkeiten verabschieden Sie sich vorübergehend. Ob Sie daran nach der TCM-Woche noch Gefallen finden, wird sich zeigen.

Verwenden Sie keine Pflegemittel mit chemischen Zusätzen. Greifen Sie am besten auf pH-neutrale Seife zurück, oder reinigen Sie Ihren Körper mit Sesam- oder Orangenöl, das Sie 10–15 Minuten vor dem Duschbad auf die Haut auftragen. Erläuterungen zur Massage-, Bewegungs- und Entspannungspraxis sowie zu Heilbädern können Sie ab S. 64ff. nachlesen.

1. Tag

Morgens

Pflege: Wechselduschen (Anwendung S. 155)

Bewegung/Ruhe: Ausschlafen, 20 Minuten Tai Ji Quan oder Duftendes Qi Gong (Übungen S. 78ff.)

Frühstück: freie Auswahl (Rezepte S. 108ff.), dazu warmer Kräutertee und etwas zimmertemperiertes Obst

Zwischendurch
Getränke: viel warmes bis heißes Wasser trinken

Mittags
Mittagessen: freie Auswahl (Rezepte S. 117ff.)
Bewegung/Ruhe: Bei schönem Wetter die frische Luft im Liegestuhl genießen, ansonsten wird ein kurzer Spaziergang mit Regenschirm empfohlen.

Zwischendurch
Getränke: 1 Tasse Kräutertee, viel warmes bis heißes Wasser trinken
Bewegung/Ruhe: Fußmassage mit Igelbällen (Noppenball, etwa 8 cm Durchmesser). Hierfür je einen Igelball unter den Füßen platzieren, die Fußsohlen vollständig abrollen und dabei den Druck auf die Füße variieren. Die Massage regt die Reizpunkte an und wirkt wohltuend.

Abends
Abendessen: freie Auswahl (Rezepte S. 127ff.)
Pflege: Heilbad (Anwendungen S. 96f.)

2. Tag

Morgens
Bewegung/Ruhe: Ausschlafen, 20 Minuten Tai Ji Quan oder Duftendes Qi Gong (Übungen S. 78ff.)
Pflege: Selbstmassage (Anwendungen S. 67f.), duschen
Frühstück: freie Auswahl (Rezepte S. 108ff.), dazu warmer Kräutertee und etwas zimmertemperiertes Obst

Zwischendurch
Getränke: viel warmes bis heißes Wasser

Mittags
Mittagessen: freie Auswahl (Rezepte S. 117ff.)
Bewegung/Ruhe: Mittagsruhe bei meditativen Klängen

Zwischendurch
Getränke: 1 Tasse Kräutertee, viel warmes bis heißes Wasser
Bewegung/Ruhe: Spaziergang in der Natur (30–60 Minuten)

Abends
Bewegung/Ruhe: Meditation oder andere Entspannungsübung (Anwendungen S. 72ff.), das Wochenende entspannt auslaufen lassen
Abendessen: freie Auswahl (Rezepte S. 127ff.)

3. Tag

Morgens
Pflege: Körper mit Orangen- oder Sesamöl einreiben, 15 Minuten einziehen lassen und duschen
Bewegung/Ruhe: 20 Minuten Tai Ji Quan oder Duftendes Qi Gong (Übungen S. 78ff.)
Frühstück: freie Auswahl (Rezepte S. 108ff.), dazu warmer Kräutertee und etwas zimmertemperiertes Obst

Zwischendurch
Getränke: viel warmes bis heißes Wasser

Mittags
Mittagessen: freie Auswahl (Rezepte S. 117ff.)
Bewegung/Ruhe: Räume lüften oder im Freien die frische Luft genießen

Zwischendurch
Getränke: 1 Tasse Kräutertee, viel warmes bis heißes Wasser
Bewegung/Ruhe: Radfahren oder sanftes Walking (30–60 Minuten)

Abends
Bewegung/Ruhe: Autogenes Training (Anwendung S. 75f.), Wärme und Ruhe genießen
Abendessen: freie Auswahl (Rezepte S. 127ff.)

4. Tag

Morgens
Pflege: kaltes Gesichtsbad, duschen
Bewegung/Ruhe: 20 Minuten Tai Ji Quan oder Duftendes Qi Gong (Übungen S. 78ff.)
Frühstück: freie Auswahl (Rezepte S. 108ff.), dazu warmer Kräutertee und etwas zimmertemperiertes Obst

Zwischendurch
Getränke: viel warmes bis heißes Wasser

Mittags
Mittagessen: freie Auswahl (Rezepte S. 117ff.)
Bewegung/Ruhe: ein Duftlämpchen anzünden und das Aroma der ätherischen Öle genießen, z. B. Rosmarin, Lavendel oder Zitrone

Zwischendurch
Getränke: 1 Tasse Kräutertee, viel warmes bis heißes Wasser
Bewegung/Ruhe: Besorgungen zu Fuß oder mit dem Fahrrad erledigen

Abends
Abendessen: freie Auswahl (Rezepte S. 127ff.)
Pflege: Heilbad (Anwendungen S. 96f.), entspannt loslassen

5. Tag

Morgens
Pflege: Trockenbürsten (Anwendung S. 69ff.), duschen
Bewegung/Ruhe: 20 Minuten Tai Ji Quan oder Duftendes Qi Gong (Übungen S. 78ff.)
Frühstück: freie Auswahl (Rezepte S. 108ff.), dazu warmer Kräutertee und etwas zimmertemperiertes Obst

Zwischendurch
Getränke: viel warmes bis heißes Wasser

Mittags
Mittagessen: freie Auswahl (Rezepte S. 117ff.)
Bewegung/Ruhe: Ein gutes Buch lesen oder die Ruhe bewusst genießen

Zwischendurch
Getränke: 1 Tasse Kräutertee, viel warmes bis heißes Wasser
Bewegung/Ruhe: Innere Ruhe erlangen und Stärkung des Immunsystems durch sogenanntes Waldbaden (ausgedehnter Spaziergang im Wald, 30–60 Minuten)

Abends
Abendessen: freie Auswahl (Rezepte S. 127ff.)
Bewegung/Ruhe: daoistische Meditation (Anwendung S. 73ff.)

6. Tag

Morgens
Pflege: Körper mit Orangen- oder Sesamöl einreiben, 15 Minuten einziehen lassen und duschen
Bewegung/Ruhe: 20 Minuten Tai Ji Quan oder Duftendes Qi Gong (Übungen S. 78ff.)
Frühstück: freie Auswahl (Rezepte S. 108ff.), dazu warmer Kräutertee und etwas zimmertemperiertes Obst

Zwischendurch
Getränke: viel warmes bis heißes Wasser

Mittags
Mittagessen: freie Auswahl (Rezepte S. 117ff.)
Bewegung/Ruhe: meditativen Klängen oder den Geräuschen der Natur lauschen

Zwischendurch
Getränke: 1 Tasse Kräutertee, viel warmes bis heißes Wasser

Abends
Abendessen: freie Auswahl (Rezepte S. 127ff.)
Pflege: Heilbad (Anwendungen S. 96f.), entspannt loslassen

7. Tag

Morgens
Pflege: Wechselduschen (Anwendung S. 155)
Bewegung/Ruhe: 20 Minuten Tai Ji Quan oder Duftendes Qi Gong (Übungen S. 78ff.)
Frühstück: freie Auswahl (Rezepte S. 108ff.), dazu warmer Kräutertee und etwas zimmertemperiertes Obst

Zwischendurch
Getränke: viel warmes bis heißes Wasser

Mittags
Mittagessen: freie Auswahl (Rezepte S. 117ff.)
Bewegung/Ruhe: Mittagsruhe (Raume gut lüften oder am besten im Liegestuhl in der Sonne die frische Luft genießen)

Zwischendurch
Getränke: 1 Tasse Kräutertee, viel warmes bis heißes Wasser
Bewegung/Ruhe: Spaziergang in der Natur (30–60 Minuten)

Abends
Abendessen: freie Auswahl (Rezepte S. 127ff.)
Bewegung/Ruhe: Selbstmassage (Anwendung S. 67f.), Stress hinter sich lassen und genießen

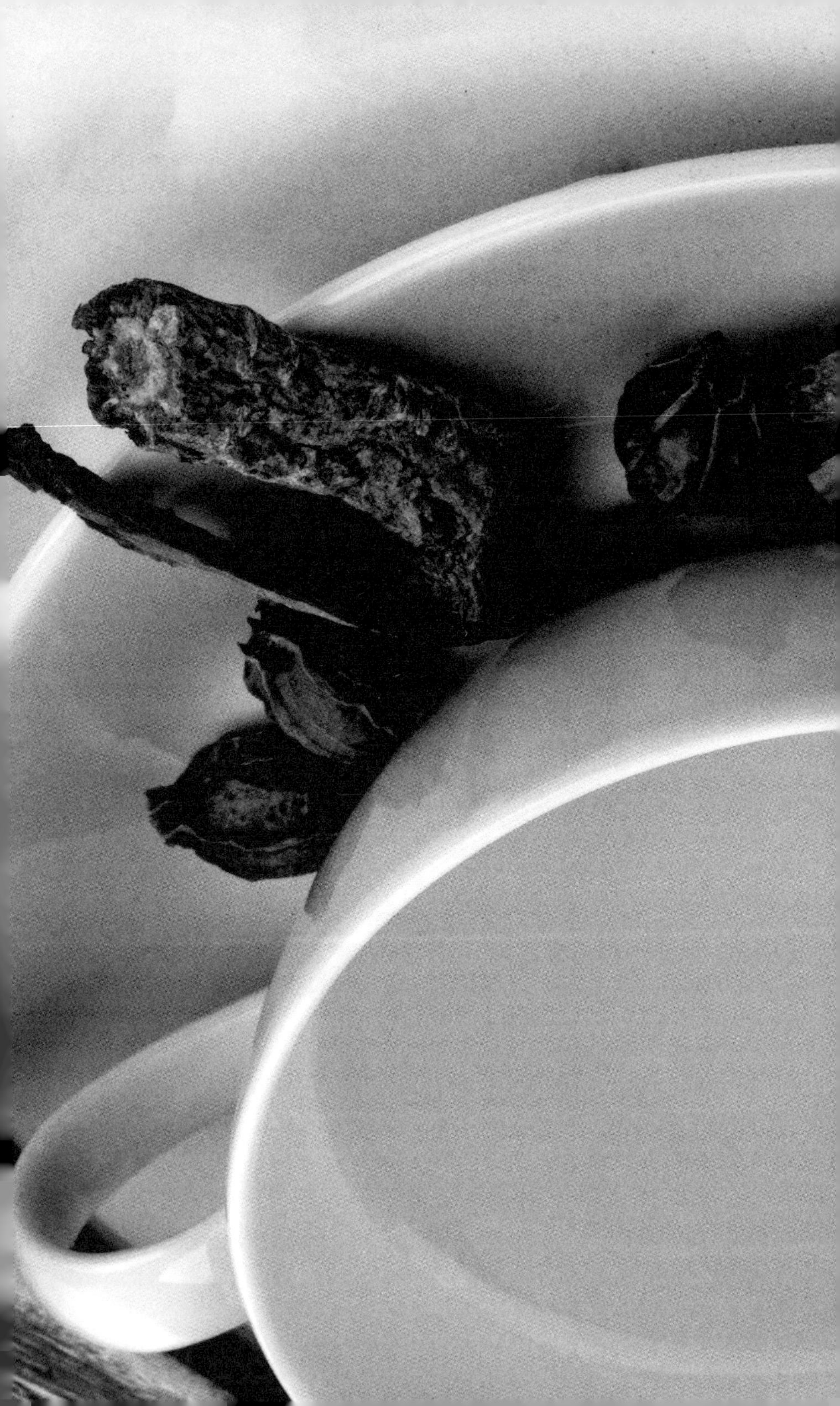

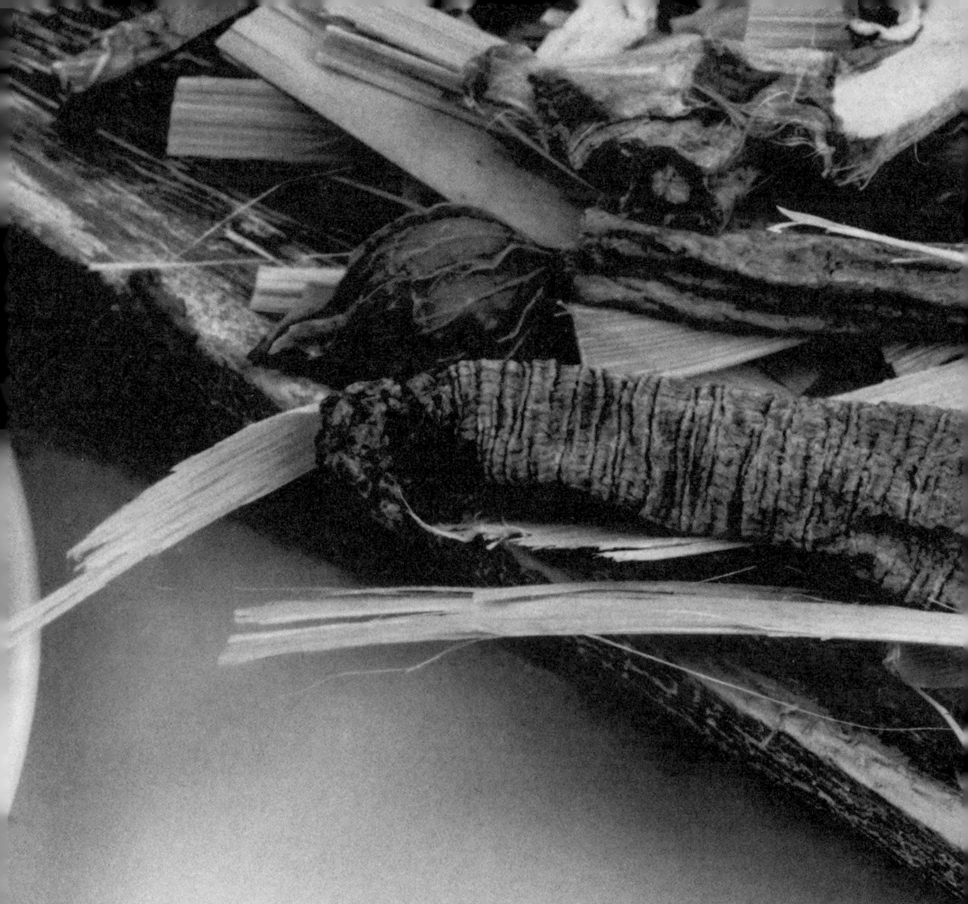

Selbsthilfe bei Beschwerden

So aktivieren Sie Ihre Selbstheilungskräfte

Die Wechseljahre sind keine Krankheit, sondern wie bereits beschrieben eine Phase im Leben, die sich bei vielen Frauen durch Übergangsbeschwerden bemerkbar macht. Körper, Geist und Seele brauchen Zeit, um sich an die neuen energetischen Zustände anzupassen.

Bereits existierende energetische Dysbalancen können die mit dem energetischen Wandel einhergehenden Beschwerden verstärken. Solche Muster entstehen aufgrund von seelischen, klimatischen und konstitutionellen Einflüssen. Darüber hinaus spielt auch die Lebensführung eine wichtige Rolle. Hier gilt es, das Übel an der Wurzel zu packen und die Energien zu harmonisieren.

Im Folgenden werden verschiedene Beschwerden und Methoden zur Selbstbehandlung erörtert, die mit den Wechseljahren assoziiert werden. Sämtliche Anwendungen können in der Regel bedenkenlos als komplementäre Therapie erfolgen. Trotzdem ist es ratsam, im Vorfeld den behandelnden Arzt über die jeweiligen Maßnahmen zu informieren. Sollte sich innerhalb von drei Tagen keine Besserung einstellen oder verschärfen sich die Beschwerden sogar, empfiehlt sich das Aufsuchen eines TCM-Arztes oder Schulmediziners.

So finden Sie sich zurecht!

Heilteemischungen, Massagetechniken oder auch verschiedene Körperübungen helfen Ihnen, gesund zu werden und zu bleiben. Details dazu können Sie auf den genannten Seiten nachlesen:

Die Zubereitungshinweise für **chinesische Heiltees** finden Sie auf S. 94ff.

Hinweise zur **Akupressurtechnik** können Sie auf S. 64ff. nachlesen, die Reizpunkte selbst sind auf den Buchklappen eingezeichnet.

Ab S. 78 sind die Übungen des **Duftenden Qi Gong** genau beschrieben.

Bewegungsapparat

In der Traditionellen Chinesischen Medizin werden Beschwerden des Bewegungsapparats auf verschiedene Ursachen zurückgeführt. Neben Verletzungen sollen beispielsweise Gelenkschmerzen auch durch Eindringen von Kälte, Feuchtigkeit, Hitze oder Wind verursacht werden. Diese äußeren Faktoren unterbrechen den Fluss von Qi sowie Blut-Xue und rufen entzündliche Prozesse und Schmerzen hervor. Beispielsweise lassen sich Rückenschmerzen und Verspannungen häufig auf Kälte zurückführen. Hingegen beruhen rheumatische Beschwerden und Beschwerden mehrerer Gelenke auf einer Organstörung. Auch in diesem Fall muss der Qi- sowie Blut-Xue-Fluss in den jeweiligen Meridianen wieder harmonisiert werden. Daneben können Beschwerden des Bewegungsapparats auch seelische Ursachen wie Stress, Überbelastung oder negative Gefühle haben.

Gelenkschmerzen

Gelenkschmerzen führen häufig zu einer Bewegungseinschränkung, die in Begleitung von Schmerzen sowie Schwellungen oder Rötungen der Haut im betreffenden Areal auftreten. Als Ursache werden mechanische oder entzündliche Gelenkschädigungen sowie Verletzungen betrachtet. Aber auch Fehlstellungen können der Grund für Beschwerden dieser Art sein. Generell werden Gelenkschmerzen in der TCM mit dem sogenannten Bi-Syndrom in Verbindung gebracht. Hier kann das Qi aufgrund von klimatischen Faktoren nicht mehr frei fließen. Kalte Gliedmaßen und starke Schmerzen werden mit pathogener Kälte assoziiert, während übermäßige Hitze geschwollene Gelenke hervorruft. Bei einem Übermaß an Feuchtigkeit sind die Gelenke ebenfalls geschwollen, jedoch nicht heiß. Sofern sich die Schmerzen nicht fest an einem Ort lokalisieren lassen, herrscht pathogener Wind vor.

Ein weiterer Grund für Gelenkschmerzen können Hitzewallungen (siehe S. 208ff.) sein. Diese führen zu übermäßigem Schwitzen, wodurch die befeuchtende Qualität des Blut-Xue negativ beeinträchtigt wird.

Arthritis

Arthritis ist eine entzündliche Erkrankung der Gelenke. Sie entwickelt sich spontan und kann chronisch verlaufen. Hier treten die Entzündungen immer wieder auf. Die Erkrankung präsentiert sich durch Schmerzen, Schwellungen, Überwärmung, eingeschränkte Bewegungs- und Belastungsfähigkeit sowie Rötungen. Arthritis wird häufig von Arthralgie begleitet. Allerdings kann eine Arthralgie auch unabhängig von einer Arthritis bestehen. Den Schmerzen in den Gelenken kann hier eine unterschiedliche Pathogenese (z. B. degenerative Arthritis oder rheumatische Arthritis) zugrunde liegen. Entzündungszeichen oder Schwellung treten bei dieser Erkrankung nicht auf.

Gründe für die Entstehung einer Arthritis können Übergewicht, erbliche Veranlagungen oder Infektionen sein. Die TCM betrachtet ebenfalls dauerhafte Fehlernährung, Ansammlungen von Toxinen in den Gelenkknorpeln, eine schwache Kondition sowie chronische Einwirkung von Nässe, Kälte und Wind als Ursachen für die Erkrankung. In der Folge können Qi und Blut-Xue nicht mehr in den entsprechenden Leitbahnen frei fließen, was schließlich zu Bewegungseinschränkungen und Schmerzen führt. Eine rheumatoide Arthritis wurzelt in einer Störung des Immunsystems. Es bekämpft nicht nur Pathogene in den Gelenken, sondern attackiert auch körpereigene Zellen der Gelenkinnenhaut, wodurch Wucherungen und schmerzhafte Entzündungen entstehen.

Arthrose

Bei einer Arthrose liegt ein degenerativer Gelenkverschleiß vor. Sie kann ohne Symptome verlaufen oder mit plötzlichen Spannungsgefühlen sowie Gelenkschmerzen einhergehen. Durch Feuchtigkeit und Kälte werden die Symptome verstärkt. Die Gelenke fühlen sich steif an und schwellen im fortgeschrittenen Stadium an. Ebenfalls können sich dann Verformungen der Gelenke bilden.

Das Alter sowie eine dauerhafte übermäßige Beanspruchung der Knochen, Gelenke und Sehnen sind mit den damit einhergehenden Verschleißerscheinungen große Risikofaktoren für Arthrose. Aber auch Fehlbelastungen, Verletzungen, Krankheiten oder Übergewicht können eine Arthrose verursachen.

Äusserliche Anwendungen

- **Kräuterwickel:** 2 daumengroße Stücke Ingwer, 2 Knoblauchzehen und 2 Frühlingszwiebeln grob hacken und mit ½ l siedendem Wasser übergießen. Den Sud etwa 10 Minuten stehen lassen, ein Leintuch darin tränken, auswringen und auf die betroffene Stelle legen. Anschließend ein Wolltuch darumwickeln und das Ganze abnehmen, wenn der Wickel abgekühlt ist. Wiederholen Sie die Anwendung mehrmals täglich. Die Kräuter besitzen eine öffnende und wärmende Funktion. Darüber hinaus wirken sie entzündungshemmend, durchblutungsfördernd und antibakteriell.
- **Senfkompresse:** 4 EL Senfmehl mit etwas Wasser zu einem Brei verrühren. Diesen auf ein Tuch streichen und auf das schmerzende Gelenk legen. Bei der ersten Anwendung wird die Kompresse 3 Minuten auf die betroffene Stelle gelegt. Bei den folgenden Anwendungen wird die Dauer jeweils um eine Minute erhöht. Danach werden auf der Haut verbliebene Senfreste vollständig abgewaschen und die Haut sanft trocken getupft. Die Anwendung sollte maximal fünf Tage in Folge durchgeführt werden. *Hinweis: Bei entzündeten Gelenken wird von Senfumschlägen abgeraten.*
- **Muskatlotion:** Frisch geriebene Muskatnuss mit einer natürlichen Bodylotion (ohne Parabene, Paraffine und Silikone) vermischen und die betroffenen Partien damit einreiben. Die Anwendung kann mehrmals täglich wiederholt werden.
- **Thymian-Wacholder-Bittersalz-Bad:** Badewasser einlassen (Wassertemperatur = ca. 37 °C), 2 Tassen Bittersalz sowie jeweils 5 Tropfen Thymian- und Wacholderöl in die Wanne träufeln und mit der Hand verteilen. Nach dem zwanzigminütigen Heilbad am besten gleich ins Bett gehen. Die Anwendung mehrmals pro Woche wiederholen, bis die Schmerzen abklingen. Das Bad entgiftet die Zellen und fördert die Absorption von Magnesium über die Haut.

Innerliche Anwendungen

- **Ernährung:** Nehmen Sie möglichst wenig Fleisch zu sich, und sehen Sie von Stärke-Eiweiß-Kombinationen ab. Darüber hinaus ist eine salzarme Kost von Vorteil. Während Paprika, Nüsse, Bananen und Avocados empfehlenswert sind, ist der Verzehr von Zitrusfrüchten zu vermeiden. Gleiches gilt für Kaffee und Alkohol.

- **Kurkuma-Mandelmilch:** 1 TL Kurkumapulver mit etwas Honig in 200 ml warme Mandelmilch rühren und die Mischung mindestens einmal täglich über mehrere Tage trinken.
- **Apfelessig:** 1–3 TL Apfelessig mit 200 ml warmem Wasser und etwas Honig vermengen. Die Mischung zwei- bis dreimal täglich trinken.
- **Ingwer-Reisbrei:** Garen Sie 100 g Reis und vermischen Sie diesen mit 10 g gepresstem Ingwer. Das Ganze wird mit Wildblütenhonig gesüßt. Essen Sie zweimal täglich jeweils eine Portion des Breis. Schafft Abhilfe bei Arthritis durch pathogene Kälte.
- **Chinesische Teerezeptur bei Arthritis:** 6-15 g Ge Gen (Kopoubohnenwurzel), 6–12 g Gou Qi Zi (Bocksdornfrüchte), 5–10 g Hai Feng Teng (Pfefferstängel), 6–12 g Luo Shi Teng (Sternjasminstängel). Dieser Heiltee fördert die Durchblutung, wirkt schmerzlindernd und entzündungshemmend.
- **Chinesische Teerezeptur bei Arthrose:** 4,5–9 g Niu Xi (Achyranthis-Wurzel), 9–15 g Ji Xue Teng (Hühnerblutstängel), 3–9 g Chuan Xiong (Szechuan-Liebstöckelwurzelstock), 6–12 g Gou Qi Zi (Bocksdornfrüchte). Dieser Heiltee fördert die Durchblutung, wirkt schmerzlindernd, entwässernd und entgiftend.

Akupressur

- **Gb 30 – Huantiao:** Hinter dem Gelenkkopf des Oberschenkelknochens am Gesäßmuskel. Lindert unter anderem bei Hüftbeschwerden, Bi-Syndrom (Gelenkschmerzen) der Beine, Muskelatrophie und Arthrose.
- **Bl 40 – Weizhong:** Mittig auf der hinteren Beugefalte des Kniegelenks. Hilft unter anderem bei Arthrose und Arthritis, klärt Hitze, kühlt das Blut.
- **Ni 3 – Taixi:** Auf der Mitte der Verbindungslinie zwischen Innenknöchel und Achillessehne. Wirkt vor allem Beschwerden des Fußknöchels entgegen.
- **Ma 36 – Zusanli:** Vier Fingerbreit unterhalb der Kniescheibe, außen am Schienbeinknochen. Hilft unter anderem bei Arthrose und Arthritis, reguliert Blut, beseitigt Feuchtigkeit.
- **Mi 9 – Yinlingquan:** Zur Mitte des Beines auf der Vertiefung am Unterrand des Gelenkfortsatzes auf Höhe des Schienbeinhöckers. Empfiehlt sich bei Kniebeschwerden.

Bewegung und Meditation

Bei Gelenkschmerzen ist regelmäßige Bewegung empfehlenswert. So werden entzündliche Stoffe schneller abtransportiert und die Durchblutung angeregt. Darüber hinaus fördert dies die Verteilung der Gelenkflüssigkeit. Allerdings sollten die Gelenke dabei nicht überstrapaziert werden.

Gerade die sanften Übungen des Duftenden Qi Gong entfalten bei Gelenkschmerzen eine günstige Wirkung. *Die Ruder bewegen, um das Meer zu überqueren* und *Lotusblätter wiegen sich im Wind* (siehe S. 83f.) eignen sich hervorragend zur Lockerung der Arm-, Schulter- und Beingelenke.

Osteoporose

Bei Osteoporose liegen eine verminderte Knochenmasse und eine veränderte Knochenstruktur vor. In der Folge sind die Knochen mürbe, und es treten teilweise sogar schon bei geringfügigem Anlass Frakturen auf. Es kann darüber hinaus zu Veränderungen an der Wirbelsäule (Rundrücken) oder zu Wirbeleinbrüchen kommen.

Die Knochensubstanz befindet sich laufend im Auf-, Um- und Abbau. Bis etwa zum 35. Lebensjahr überwiegen die Aufbauprozesse, danach ist das Gegenteil der Fall. Allerdings kann dem Abbau der Knochendichte durch eine gesunde Lebensweise entgegengewirkt werden.

Genetische Prädisposition, ein höheres Lebensalter sowie Kalzium- und Vitamin-D-Mangel stellen neben Rauchen und Bewegungsmangel die primären Ursachen für Osteoporose dar. Sekundäre Ursachen sind verschiedene Erkrankungen wie Magersucht, Schilddrüsenüberfunktion oder Diabetes mellitus Typ 1. Aber auch bestimmte Medikamente können eine Osteoporose begünstigen. Insbesondere Frauen nach den Wechseljahren sind von Osteoporose betroffen, da der Östrogenmangel die Kalziumaufnahme der Knochen hemmt.

Die Traditionelle Chinesische Medizin sieht Osteoporose als Symptom für eine Jing-, Yang- oder Yin-Schwäche in den Nieren. Darüber hinaus kann auch eine Milz- oder Leber-Schwäche vorliegen.

Äußerliche Anwendungen

- **Basenbad:** Nehmen Sie ein Natron-Lavendelbad. Hierfür 5 Tropfen Lavendelöl und 100 g Natron in das warme Badewasser geben. Natron regt die körpereigene Rückfettung der Haut an und entsäuert den Körper. Es macht die Haut weich und geschmeidig. Darüber hinaus beugt es Faltenbildung vor. Lavendelöl fördert Entschlackung, Zellerneuerung und Durchblutung.
- **Trockenbürsten:** Die Trockenbürstenmassage wirkt nicht direkt gegen Osteoporose, aber sie fördert die Durchblutung und entgiftet. Dies erweist sich günstig bei Osteoporose. Bürsten Sie Ihre Haut täglich vor dem Duschen oder Baden sorgfältig mit leichtem Druck (siehe S. 69ff.).

Innerliche Anwendungen

- **Ernährung:** Integrieren Sie kalziumreiche Nahrungsmittel wie Brokkoli, Grünkohl, Mangold, Fenchel, Lauch, Petersilie, Rucola oder Spinat, getrocknete Feigen, Emmentaler sowie Sesam, Nüsse und Vollkornprodukte in Ihren Speiseplan. Außerdem ist mit Kalzium angereichertes Mineralwasser empfehlenswert. Reduzieren Sie Ihren Fleisch- und Wurstkonsum. Trinken Sie nicht mehr als drei Tassen Bohnenkaffee oder schwarzen Tee täglich.
  Ebenfalls ist eine ausreichende Vitamin-D-Zufuhr von Vorteil. Halten Sie sich deshalb mindestens 30 Minuten tagsüber im Freien auf. So kurbeln Sie die Vitamin-D-Synthese an. Lassen Sie Ihren Vitamin-D-Spiegel testen, und sprechen Sie eine eventuelle Supplementierung mit Vitamin D_3 mit Ihrem Arzt oder Heilpraktiker ab.
- **Gelatine:** Nehmen Sie täglich 1 EL Gelatinepulver ein. Gelatine ist ein hervorragender Kollagenschutz und fördert die elastische Stabilität von Bindegewebe und Knochen.
- **Petersilien-Koriander-Joghurt mit Sesam:** Die Kräuter klein hacken und in Naturjoghurt geben, mit etwas Zitronensaft und Pfeffer abschmecken. Danach ein wenig gerösteten Sesam darüberstreuen und das Ganze entweder pur oder als Dip genießen. Petersilie, Sesam und Joghurt enthalten wertvolles Kalzium, während Koriander entgiftet.
- **Chinesische Teerezeptur bei Osteoporose:** 9–30 g Huang Qi (Astragaluswurzel), 9–15 g Shu Di Huang (Rehmannia-Wurzel, vorbehandelt), 4,5–9 g Fang Feng (Saposhnikovia- Wurzeln), 6–15 g Jin Yin Hua (Geißblattblüten).

AKUPRESSUR

- **Bl 11 – Dazhu:** Eineinhalb Daumenbreit seitlich der Unterkante des Dornfortsatzes von Th1
- **Ni 3 – Taixi:** Auf der Mitte der Verbindungslinie zwischen Innenknöchel und Achillessehne

BEWEGUNG UND MEDITATION

Regelmäßige Bewegung macht die Gelenke geschmeidig und bringt die Durchblutung in Schwung. Die sanften Bewegungen des Tai Ji Quan auf S. 88ff. sind wie Balsam für Ihre Knochen.

Rückenschmerzen

Starke Rückenschmerzen können die Lebensqualität massiv beeinträchtigen. Sofern keine Schäden an der Wirbelsäule vorliegen, stellt Bewegungsmangel häufig die Hauptursache für chronische Rückenschmerzen dar. Hierdurch werden Sehnen und Muskeln geschwächt, und es ergibt sich eine Qi- und Blut-Xue-Stase. Daneben kann auch ein Qi-Mangel des Funktionskreises Milz für Rückenschmerzen verantwortlich sein. Hier werden die Schmerzen bei körperlicher Anstrengung intensiver und nehmen durch Ruhe schließlich wieder ab. Betroffene fühlen sich kraftlos und haben keine Energie.

Außerdem können Haltungsschäden, Fehlbelastungen, Entzündungen sowie anhaltender Stress verantwortlich für Rückenleiden sein.

ÄUSSERLICHE ANWENDUNGEN

- **Kräuteröleinreibung:** Lavendel-, Pfefferminz- oder Kampferöl entspannen die Muskulatur. Verreiben Sie eines der Öle vor dem Schlafengehen auf Ihrem Rücken.
- **Ingwerbad:** Ein 2 cm großes Stück Ingwer zerkleinern und 10 Minuten abgedeckt in 1 l Wasser köcheln lassen. Anschließend den heißen Sud in das Badewasser geben und 20 Minuten darin baden.
- **Orangenölbad mit Sahne:** 5 Tropfen Orangenöl und 4 EL Sahne in das warme Badewasser geben und 20 Minuten darin baden. Das

steigert das Wohlbefinden, entspannt die Muskulatur, mindert Stress und beruhigt.

- **Kartoffelwickel:** Einige Pellkartoffeln kochen, die warmen Kartoffeln in das Innentuch eines Wickels geben und zerdrücken. Den Wickel auf die schmerzende Stelle am Rücken legen (inklusive Zwischentuch und Außentuch). Er fördert die Durchblutung, lockert die Muskulatur und lindert so die Schmerzen. Alternativ kann auch ein Kirschkernkissen oder eine Wärmflasche verwendet werden.

Innerliche Anwendungen

- **Ernährung:** Stärken Sie Ihren Funktionskreis Milz durch gekochte Kost, die aus Fenchel, Kartoffeln, Knollensellerie, Kürbis, Möhren, Pastinaken, Süßkartoffel, Gerste, Hafer, Hirse, Reis, Forelle, Huhn und Karpfen besteht. Meiden Sie ein Übermaß an süßen Nahrungsmitteln. Daneben haben Datteln eine günstige Wirkung auf die Milz. Trinken Sie viel stilles Wasser oder Kräutertee.
- **Chinesische Teerezeptur bei Rückenschmerzen:** 6–9 g Dan Shen (Rotwurzelsalbeiwurzel), 4,5–9 g Dang Gui (Chinesische Angelikawurzel), 6–12 g Gou Qi Zi (Bocksdornfrüchte), 9–15 g Sheng Du Huang (Rehmannia-Wurzel).

Akupressur

- **Bl 22 Sanjiaoshu:** Am Rücken zwischen dem ersten und dem zweiten Lendenwirbel
- **Bl 23 – Shenshu:** Zwischen dem zweiten und dem dritten Lendenwirbel
- **Ma 36 – Zusanli:** Vier Fingerbreit unterhalb der Kniescheibe, außen am Schienbeinknochen
- **Gb 34 – Yanglingquan:** In einer Mulde vor dem Kopf des Wadenbeins, seitlich unterhalb des Knies

Bewegung und Meditation

Neben Tai Ji Quan und Qi Gong schafft auch nachfolgende Übung Abhilfe: Stellen Sie sich aufrecht hin, die Knie sind gebeugt. Die Arme werden gekreuzt auf der Brust abgelegt, das Kinn ist eingezogen. Nun wandert der Oberkörper langsam nach vorn, bis er parallel zum Boden ist. Dann richten Sie sich behutsam Wirbel für Wirbel wieder auf.

Schwindel

Schwankungen des Hormonspiegels, Stress und anhaltende innere Anspannung stellen das vegetative Nervensystem auf den Kopf. Aus diesem Grund kann während der Wechseljahre Schwindel häufig die Folge einer gestörten vegetativen Balance sein. Allerdings lassen sich Schwindelattacken unter Umständen auch auf Nebenwirkungen von Medikamenten zurückführen.

Weitere mögliche Ursachen sind Herz-Kreislauf-Erkrankungen, Kopfverletzungen oder Beschwerden der oberen Halswirbelsäule sowie zahlreiche andere Erkrankungen. Bei häufigem Schwindel sollte deshalb unbedingt ein Arzt konsultiert werden.

Die TCM assoziiert diese Beschwerde mit einem gestörten Fluss des Qi in den Funktionskreisen Magen und Gallenblase, der es dem klaren Yang unmöglich macht aufzusteigen. Die Störung ergibt sich hier durch ein Schleim-Hitze-Muster im Funktionskreis Magen oder aufgrund von Hitze im Gallenblasenfunktionskreis. Darüber hinaus kann der Schwindel aber auch mit einer Stauung des Blut-Xue und Schleim durch eine Qi-Schwäche oder ein gestautes Qi in Verbindung stehen.

Äusserliche Anwendungen

- **Wechselduschen:** Hierfür einfach nach Belieben im Wechsel warm und kalt duschen. Dabei dauert ein warmer Durchgang zwischen 4 und 5 Minuten. Die kalten Phasen erstrecken sich auf bis zu einer Minute. Das Wechselduschen wird mit einem kalten Guss beendet. Wechselduschen fördern die Durchblutung und regen den Kreislauf an.
- **Kalter Wickel:** Bei akutem Schwindel halten Sie ein Leintuch oder einen Waschlappen kurz unter fließendes kaltes Wasser und wringen diesen nur leicht aus. Anschließend wird der Wickel auf der Stirn platziert. Achten Sie darauf, dass er auch die Schläfen bedeckt, und auf eine ruhige Atmung.
- **Riechfläschchen:** Die Anwendung von Riechfläschchen mit ätherischen Ölen wie Zitrone oder Rosmarin kann bei Schwindel helfen. Sie können alternativ auch einfach eine Zitrone aufschneiden und daran riechen.

Innerliche Anwendungen

- **Ernährung:** Nehmen Sie Haferprodukte zu sich. Das Getreide enthält lösliche Ballaststoffe, ungesättigte Fettsäuren, Linolsäure, Vitamine sowie Mineralstoffe und hat deshalb eine positive Wirkung auf das Herz-Kreislauf-System. Darüber hinaus sollten Sie Vollkornprodukte bevorzugen. Ebenfalls empfiehlt sich der Verzehr von getrockneten Pflaumen, Bananen, Pistazien, Knoblauch, Kartoffeln, Blumenkohl, Spinat und Seezunge.
- **Ingwer:** Kauen Sie regelmäßig nach dem Aufstehen oder auch zwischendurch eine Scheibe Ingwer. Die Heilpflanze hilft bei Schwindel und wirkt der damit verbundenen Übelkeit sowie Kopfschmerzen entgegen.
- **Wasser mit Zitrone:** Bei akutem Schwindel kann ein Glas kühles (nicht eiskaltes!) Wasser mit etwas frischem Zitronensaft helfen. Die Mischung in kleinen Schlucken trinken.
- **Vitamin B_6:** Nehmen Sie Vitamin B_6 ein. Es beeinflusst nicht nur den Gleichgewichtssinn, sondern auch Muskeln, Stoffwechsel sowie den Gemütszustand positiv.
- **Chinesische Teerezeptur bei Schwindel:** 3–9 g Dan Shen (Rotwurzelsalbeiwurzel), 5–10 g Hai Feng Teng (Pfefferstängel), 9–15 g Ji Xue Teng (Hühnerblutstängel), 4,5–9 g Niu Xi (Achyranthis-Wurzel).

Akupressur

- **LG 26 – Renzhong:** In der Oberlippenmitte
- **Ex 2 – Taiyang:** Dieser Punkt liegt in der Mitte der Schläfen
- **Ex 6 – Sishencong:** Zwei Fingerbreit von der Kopfspitze, in der Mitte links und rechts, vorn und hinten
- **KG 4 – Guanyuan:** Drei Fingerbreit unterhalb des Bauchnabels

Bewegung und Meditation

Zwei bis drei Sport-Einheiten pro Woche stärken das Kreislaufsystem. Üben Sie auch solche Sportarten aus, die das Gleichgewicht trainieren wie etwa Tanzen, Yoga, Qi Gong oder Tai Ji Quan. Bei Letzterem empfiehlt sich die Übung *Gehen* (siehe S. 92).

Gynäkologie

Die weiblichen Geschlechtsorgane erfüllen ihre Funktion nur, wenn sie ausreichend mit Blut-Xue und Qi versorgt sind. Die Quellen dieser Substanzen sind in Milz, Magen, Herz, Nieren und Leber verortet. Daneben spielen auch die außerordentlichen Gefäße eine Rolle für die Geschlechtsorgane, da sie Qi regulieren und kontrollieren. Allerdings drosseln sie ihre Aktivität mit zunehmendem Alter, weshalb der Ausgleich des Qi in den Meridianen nicht mehr optimal funktioniert. In der Folge kommt es zu Zyklusschwankungen, bis die Menstruation völlig ausbleibt und damit die Menopause erreicht ist. Die Frau ist nun nicht mehr fruchtbar.

Neben den hormonellen Veränderungen durch die Wechseljahre können auch die äußeren Faktoren Hitze, Kälte und Feuchtigkeit sowie ein ungesunder Lebensstil, überbetonte oder fehlende Gefühle zu gynäkologischen Beschwerden und Erkrankungen führen.

Brustkrebs

Brustkrebs (Mammakarzinom) ist der am häufigsten bei Frauen vorkommende Tumor. Aber auch Männer können daran erkranken. Die eigentlichen Ursachen von Brustkrebs sind bis heute nicht vollständig bekannt. Allerdings können bestimmte Risikofaktoren wie etwa Alkohol, Nikotin, Geschlechtshormone (z. B. Östrogen und Gestagen) die Entstehung von Brustkrebs begünstigen. Daneben besteht bei kinderlosen Frauen sowie bei solchen, die mit einem Alter über 30 Jahren Kinder geboren haben, ein erhöhtes Risiko. Stillen soll sogar eine schützende Wirkung haben. Darüber hinaus ist auch die genetische Prädisposition von Bedeutung.

Einige Risikofaktoren stehen insbesondere mit den Wechseljahren in Verbindung. Frauen in den Wechseljahren nehmen häufig zu, und Übergewicht stellt einen bedeutenden Risikofaktor für eine Brustkrebserkrankung dar. Vor allem der übermäßige Genuss von tierischen Fetten wird mit der Entstehung von Brustkrebs assoziiert. Des Weiteren gilt eine jahrelange Hormontherapie in den Wechseljahren als risikosteigernd. Gleiches gilt bei spätem Einsetzen der Wechseljahre.

Nach Ansicht der TCM steht Brustkrebs in Zusammenhang mit einem gestörten Magenmeridian sowie einer Störung des Konzeptionsgefäßes. Die Magenleitbahn führt durch die Brustwarzen und Frauen sind auf das Konzeptionsgefäß angewiesen. Qi-Mangel- und -Schwäche in Leber und Nieren sowie eine Blockade des Milz-Qi bringen Qi und Blut-Xue aus der Balance und verursachen so Störungen der beiden Meridiane. Ebenso können innere pathogene Faktoren für diese verantwortlich sein.

Durch anhaltende Depressionen können sich hormonelle Störungen ergeben, die eine Östrogen-Überproduktion sowie zu einem Kontrollverlust der Zellteilung herbeiführen können, was in der Folge zu karzinomen Mutationen führt. Daneben können Feuer-Toxine die Zang-Fu-Organe durchdringen, was Brustkrebs mit Entzündungen (Rötungen, Schmerzen und Schwellungen) hervorruft. Bei einer Erosion der Brustwarzen wird vom Eindringen pathogener Feuchtigkeit ausgegangen. Pathogene Wind-Kälte setzt sich in den geschwächten Leitbahnen fest und verbindet sich mit Blut-Xue. In der Folge entstehen Verklumpungen. Weitere Ursachen können Depression, Schleim-Feuchtigkeit durch Milz-Mangel, Blutleere, Leber-Qi-Stagnation sowie eine Disharmonie zwischen dem Konzeptions- und dem Durchdringungsgefäß sein.

Die Schulmedizin bietet individuell angepasste Therapien an. Dabei werden häufig Medikamente, Operation und Strahlentherapie kombiniert. Darüber hinaus gibt es eine Reihe von neuen Therapieformen. Gerade bei Brustkrebs eignet sich die TCM hervorragend als komplementäre Behandlung. Sie kann Begleiterscheinungen der schulmedizinischen Therapie wie Übelkeit durch Chemotherapeutika lindern. Darüber hinaus bringen Qi Gong, Tai Ji Quan und Akupunktur das Qi wieder ins Gleichgewicht, wodurch die Remission günstig beeinflusst wird. Aber auch pflanzliche Supplemente wie Kurkuma haben eine hilfreiche Wirkung.

Eine begleitende TCM-Therapie sollte allerdings immer mit dem behandelnden Arzt (Gynäkologen oder Onkologen) abgesprochen werden.

Äusserliche Anwendungen

- **Johanniskraut- und Bergamotte-Bad:** Jeweils 5 Tropfen Johanniskraut- und Bergamotteöl in 37 °C warmes Badewasser geben und etwa 20 Minuten darin baden. Die ätherischen Öle beleben und wirken stimmungsaufhellend.

- **Rosmarin-Bad:** 10 Tropfen ätherisches Rosmarinöl dem Badewasser (Wassertemperatur zwischen 28 und 38 °C) zugeben und 15–20 Minuten baden. Die Abwehrkräfte werden zusätzlich gestärkt, wenn eine anschließende kalte Dusche erfolgt. Danach empfiehlt es sich zu ruhen. Das Bad entspannt nicht nur und lindert Stress sowie Nervosität, sondern regt auch das Immunsystem an. Darüber hinaus soll Rosmarinöl Anti-Tumor-Eigenschaften besitzen. Allerdings wirkt Rosmarin anregend, weshalb das Bad nicht unmittelbar vor dem Schlafengehen genommen werden sollte.

Innerliche Anwendungen

- **Ernährung:** Reduzieren Sie tierisches Eiweiß, und greifen Sie vor allem zu pflanzlichen Eiweißprodukten wie etwa Sprossen und Hülsenfrüchten. Setzen Sie auf eine ausgewogene Vollkost, und greifen Sie zu Dinkel, Buchweizen oder Hirse statt Weizen. Generell empfiehlt es sich, viel Obst und Gemüse zu essen, da hier zahlreiche sekundäre Pflanzenstoffe und Antioxidantien enthalten sind, die eine potente krebshemmende Wirkung haben. Bevorzugen Sie vor allem Blaubeeren, Erdbeeren, Himbeeren, Zitrusfrüchte, Knoblauch, Kohl, Brokkoli, Tomaten und Leinsamen. Trinken Sie regelmäßig grünen Tee. Bauen Sie selenhaltige Nahrungsmittel wie Bohnen, Nüsse, Linsen, Sesam, Kokosnuss oder Fisch in Ihren Speiseplan ein. Das Spurenelement besitzt eine krebshemmende Wirkung. Verzichten Sie auf Margarine. Sie enthält hochgesättigte Fette, die eine ungünstige Wirkung haben. Nehmen Sie qualitativ hochwertige Öle und hin und wieder milchsaure Gemüsesäfte zu sich.

  Während der Chemotherapie oder Bestrahlung wird gut verträgliche und leichte Vollkost empfohlen. Sie sollte reich an Vitaminen, Nährstoffen, sekundären Pflanzenstoffen und Antioxidantien sein. Von Vorteil sind hier fettarme Speisen, Geflügelfleisch, Kartoffelgerichte, gedünstetes Gemüse und reifes Obst. Außerdem ist auf eine ausreichende Flüssigkeitszufuhr zu achten. Diese kann in Form von Kräutertees, Mineralwasser und Saftschorlen erfolgen. Unbedingt abzusehen ist von stark gewürzten, fetten sowie frittierten und zuckerhaltigen Speisen. Ebenso sollten blähende Lebensmittel wie Lauch, Zwiebeln, Kohl oder Bohnen vermieden werden. Alkohol, Bohnenkaffee und kohlensäurehaltige Getränke sind von Nachteil.

- **Kurkuma:** Nehmen Sie täglich 3 g Kurkuma ein. Bei gleichzeitiger Einnahme von Piperin (Pfefferextrakt) wird die Resorptionsrate um ein Vielfaches gesteigert. Kurkuma wirkt krebshemmend und kann Metastasenbildung bei Brustkrebs verhindern.
- **Ingwertee:** Schneiden Sie ein daumengroßes Ingwerstück in Scheiben, und kochen Sie es in ½ l Wasser auf. Lassen Sie den Tee 15 Minuten lang zugedeckt ziehen, seihen Sie ihn ab, und trinken Sie den Tee in kleinen Schlucken. Das lindert die durch die Medikamente hervorgerufene Übelkeit.
- **Chinesische Teerezeptur bei Brustkrebs:** 9-12 g Dong Ling Cao (Dong-Ling-Blätter), 6-9 g Gan Cao (Ural-Süßholzwurzel), 3-9 g Bai Bu (Stemona-Wurzel), 3-6 g Yan Hu Suo (Lerchenspornwurzelstock). Dieser Heiltee harmonisiert das Qi und vertreibt Toxine.

Akupressur

- **Le 3 – Taichong:** Zwischen den Enden der Mittelfußknochen der großen und der zweiten Zehe. Dieser Punkt wird häufig bei Brustkrebspatientinnen eingesetzt. Er eliminiert inneren Wind, kontrolliert das Yang der Leber, beruhigt den Geist (Shen) und belebt das Blut-Xue.
- **Pe 6 – Neiguan:** Vier Fingerbreit oberhalb der Handgelenksfalte, in der Mitte der Sehnen. Wirkt gegen Übelkeit und Erbrechen.
- **Ex 2 – Taiyang:** Am äußeren Augenbrauenende. Der Punkt wird jeweils 20-mal im Uhrzeigersinn gerieben. Das schafft Abhilfe bei Erschöpfung.

Bewegung und Meditation

Bewegung ist für Krebspatienten von großer Bedeutung. Viele Patientinnen leiden unter Depressionen, Erschöpfung und Müdigkeit. Regelmäßige körperliche Aktivität schafft hier Abhilfe. Sie hat einen günstigen Einfluss auf die seelische Verfassung. Darüber hinaus kräftigt sie unter anderem Knochen sowie Muskulatur, wirkt einer brustkrebsfördernden Gewichtszunahme entgegen, verbessert den Schlaf und regt das Immunsystem an. Außerdem lässt sich damit gezielt der Lymphabfluss im Operationsgebiet stimulieren. Regelmäßige Bewegung ist also essenziell für Brustkrebspatientinnen. Natürlich sollte sie der jeweiligen Kondition angepasst sein. Besonders empfehlenswert sind Tai Ji Quan und Qi Gong.

Duftendes Qi Gong (S. 78ff.)

~ Himmel und Erde nach rechts drehen
~ Himmel und Erde nach links drehen
~ Die Luft ist erfüllt vom Duft der chinesischen Pagode

Tai Ji Quan (S. 88ff.)

~ Nehmen Sie auf dem Boden Platz, und falten Sie Ihre Hände vor der Brust. Klappen Sie diese einige Male auf und wieder zu.
~ Lenken Sie Ihre Konzentration auf die an Brustkrebs erkrankte Brust, und führen Sie Ihre Hände an die betroffene Region, drehen Sie nun die Hände jeweils 20-mal nach außen und innen.
~ Stehen Sie auf, und nehmen Sie einen schulterbreiten Stand ein. Klopfen Sie nun im Wechsel mit der rechten Hand auf die linke Schulter und andersherum.
~ Anschließend platzieren Sie die Hände auf den Brüsten und halten diese in den Händen. Strecken Sie dabei Ihren Kopf wie eine Schildkröte nach vorn, und führen Sie ihn dann wieder zurück.

Brustspannen/Schmerzende Brüste

Brustschmerzen machen sich entweder durch ziehende oder stechende Schmerzen bemerkbar, die in der Regel beidseitig in Erscheinung treten, die Brüste sind besonders berührungsempfindlich und/oder spannen unangenehm. Die Beschwerden ergeben sich während der Wechseljahre aufgrund der abnehmenden Progesteronproduktion und der dadurch entstehenden momentanen Östrogendominanz. Darüber hinaus können Brustschmerzen auch als Nebenwirkung einer Hormontherapie vorliegen.

Infolge des momentanen Östrogenübergewichts können sich vermehrte Wassereinlagerungen im Brustgewebe bilden. In einigen Fällen entstehen auch gutartige Veränderungen des Brustdrüsengewebes in Form von Zysten (Mastopathie).

Die TCM betrachtet beispielsweise Blut-Xue- oder Qi-Stagnation, Leber-Blutmangel, Leber-Qi-Stagnation, pathogene Hitze, Kälte, Wind und Feuchtigkeit sowie pathogene innere Faktoren (Stress, unterdrückte negative Gefühle wie Ärger oder Wut) als Ursache.

Äusserliche Anwendungen

~ **Sanfte Brustmassagen:** Sanfte Massagen der Brüste mit kreisenden Bewegungen können Brustspannen und Brustschmerzen lindern. Hierzu eignen sich Lavendel- oder Rosen-Massageöle.

~ **Quark-Brustwickel:** Etwa 500 g gekühlten Quark gleichmäßig auf einem sauberen Leintuch verteilen, und danach das Tuch mit der Quarkseite auf die Brüste legen. Der Quarkwickel bleibt so lange auf den Brüsten, bis er vollständig durchgewärmt ist. Nach dem Abnehmen des Wickels werden die auf der Haut verbliebenen Quarkreste sanft mit kühlem Wasser abgewaschen.

~ **Lavendel-Wickel:** Einige Tropfen ätherisches Lavendelöl auf ein sauberes Leintuch/Baumwolltuch träufeln und das Tuch in Alufolie einschlagen. Nun wird das Tuch circa 10 Minuten zwischen zwei heiße Wärmflaschen gelegt und anschließend einmal um die Brust gewickelt. Das Ganze mit einem vorgewärmten Handtuch (einfach über die warme Heizung hängen) abdecken. Der Wickel wird abgenommen, sobald er auskühlt. Er lindert Schmerzen und Spannungen in der Brust.

Innerliche Anwendungen

~ **Ernährung:** Auf Bohnenkaffee, Schokolade und Schwarztee sollte verzichtet werden. Darüber hinaus ist auf eine vollwertige Kost zu achten, die Übergewicht entgegenwirkt. Eine fett- und salzarme Kost wird empfohlen. Nikotingenuss sollte vermieden werden.

~ **Kirschen:** Essen Sie bei Schmerzen Kirschen, oder trinken Sie Kirschsaft. Die Frucht hat wie Ingwer eine schmerzlindernde Wirkung.

~ **Mönchspfeffer:** Die Einnahme von Mönchspfeffer harmonisiert die Hormone. Das Präparat sollte gemäß den jeweiligen Angaben auf der Verpackung eingenommen werden.

Akupressur

~ **Di 4 – Hegu:** Am Ende der Daumenfalte zwischen Zeigefinger und Daumen

~ **LG 20 – Baihui:** Auf der Fontanelle, Treffpunkt der Mittellinie mit der Oberseite der Ohren

~ **Ma 15 – Wuyi:** Im zweiten Intercostalraum (Raum zwischen den Rippen) auf der Mammillarlinie

- **Ma 16 – Yingchuang:** Im dritten Intercostalraum (Raum zwischen den Rippen) auf der Mammillarlinie
- **Gb 41 – Zulinqi:** Zwischen den beiden oberen Enden der Mittelfußknochen der vierten und der kleinen Zehe.
- **KG 17 – Danzhong:** In der Mitte des Brustbeins, auf der Linie des vierten Rippenzwischenraums

Bewegung und Meditation

Regelmäßige Bewegung wirkt schmerzlindernd. Darüber hinaus trägt sie zur Entspannung bei.

Duftendes Qi Gong (S. 78ff.)

- Der Jünger betet zu Buddha
- Die Hände kreuzend schwingen

Juckreiz / Schmerzen im Intimbereich

(Scheidentrockenheit/Atrophie und Scheideninfektion/Vaginitis)

Nach der Menopause leiden viele Frauen aufgrund der versiegenden Produktion der Östrogene unter einer vaginalen Atrophie. Durch die Hormonumstellung wird die Schleimhaut der Scheide zunehmend dünner und trockener, es kommt zu mangelnder Durchblutung, und die Scheidenschleimhaut bildet sich zurück. Außerdem können sich hinter dem Juckreiz in der Scheide bzw. der Scheidentrockenheit auch Erkrankungen wie Schuppenflechte, Diabetes, Krebs, Multiple Sklerose verbergen. Psychische Probleme sowie Angst oder Stress begünstigen Scheidentrockenheit. Die TCM assoziiert sie unter anderem mit einem Yin-Mangel.

Eine vaginale Atrophie macht sich unter anderem durch Brennen und Juckreiz im Intimbereich in Verbindung mit ständiger Flüssigkeitsabsonderung der Scheide und Ausfluss sowie Schmerzen beim Geschlechtsverkehr bemerkbar. Teilweise kann es auch zu leichten Blutungen kommen. Die Scheidenschleimhaut wird anfälliger für Verletzungen und Infektionen, sodass es nicht selten zu einer späteren Ansteckung mit Krankheitserregern wie Bakterien oder Pilzen kommt.

Darüber hinaus begünstigen ungesunde Veränderungen des Scheidenmilieus Entzündungen sowie Infektionen durch Keime. Daneben können auch seelische Probleme die Entstehung einer Scheideninfektion fördern. Als Ursache für eine Entzündung gelten laut TCM Feuchtigkeit und Kälte sowie Hitze und Feuchtigkeit.

Rasiermesserartige, stechende oder brennende Schmerzen im Bereich der Vulva werden auch mit dem Krankheitsbild Vulvodynie assoziiert. Hier können die Schmerzen durch Berührungen, aber auch ohne äußeren Anlass auftreten und sich durch bestimmte Körperpositionen verschärfen. Die tatsächliche Ursache hierfür ist bisher nicht geklärt. Fest steht allerdings, dass die Nerven eine wichtige Rolle spielen. In der chinesischen Lehre werden Schmerzen generell mit einer Qi- sowie Blut-Xue-Blockade assoziiert.

Äusserliche Anwendungen

- ~ **Chlorwasser meiden:** Chlorwasser bringt das bakterielle Milieu der Scheidenflora durcheinander und hat zudem eine austrocknende Wirkung. Meiden Sie also Schwimmbäder mit chlorhaltigem Wasser.
- ~ **Richtige Intimhygiene:** Verzichten Sie bei der Intimhygiene auf aggressive Seifen oder Duschgels. Sie zerstören den empfindlichen Säuremantel der Haut und eliminieren Milchsäurebakterien, was zu einer Störung der natürlichen selbstreinigenden Funktion der Scheide führt. Es genügt, den Intimbereich mit klarem, lauwarmem Wasser zu waschen. Bei Bedarf kann auch eine pH-neutrale Waschlotion angewendet werden. Während der Menstruation sollte der Genitalbereich mehrmals täglich mit klarem Wasser gereinigt werden.
- ~ **Cremes und Gels:** Um trotzdem ein ausgefülltes Sexualleben zu haben, empfiehlt sich die Anwendung von Feuchtigkeitscremes und Gleitgels auf Wasserbasis. Sie können auch Weizenkeimöl oder Mandelöl als Gleitmittel verwenden.
- ~ **Teebaumöl-Bad:** Geben Sie 10 Tropfen Teebaumöl in das Badewasser. Andere Badezusätze werden hierbei nicht verwendet. Die Badedauer beträgt 10–15 Minuten. Teebaumöl hat eine antiseptische, antimikrobielle und antibakterielle Wirkung.
- ~ **Rosen-Sahne-Bad:** Ätherische Öle wie Rose oder Muskatellersalbei in Kombination mit etwas Sahne als Badezusatz regen die Scheidensekretion und die Libido an.

- **Ringelblumenöl:** Pflegen Sie Ihren Scheidenausgang täglich mit Ringelblumenöl (auch Mandel- oder Weizenkeimöl). Das sorgt für eine geschmeidige Haut und wirkt präventiv gegen Infektionen.
- **Lokale Hormontherapie:** Wenden Sie Phytoöstrogene in Form von Vaginalzäpfchen an. Diese werden vor dem Zubettgehen in die Scheide eingeführt. Lassen Sie sich hierzu von Ihrem TCM-Arzt beraten. Ebenfalls empfiehlt sich die Anwendung von Östrogensalben und -zäpfchen. Hierdurch wird das Brustkrebsrisiko nicht erhöht.

Innerliche Anwendungen

- **Ernährung:** Nehmen Sie reichlich Omega-3-Fettsäuren zu sich. Diese stecken vor allem in Leinöl, Rapsöl, Fisch (z. B. Schellfisch, Thunfisch, Makrele, Lachs und Forelle) sowie Walnüssen. Yin-stärkende Lebensmittel sind verschiedene Obst- und Gemüsesorten wie Äpfel, Bananen, Auberginen, Artischocken oder Kohl. Die Lebensmittel sollten lange und mit viel Wasser gekocht werden. Außerdem sollten Sie mindestens 2 l täglich trinken. Meiden Sie Alkohol und Nikotin.
- **Leinsamen:** Nehmen Sie täglich 1 EL Leinsamen zu sich – am besten verrührt in einem Joghurt oder mit einem Glas Wasser. Sie enthalten Lignane sowie andere Phytohormone und stimulieren die Schleimproduktion. Daneben sollen Leinsamen den mit Hitzewallungen assoziierten Schweißausbrüchen entgegenwirken.
- **Meerrettichpaste:** Reiben Sie frischen Meerrettich, und mengen Sie etwas Zitronensaft unter, bis eine breiartige Masse entsteht. Essen Sie zwei- bis dreimal täglich jeweils ½ TL davon. Das bringt das Scheidenmilieu wieder in Balance und stärkt das Immunsystem.
- **Weihrauch-Supplemente:** Das Harz des Weihrauchs kann bei chronischen Schmerzen Abhilfe schaffen. Nehmen Sie nach Abklärung mit dem Arzt regelmäßig Weihrauch-Tabletten ein.
- **Piperin:** 20 Milligramm, zweimal täglich, maximal 7 Tage. Piperin hat eine immunstimulierende, antibakterielle und entzündungshemmende Wirkung. Die Substanz sollte nur kurzzeitig angewendet werden. Frauen mit Kinderwunsch wird von Piperin abgeraten.
- **Chinesische Teerezeptur bei Vaginitis:** 6–9 g Ze Xie (Orientfroschlöffelknolle), 6–15 g Jin Yin Hua (Geißblattblüten), 6–9 g Ingwer, 9–15 g Ban Lan Gen (Färberwaidwurzel)
  Dieser Heiltee wirkt desinfizierend, entgiftend und normalisierend.

AKUPRESSUR

- **KG 17 – Danzhong:** In der Mitte des Brustbeins, auf der Linie des vierten Rippenzwischenraums. Stärkt unter anderem das Immunsystem, wirkt gegen Stress und beruhigt.
- **Le 3 – Taichong:** Zwischen den Enden der Mittelfußknochen der großen und der zweiten Zehe, in einer Vertiefung. Lindert unter anderem Schmerzen im Genitalbereich.
- **Le 8 – Ququan:** Am zur Körpermitte hin gelegenen Ende der Beugefalte des Kniegelenks bei gebeugtem Knie, zwischen den Sehnen des Schneide- und Schlankmuskels. Hilft unter anderem gegen Schmerzen im Genitalbereich.

BEWEGUNG UND MEDITATION

Regelmäßige Bewegung regt die Durchblutung an. Sanftes Tai Ji Quan (siehe S. 88ff.) ist ein erster Schritt, um den Fluss des Qi und des Blutes anzuregen und zu harmonisieren. Gleichzeitig baut es Stress ab, der Scheidentrockenheit begünstigen kann. Unter anderem empfiehlt sich auch Beckenbodengymnastik, da hier gezielt die Durchblutung im Intimbereich angeregt wird.

ZYKLUSVERÄNDERUNGEN/-STÖRUNGEN

Mit Einsetzen der Wechseljahre und damit sinkendem Hormonspiegel spielt die Menstruation verrückt!

Es kann es zu unregelmäßigen Abständen zwischen den Blutungen kommen. Darüber hinaus kann die Menstruation lange, aber auch sehr kurz andauern. Ebenso sind Zwischenblutungen oder das vollständige Ausbleiben der Menstruation nicht ungewöhnlich. Daneben kann es auch zu Veränderungen hinsichtlich der Menstruationsstärke kommen. Schwache Menstruation kann ebenso wie eine sehr starke auftreten.

Dennoch können auch andere Ursachen für Menstruationsbeschwerden und -störungen vorliegen wie etwa Stress, Klimaumstellungen sowie diverse Erkrankungen wie Gebärmutterpolypen oder -myome. Nicht alle Störungen kommen also von der hormonellen Umstellung.

Ausbleibende Monatsblutung (Amenorrhö)

Mit dem Ende der fruchtbaren Lebensphase bleibt die Menstruation schließlich vollständig und dauerhaft aus. Bis zur Menopause kann sie allerdings auch hier und da ausbleiben. In der Regel lässt sich das wie gesagt auf die hormonelle Umstellung zurückführen. Allerdings können auch andere Gründe wie eine Schwangerschaft oder körperliche sowie seelische Störungen wie Stress, Sorgen, Ängste und übermäßige Belastung vorliegen. Starkes Übergewicht kann ebenso wie eine deutliche Gewichtsabnahme den Hormonhaushalt und damit die Blutung beeinflussen. Gleiches gilt für bestimmte Medikamente.

Die Chinesen verbinden ebenfalls mehrere Ursachen mit einer Amenorrhö. Sie kann das Resultat einer Stagnation des Leber- und Herz-Qi sein, die durch innere Faktoren (Emotionen) ausgelöst wird. Sie blockieren das Blut-Xue. Darüber hinaus kann auch ein Yin- und Blut-Xue-Mangel, bedingt durch Mangelernährung oder Erschöpfung, eine Rolle spielen. Auch kann das Blut nicht über ausreichend Wärme verfügen, was ebenfalls zu einem Ausbleiben der Regel führt.

Innerliche Anwendungen

- **Beifuß:** 2 TL Beifußkraut mit 200 ml kochendem Wasser übergießen, 10 Minuten zugedeckt ziehen lassen, abseihen und in kleinen Schlucken trinken. Nehmen Sie täglich 2–3 Tassen des Tees ein. Bei Bluthochdruck ist Beifuß kontraindiziert.
- **Mönchspfeffer:** Nehmen Sie regelmäßig Mönchspfeffer ein.
- **Kräutermischung:** Stellen Sie eine Teemischung aus je 20 g Rosmarin und Poleiminze sowie je 45 g Beifußkraut und Beifußwurzel, 40 g Liebstöckelwurzel und 30 g Eberraute her. Für 1 Tasse Tee überbrühen Sie 2 TL der Kräutermischung mit 200 ml Wasser, abseihen und in kleinen Schlucken trinken. Bei Bedarf mit Honig süßen. Die Teekur sollte mehrere Wochen vollzogen werden.
- **Chinesische Teerezeptur bei ausbleibender Menstruation:** 4,5–9 g Dang Gui (Chinesische Angelikawurzel), 6–12 g Mai Dong (Schlangenbartwurzel), 4,5–9 g Niu Xi (Achyranthis-Wurzel), 3–9 g Hong Hua (Saflorblüten)
  Dieser Heiltee fördert die Durchblutung, regt den Stoffwechsel an, aktiviert die Hormone und dämpft innere Unruhe.

Bewegung und Meditation

Machen Sie regelmäßig Qi Gong oder Tai Ji Quan. Das harmonisiert Ihre Energien und unterstützt so einen regelmäßigen Menstruationszyklus.

Verlängerte Menstruation (Menorrhagie)

Von einer verlängerten Menstruation ist die Rede, wenn die Blutung länger als sieben Tage anhält. Die Menorrhagie tritt häufig in Verbindung mit einer Hypermenorrhö (starke Menstruation) auf. Viele Betroffene leiden aufgrund des hohen Blutverlustes unter Eisenmangel, der sich zu einer Eisenmangelanämie entwickeln kann. Daneben können auch Kreislaufprobleme, Erschöpfung und Mattigkeit auftreten.

Es gibt zahlreiche harmlose wie auch schwerwiegende Ursachen, die organischer, hormoneller oder funktioneller Natur sein können. Beispiele sind Stress, Gebärmutter- oder Gebärmutterhalskrebs, gestörte Blutgerinnung und Bluthochdruck sowie Intrauterinpessare.

Innerliche Anwendungen

- **Mönchspfeffer:** Nehmen Sie während der Menstruation täglich 4–5 Gramm Mönchspfeffer ein.
- **Frauenmanteltee:** 2 TL Kräuterdroge mit 200 ml kochendem Wasser überbrühen, 10 Minuten zugedeckt ziehen lassen, abseihen und den Tee in kleinen Schlucken trinken. Wenden Sie den Heiltee nur während der Menstruation an.
  Weitere Anwendungen siehe auch starke Menstruation S. 171ff.

Bewegung und Meditation

Machen Sie täglich Tai Ji Quan, das beruhigt Körper, Geist und Seele.

Verkürzte Menstruation (Polymenorrhö)

Hierbei handelt es sich um kurze Zyklen, die weniger als 25 Tage dauern. Gründe hierfür sind meistens ein hormonelles Ungleichgewicht, wie es etwa in den Wechseljahren der Fall ist. Aber auch psychische sowie physische Belastungen können für verkürzte Zyklen verantwortlich sein.

INNERLICHE ANWENDUNGEN

- **Kräutermischung:** Stellen Sie eine Mischung aus 100 g Hirtentäschelkraut und 100 ml Aloe-Absud her. (Für den Absud werden 30 g Aloe pro 1 l Wasser dosiert. Die Mischung wird nach 10 Minuten zugedecktem Köcheln abgeseiht.) Für 1 Tasse werden 10 g Kräuterdroge mit 200 ml kochendem Wasser übergossen. Alles 10 Minuten ziehen lassen, abseihen und den Tee in kleinen Schlucken trinken.
- **Chinesische Teerezeptur bei verkürzter Menstruation:** 4,5–9 g Dang Gui (Chinesische Angelikawurzel), 9–30 g Dang Shen (Glockenwindwurzel), 9–30 g Huang Qi (Astralagus-Wurzel), 6–12 g Nü Zhen Zi (Ligusterfrüchte)
  Dieser Heiltee wirkt stabilisierend und normalisierend.

AKUPRESSUR

- **Ma 36 – Zusanli:** Vier Fingerbreit unterhalb der Kniescheibe, außen am Schienbeinknochen
- **Bl 40 – Weizhong:** Mittig auf der Beugefalte des Kniegelenks

BEWEGUNG UND MEDITATION

Regelmäßiges Qi Gong bringt Ihr Qi sowie Blut-Xue wieder in Balance.

ZWISCHENBLUTUNGEN (METRORRHAGIE)

Azyklische Blutungen treten meistens in Form von Schmierblutungen in Erscheinung oder fallen zumindest sehr schwach aus. Zwischenblutungen lassen sich auf hormonelle, funktionelle oder organische Ursachen (z. B. Polypen, Scheiden- oder Gebärmutterkrebs, Myome) zurückführen; meist sind sie unbedenklich.

ÄUSSERLICHE ANWENDUNG

- **Eichenrindenbad:** Stellen Sie einen Badesud aus 100 g Eichenrinde und 2 l Wasser her. Abseihen und in das Badewasser geben. (Hinweise zu Kräuterheilbädern S. 96f.)

INNERLICHE ANWENDUNG

- **Kräutermischung:** Stellen Sie eine Kräutermischung aus je 25 g Wiesenknospenkraut, Mönchspfefferfrüchten, Frauenmantelkraut und Schafgarbe her. Für 1 Tasse Tee überbrühen Sie 2 TL Kräuterdroge mit 200 ml Wasser, 10 Minuten zugedeckt ziehen lassen, abseihen und in kleinen Schlucken trinken. Nehmen Sie den Heiltee zweimal täglich für die Dauer von drei Zyklen ein.

Bewegung und Meditation

Machen Sie regelmäßig Qi Gong (siehe S. 78ff.). So bringen Sie Ihre Energien wieder ins Lot.

Schwache Menstruation (Hypomenorrhö)

Bei einer Hypomenorrhö erfolgt die Menstruation zwar regelmäßig, ist aber nur sehr schwach und tritt teilweise sogar nur in Form von Schmierblutungen in Erscheinung. Die Blutungsdauer ist dabei in der Regel verkürzt.

Ursachen können die mit den Wechseljahren einhergehende sinkende Östrogenproduktion sein, die einen ausreichenden Aufbau der Gebärmutterschleimhaut verhindert. Darüber hinaus kann es auch aufgrund von Unter- bzw. Übergewicht zu dieser Menstruationsstörung kommen. Auch hier ergibt sich diese durch hormonelle Schwankungen. Weitere Gründe sind die Gebärmutterschleimhaut schädigende Eingriffe oder chronisch entzündliche Veränderungen der Gebärmutterschleimhaut.

Blutmangel und eine schwache Konstitution sind gemäß der TCM primär für eine schwache Menstruation verantwortlich. Darüber hinaus kann ein blockiertes Leber-Qi vorliegen, das sich durch unterdrückte negative Emotionen entwickelt hat. Dies stört den Blut-Xue-Fluss und in der Folge können Vital- und Konzeptionsgefäß sowie die Gebärmutter nicht mehr ausreichend mit Blut versorgt werden.

Äusserliche Anwendungen

~ **Ansteigendes Fußbad:** Beginnen Sie das Fußbad mit etwa 35 °C warmem Wasser. Lassen Sie dann heißes Wasser zulaufen, bis die Wassertemperatur 42 °C beträgt. Baden Sie Ihre Füße etwa 5 Minuten, danach abtrocknen und warme Wollsocken anziehen.
Hinweis: Bei Venenerkrankungen ist das Fußbad kontraindiziert.

- **Senfmehl-Sitzbad:** Füllen Sie die Badewanne bis zur Hälfte mit warmem Wasser, und geben Sie 5 EL Senfmehl in das Wasser (Hinweise zu Heilbädern, S. 96f.).

Innerliche Anwendungen

- **Küchenschelle (Pulsatilla):** Nehmen Sie regelmäßig Küchenschellen-Tinktur ein.
- **Chinesische Teerezeptur bei schwacher Menstruation:** 4,5–9 g Dang Gui (Chinesische Angelikawurzel), 9–30 g Dang Shen (Glockenwindwurzel), 6–9 g Xiang Fu (Nussgraswurzelstock), 10–15 g Shan Zha (Fiederweißdornbeeren)
  Dieser Heiltee wirkt menstruationsfördernd und anregend.

Akupressur

- **Le 3 – Taichong:** Zwischen den Enden der Mittelfußknochen der großen und der zweiten Zehe, in einer Vertiefung
- **Mi 6 – Sanyinjiao:** An der Unterschenkel-Innenseite, drei Daumenbreit oberhalb des höchsten Punktes des Innenknöchels an der Hinterkante des Schienbeins

Bewegung und Meditation

Regelmäßiges Tai Ji Quan (siehe S. 88ff.) bringt Ihr Qi und damit auch Ihr Blut-Xue wieder ins Gleichgewicht.

Starke Menstruation (Hypermenorrhö)

Sofern die Blutung nach fünf Tagen noch eine tiefrote Farbe aufweist, wie Wasser aus der Scheide läuft oder in Klumpen abgeht, spricht man von einer zu starken Menstruation. Eine Hypermenorrhö wird in den meisten Fällen von Durstgefühlen, trockenem Mund oder innerer Unruhe begleitet.

Unter anderem kann eine Veränderung der Gebärmutterschleimhaut oder -muskulatur für diesen Zustand verantwortlich sein. Starke Blutungen können auch ein Hinweis auf Myome sein. Die starke Menstruation verursacht in der Regel starken Eisenmangel, der unbedingt behoben werden sollte.

Bei Qi-Mangel ist die Frau blass und fühlt sich erschöpft, das Menstruationsblut ist dünnflüssig und hell. Dieser ergibt sich entweder durch Überbelastung oder falsche Ernährung. Darüber hinaus kann auch Hitze im Blut durch eine Yin-Schwäche bzw. ein zu dominantes Yang, eine Qi-Blockade in der Leber oder äußere Faktoren zu einer starken Menstruation führen. Daneben kann auch ein Übermaß an heißen Gewürzen der Grund sein. In beiden Fällen kann die Milz das Blut nicht behalten.

Äußerliche Anwendung

- **Kalte Kompressen:** Helfen Sie sich mit kalten Kompressen. Hierfür geben Sie einige Eiswürfel in ein Leintuch und platzieren es etwa 15–20 Minuten auf dem Unterbauch. Durch die Kälte verengen sich die Gefäße, und der Blutfluss wird verringert.

Innerliche Anwendungen

- **Zimt:** Geben Sie 2 TL Zimtpulver zusammen mit 200 ml heißem Wasser in einen Topf, und lassen Sie die Mischung 5 Minuten köcheln. Sie können den Heiltrunk mit etwas Waldhonig süßen. Trinken Sie das Zimtgetränk zweimal täglich während der Menstruation.
- **Ananas:** Essen Sie während der Monatsblutung jeden Tag etwas Ananas. Sie enthält Mangan, das die Blutung schwächt.
- **Möhren-Spinat-Saft:** Mischen Sie drei Teile Spinatsaft mit fünf Teilen Möhrensaft, und trinken Sie täglich ½–1 l von der Mischung.
- **Vogelknöterichkraut:** Kochen Sie 35 g Vogelknöterichkraut in sauerem Rotwein auf. Alles abseihen, in eine Flasche füllen und im Kühlschrank lagern. Trinken Sie mehrmals am Tag ein Schnapsglas davon.
- **Zinnkraut:** Übergießen Sie 1 TL Zinnkraut mit 250 ml kochendem Wasser. 10 Minuten zugedeckt ziehen lassen und jeden Tag 3–4 Tassen davon trinken.
- **Apfelessig:** 1–2 TL Apfelessig mit 1 Glas warmem Wasser mischen und zweimal pro Tag während der Menstruation trinken.
- **Chinesische Teerezeptur bei starker Menstruation:** 4,5–9 g Dang Gui (Chinesische Angelikawurzel), 9–30 g Dang Shen (Glockenwindwurzel), 9–30 g Huang Qi (Astralagus-Wurzel), 6–12 g Nü Zhen Zi (Ligusterfrüchte)
  Dieser Heiltee wirkt stabilisierend und normalisierend.

AKUPRESSUR

- **Ma 36 – Zusanli:** Vier Fingerbreit unterhalb der Kniescheibe, außen am Schienbeinknochen
- **Bl 40 – Weizhong:** Mittig auf der hinteren Beugefalte des Kniegelenks

BEWEGUNG UND MEDITATION

Sport und Meditation sowie andere Entspannungstechniken (z. B. Autogenes Training) können die Symptome günstig beeinflussen.

MENSTRUATIONSBESCHWERDEN

(PRÄMENSTRUELLES SYNDROM UND DYSMENORRHÖ)

Vor der Menstruation treten häufig Beschwerden wie Bauchkrämpfe, vermehrte oder verminderte Blutungsmenge, Spannungsgefühl in den Brüsten, Wassereinlagerungen in den Beinen, Rückenschmerzen, ziehende und stechende Schmerzen, Durchfall oder Übelkeit auf. Auch kann es zu einer Zyklusverschiebung kommen. Daneben zeigen sich beim prämenstruellen Syndrom (PMS) auch seelische Probleme wie Gereiztheit, innere Unruhe oder starke Stimmungsschwankungen.

Die Ursachen für PMS können unterschiedlich sein. Zum einen können Menstruationsbeschwerden auf Qi-Mangel oder Dysfunktion in Nieren oder Milz zurückgeführt werden. Außerdem ist eine Qi-Stauung in der Leber möglich. Diese kann seelische Probleme hervorrufen. Daneben kann auch eine schwache Konstitution prämenstruelle Symptome fördern. Nach Ansicht der TCM hängt das prämenstruelle Syndrom auch mit einem festen Muttermund zusammen.

Es gibt kaum eine Frau, der die unangenehmen Begleiterscheinungen der Monatsblutung erspart bleiben. Wie beim PMS sind Durchfall, Übelkeit und Kreislaufbeschwerden sowie Kopfweh meistens an der Tagesordnung. Treten bei jeder Periode krampfartige Unterleibs- und Rückenschmerzen auf, spricht man von einer Dysmenorrhö. Diese ist häufig ein Indiz für Zyklusanomalien.

Nach Ansicht der TCM wird diese durch Qi- oder Blutmangel sowie durch eine Qi-Blockade in der Leber verursacht. Seelische Störungen führen zu einer Verkrampfung der inneren Geschlechtsorgane. Gutartige

Wucherungen der Gebärmuttermuskulatur behindern den freien Fluss von Qi und Blut-Xue und rufen jene Symptome hervor, die mit Dysmenorrhö assoziiert werden. Darüber hinaus werden auch ein Übermaß an Rohkost sowie kalten Speisen und chronische Belastung durch Nässe und/oder Kälte mit schmerzhafter Menstruation in Verbindung gebracht.

In jedem Fall ist ein Gynäkologe heranzuziehen. Zusätzlich können Sie die nachfolgenden Behandlungen in Erwägung ziehen.

Äusserliche Anwendungen

- **Kamille-Bauchmassage:** Mischen Sie 5 Tropfen ätherisches Kamilleöl mit einem neutralen Trägeröl, und massieren Sie damit den Bauch in sanften, kreisenden Bewegungen im Uhrzeigersinn für etwa 2 Minuten. Genießen Sie anschließend die wohltuende Wirkung der Kamille.
- **Wärme:** Legen Sie eine warme Wärmflasche oder ein warmes Kirschkernkissen abwechselnd auf Unterbauch und Rücken.

Innerliche Anwendungen

- **Ernährung:** Nehmen Sie überwiegend Obst und Gemüse zu sich. Integrieren Sie dabei vor allem Nahrungsmittel mit Omega-3-Fettsäuren (z. B. Raps- und Leinöl, Lachs) in Ihren Speiseplan. Gleiches gilt für Vitamin-B_6-Lieferanten wie Vollkornbrot, Linsen oder Walnüsse.
- **Zimt:** Verrühren Sie 1 TL Zimtpulver mit 1 Glas warmem Wasser. Trinken Sie die Mischung in kleinen Schlucken. Sie schafft Abhilfe bei Regelschmerzen.
- **Cayennepfeffer:** Geben Sie ½ TL Cayennepfeffer in 1 Glas mit warmem Wasser, und trinken Sie die Mischung in kleinen Schlucken. Sie lindert Schmerzen.
- **Milch mit Gewürzen:** Gegen PMS-Symptome hilft warme Milch, der etwas Kreuzkümmel, Safran sowie Koriander (Samen oder Blätter) beigemengt wurden. Sie können die Heilkräuter entweder im Ganzen oder gemahlen in die kalte Milch geben. Danach wird die Mischung erwärmt und anschließend in kleinen Schlucken getrunken.
- **Chinesische Teerezeptur gegen schmerzhafte Menstruation:** 4,5–9 g Dang Gui (Chinesische Angelikawurzel), 3–9 g Hong Hua (Saflorblüten), 4,5–9 g Xiao Ji (Chinesisches Kratzdistelkraut), 9–12 g Yan Hu So (Lerchenspornwurzelstock)
  Dieser Heiltee wirkt beruhigend und entspannend.

- **Chinesische Teerezeptur gegen Menstruationsbeschwerden:** 4,5–9 g Dang Gui (Chinesische Angelikawurzel), 9–15 g Yan Hu So (Lerchenspornwurzelstock), 9–15 g Fu Ling (Kiefernschwamm), 1,5–9 g Gan Cao (Ural-Süßholzwurzel), 6–12 g Tu Si Zi (Chinesische Teufelszwirnsamen)
  Dieser Heiltee wirkt stabilisierend und entkrampfend.

Akupressur

- **Bl 23 – Shenshu:** Am Rücken zwischen dem zweiten und dem dritten Lendenwirbel
- **Bl 31 – Shangliao:** In der Kuhle des Kreuzbeins oberhalb des Gesäßes

Bewegung und Meditation

Treiben Sie leichten Sport, denn Bewegung fördert die Durchblutung, lockert die Muskulatur und hemmt Schmerzen. Besonders Duftendes Qi Gong kann bei Regelschmerzen Abhilfe schaffen.

Duftendes Qi Gong (S. 78ff.)

- Die Hände kreuzend schwingen
- Der Jünger betet zu Buddha
- Himmel und Erde nach links drehen
- Himmel und Erde nach rechts drehen

Haut und Haar

Der Östrogenmangel macht sich auch an Haut und Haar bemerkbar, da das Hormon den Stoffwechsel und die Durchblutung der Haut regelt. In der Folge wird die Haut mit den Wechseljahren weniger straff und elastisch. Darüber hinaus wird sie trockener und insgesamt dünner. Ebenfalls ist auch der Heilungsprozess bei Hautverletzungen jetzt deutlich verlangsamt.

Das Haar kann spröde werden, und viele Frauen stellen Haarausfall am Kopf fest, der vor allem nach der Menopause zunimmt. Hingegen kann es aufgrund der Hormonumstellung im Gesicht und an anderen Körperstellen zu vermehrtem Haarwuchs kommen. Diese kosmetischen Probleme machen vielen Frauen zu schaffen. Allerdings kann man sie meistens durch entsprechende Maßnahmen relativ gut in den Griff bekommen.

Haarausfall

Jeder Mensch verliert in der Regel etwa 100 Haare täglich. Diese Zahl kann sich vor allem ab der Menopause aufgrund des verminderten Östrogenspiegels und des weiterhin konstant bleibenden Testosteronwerts erhöhen. Hier sind vor allem der Bereich des Scheitels und des Oberkopfes vom Haarausfall betroffen. Darüber hinaus wird das Haar insgesamt dünner und verliert an Fülle.

Daneben können auch Eisenmangel, Stress, Infektionen sowie Schilddrüsenunter- und -überfunktion der Grund für Haarausfall sein.

Die TCM verbindet Funktionsstörungen sowie Blockaden der Nieren oder Nieren-Yin-Mangel mit Haarausfall.

Äusserliche Anwendungen

- **Aloe-vera-Saft:** Massieren Sie Ihre Kopfhaut dreimal pro Woche mit Aloe-vera-Saft. Lassen Sie den Saft nach der Massage mindestens 3 Stunden in Ihre Kopfhaut einziehen, und spülen Sie ihn dann mit lauwarmem Wasser ab.

- **Kaffeespülung:** Spülen Sie Ihre Kopfhaut mit Kaffee, das regt die Durchblutung an. In der Regel genügt hierfür bereits 1 Tasse lauwarmer Kaffee. Die Spülung sollte etwa 5 Minuten einwirken, bevor sie mit warmem Wasser ausgespült wird.
- **Aromaöl-Therapie:** Mischen Sie 100–200 Tropfen Thymian- oder Lavendelöl mit 100 ml Trägeröl Ihrer Wahl (z. B. Oliven-, Jojoba- oder Mandelöl), und massieren Sie die Ölmischung in Ihre Kopfhaut ein. Wenden Sie diese sparsam an, und lassen Sie die ätherischen Öle über Nacht einwirken. Nach dem Aufstehen werden sie ausgespült. Die Kur regt die Durchblutung an und beugt so Haarausfall vor. Sie sollte zwischen drei- und viermal pro Woche angewendet werden.
- **Birkenextrakt- oder Brennnessel-Shampoos:** Verwenden Sie Shampoos mit Birken- oder Brennnesselextrakt. Die Kräuter beschleunigen unter anderem das Haarwachstum und wirken Haarausfall entgegen.

Innerliche Anwendungen

- **Ernährung:** Eisenmangel ist häufig die Ursache von Haarausfall. Lassen Sie deshalb Ihren Eisenspiegel testen, und integrieren Sie eisenhaltige Lebensmittel in Ihren Speiseplan. Besonders empfehlenswert sind Hülsenfrüchte, Saaten wie Kürbiskerne oder Sesam, Kräuter und Gewürze wie Minze, Kardamom, Petersilie, Süßholz, Thymian, Kresse, Ingwer sowie Pfifferlinge, Möhren und Fenchel. Die gleichzeitige Zufuhr von Vitamin C verbessert die Eisenaufnahme. Verzehren Sie deshalb auch ausreichend Vitamin-C-haltige Nahrungsmittel. Meiden Sie Milchprodukte, Getreide, Tee und Kaffee. Diese Lebensmittel verschlechtern die Aufnahme von Eisen.
- **Amlaöl:** Nehmen Sie täglich 1 EL ein.
- **Bockshornklee-Kapseln:** Nehmen Sie Bockshornklee-Kapseln ein. Sie wirken Haarausfall entgegen und beeinflussen gleichzeitig das Immunsystem günstig.
- **Chinesische Teerezeptur bei Haarausfall:** 6–12 g He Shou Wu (Vielblütige Knöterichwurzel), 3–9 g Hong Hua (Saflorblüten), 3–6 g Long Dan Cao (Chinesische Enzianwurzel), 9–15 g Sang Shen (Maulbeerfrüchte).

  Dieser Heiltee fördert die Durchblutung und stärkt die Haarwurzel.

Akupunktur

- **Ni 1 – Yongquan:** Mittig auf der Fußsohle in der Vertiefung am Fußballen
- **Ni 3 – Taixi:** Auf der Mitte der Verbindungslinie zwischen Innenknöchel und Achillessehne
- **Ni 16 – Huangshu:** Ein Fingerbreit seitlich vom Nabel

Bewegung

Regelmäßige Bewegung regt die Durchblutung der Kopfhaut an.

Hautveränderungen

Mit zunehmendem Alter kann die Haut weniger Feuchtigkeit speichern und Fette produzieren. Dies ist unter anderem auch auf die verminderte Östrogenausschüttung zurückzuführen. Darüber hinaus produziert der Organismus nun weniger Elastin und Kollagen. Beides macht die Haut elastisch und straff. In Alter wird die Haut schlaffer und dünner.

Wind und Wetter sowie intensive Sonneneinstrahlung und die damit einhergehenden Schäden können die Hautbarriere angreifen und den Elastizitätsverlust sowie die Faltenbildung zusätzlich verstärken. Gleiches gilt für übertriebene Hautpflege (z. B. übermäßiges Waschen, zu häufige Peelings und kräftiges Rubbeln). Ebenso können sich innere Einflüsse wie Rauchen, Alkoholgenuss, zu wenig Flüssigkeitszufuhr, aber auch seelische Belastungen nachteilig auf das Hautbild auswirken. Die TCM assoziiert trockene Haut generell mit einer Blut-Xue-Schwäche. Darüber hinaus kann bei müder und trockener Haut ein schwaches Yin-Qi in Herz, Nieren, Dickdarm, Lunge, Leber, Milz und Magen vorliegen.

Äusserliche Anwendungen

- **Ei-Gesichtsmaske:** 3 dünne Schichten verquirltes Ei mit einem Pinsel auf Gesicht, Hals und Dekolleté auftragen. Sobald eine Schicht getrocknet ist, wird die nächste aufgetragen. Die Maske nach etwa 20 Minuten mit lauwarmem Wasser entfernen und die Haut danach mit pflegendem Jojoba- oder Kokosöl bzw. einem anderen vergleichbaren Öl verwöhnen.

- **Anti-Falten-Pflege:** Oliven-, Mandel- und Kokosöl haben eine starke antioxidative Wirkung und verzögern den Alterungsprozess der Haut. Eine regelmäßige Pflege mit diesen Ölen wirkt Faltenbildung und Hautproblemen entgegen.
- **Mandelmaske:** Weichen Sie etwa 1 Handvoll Mandeln (mit Haut) einige Stunden in Milch ein. Anschließend lässt sich die Haut recht einfach von den Mandeln schälen. Die Mandelkerne nun zu einer Paste verarbeiten, sanft auf der Gesichtshaut verteilen und 25 Minuten einwirken lassen. Danach wird die Maske mit lauwarmem Wasser entfernt. Sie strafft Falten und vitalisiert die Haut.

Innerliche Anwendungen

- **Ernährung:** Trinken Sie mindestens 3 l Wasser täglich. Nehmen Sie außerdem reichlich Hülsenfrüchte, Keimlinge, Nüsse, Kerne und Samen zu sich. Sie haben laut TCM eine zellverjüngende Wirkung. Achten Sie auf eine ausreichende Vitamin-C-Zufuhr, beispielsweise durch Beeren (Himbeeren, Heidelbeeren oder Gojibeeren), Zitrusfrüchte und Gerstengras. Vitamin C unterstützt die Kollagenbildung.
- **Ingwer mit Honig:** Um den Elastinabbau zu hemmen, nehmen Sie täglich nach dem Aufstehen eine Ingwer-Honig-Mischung zu sich. Hierfür ein Stück Ingwer (ca. 1 cm groß) schälen, durch eine Knoblauchpresse drücken und mit 1 EL Honig mischen.
- **Möhren:** Verzehren Sie reichlich Möhren. Das in ihnen enthaltene Betacarotin wird im Organismus zu Vitamin A umgewandelt. Vitamin A fördert die Kollagenproduktion.

Akupressur

- **Bl 40 – Weizhong:** mittig auf der Beugefalte des Kniegelenks

Bewegung und Meditation

Meditieren Sie regelmäßig, und praktizieren Sie täglich Qi Gong. Das baut Stress ab und wirkt so der Zellalterung entgegen.

Duftendes Qi Gong (78ff.)

- Buddhistischer Wind bläst um die Ohren
- Die Luft ist erfüllt vom Duft der buddhistischen Pagode
- Der Jünger betet zu Buddha

Sprödes und stumpfes Haar

Bei sprödem, glanzlosem und stumpfem Haar ist die äußere Schuppenschicht des Haars angegriffen. Das Haar neigt zu Brüchigkeit, da es weniger Widerstandskraft besitzt. Grund hierfür ist die verminderte Fettproduktion der Talgdrüsen, was eine Austrocknung des Haars zur Folge hat.

Ursachen können unter anderem trockene Heizungsluft, intensive Sonneneinstrahlung oder übermäßiges Haarewaschen sein. Daneben können auch spitze Bürstenborsten die Schuppenschicht des Haares aufrauen und beschädigen.

Sprödes Haar kann Ausdruck eines Vitamin- (Biotin und B-Vitamine) oder Spurenelementemangels (Eisen, Kupfer, Zink) sein. Aber auch eine zu geringe Eiweißzufuhr kann sich in sprödem Haar niederschlagen.

Darüber hinaus können auch Hormonstörungen durch eine Schilddrüsenunterfunktion oder durch die Wechseljahre für das stumpfe Erscheinungsbild der Haare verantwortlich sein. Östrogene sind maßgeblich an der Kollagenbildung verantwortlich. Das Eiweiß verleiht Haaren Elastizität und versorgt sie mit Feuchtigkeit. Die TCM geht bei sprödem Haar meistens von einem Nieren-Yang-Mangel sowie einem Leber-Blut-Xue-Mangel und/oder Qi-Mangel aus. Sprödes und schlaffes Haar kann außerdem Ausdruck eines Qi-Mangels in der Lunge sein, da das Kopfhaar direkt in Verbindung mit der Haut steht.

Äusserliche Anwendungen

- **Richtige Haarpflege:** Verwenden Sie Shampoos auf natürlicher Basis, und massieren Sie die Kopfhaut beim Waschen. So lässt sich die Fettproduktion ankurbeln. Meiden Sie bei der Haarwäsche auch zu heißes Wasser, und sehen Sie von der Verwendung von Glätteisen, Lockenstab und Föhn ab. Ein kalter Guss regt die Durchblutung der Kopfhaut an. Gönnen Sie Ihrem Haar regelmäßig Kuren.
- **Arganöl-Shampoo:** Geben Sie einige Tropfen Arganöl in Ihr Shampoo. Es spendet den Haaren Feuchtigkeit und macht sie geschmeidig.
- **Kokosöl-Eigelb-Kur:** Mischen Sie 1 Eigelb, 1 TL Zitronensaft und 3 EL Kokosöl. Die Mischung im handtuchtrockenen Haar verteilen und eine Stunde einwirken lassen.

- **Drei-Tage-Ölkur:** Stellen Sie eine Mischung aus jeweils 50 ml Rizinus-, Mandel- und Olivenöl her. Geben Sie 5 ml Rosmarinöl hinzu. Die Ölmischung wird drei Tage in Folge vor dem Zubettgehen in die Kopfhaut einmassiert und wirkt über Nacht ein. Nach dem Aufstehen wird das Haar gründlich gewaschen, bis alle Ölreste beseitigt sind.
- **Mayonnaise-Pflege:** Verteilen Sie reichlich Mayonnaise in Ihrem trockenen Haar, und wickeln Sie anschließend ein Handtuch um den Kopf. Sie können entweder fertige Mayonnaise aus dem Glas (Bioqualität) oder eine frisch angerührte Mayonnaise (2 El Olivenöl nach und nach mit 1 Eigelb vermischen) verwenden. Das Ganze muss etwa 20 Minuten einwirken und wird dann sorgfältig mit lauwarmem Wasser und einem milden Shampoo ausgespült.
- **Avocado-Kur:** 1 reife Avocado schälen, entkernen und das Fruchtfleisch mit 2 EL Olivenöl zu einer homogenen Paste verarbeiten. Die Paste auf das handtuchtrockene Haar geben, 30 Minuten einwirken lassen und anschließend mit einem milden Shampoo auswaschen.

Innerliche Anwendung

- **Ernährung:** Achten Sie auf eine ausreichende Vitamin- und Spurenelementezufuhr. Vitamine des B-Komplexes sind in Hülsenfrüchten, Nüssen und Weizenkeimen enthalten. Kupfer steckt ebenfalls in Bananen, Cashewkernen, Sonnenblumenkernen, weißen Bohnen, Sojabohnen, Rinderleber und Grüntee. Zink findet sich hingegen in Garnelen, Rindfleisch, Quinoa, Austern, Vollkornprodukten, Walnüssen und Sonnenblumenkernen. Hervorragende Eisenlieferanten sind Kürbiskerne, Sesam, Pistazien, Sonnenblumenkerne, Spinat, Mandeln und Cashewkerne.

Bewegung und Meditation

Bewegung stärkt die Lunge und wirkt sich deshalb indirekt günstig auf das Haar aus. Beim Qi Gong atmen Sie bewusst und kontrolliert, weshalb sich diese Heilgymnastik bei sprödem Haar, aber auch bei trockener Haut besonders empfiehlt. Nachfolgende Qi-Gong-Übung stärkt die Lunge gezielt:

- Sie stehen entspannt und aufrecht. Die Arme hängen parallel zum Körper seitlich herab, und Sie blicken nach vorn.

- Konzentrieren Sie sich nun auf die beiden Laogong-Punkte (Pe 8). Diese befinden sich jeweils in der Mitte Ihre Handfläche.
- Führen Sie die ausgestreckten Arme behutsam nach vorn, bis auf Schulterhöhe. Ihre Handflächen weisen dabei zum Boden. Atmen Sie dabei bewusst und tief durch die Nase ein, und fokussieren Sie Ihre Gedanken auf die beiden genannten Akupunkturpunkte.
- Beugen Sie anschließend langsam Ihre Knie. Achten Sie darauf, dass die Knie dabei nicht über die Zehenspitzen hinausragen. Atmen Sie ruhig und gemächlich durch die Nase aus, und konzentrieren Sie sich auch hierbei auf die beiden Akupunkturpunkte.
- Wiederholen Sie diese Übung jeden Tag drei- bis fünfmal hintereinander.

Vermehrter Haarwuchs im Gesicht

(sogenannter Damenbart)

Durch den kompensatorischen Anstieg des Testosteronspiegels und den gleichzeitigen Östrogenabfall kommt es bei einigen Frauen im Zuge der Wechseljahre zu einem vermehrten Haarwuchs im Gesicht, der meistens um den Mund herum auftritt.

Die TCM betrachtet den vermehrten Haarwuchs im Gesicht als Manifestation einer Blut-Xue-Stagnation entlang des Chong-Mai aufgrund der ausbleibenden Menstruation. Bei jungen Frauen wird der sogenannte Hirsutismus ebenfalls mit einer Blut-Xue- sowie einer Qi-Stauung assoziiert. Allerdings ist hier der gesamte Körper davon betroffen.

Äusserliche Anwendungen

Die Entfernung der Haare mithilfe von Wachs, Lasern oder Epiliergeräten ist zwar effektiv, eignet sich aber nicht bei empfindlicher Haut. Daneben gibt es die Möglichkeit, den unerwünschten vermehrten Haarwuchs im Gesicht mittels Rasur loszuwerden.

- **Natronlösung:** Lösen Sie 1 EL Natron in 200 ml siedendem Wasser auf, und lassen Sie die Natronlösung abkühlen. Etwas Watte oder eine Mullbinde in die Mischung tauchen und vor dem Zubettgehen auf die betroffene Gesichtspartie legen, wenn möglich mit einem Tuch fixieren. Nach dem Aufstehen wird die Haut mit einer hochwertigen Feuchtigkeitspflege verwöhnt. Diese Anwendung entfernt unliebsames Gesichtshaar schonend.

- **Honig-Haferflocken-Paste:** Bereiten Sie eine Paste aus 1 EL Haferflocken und je 2 EL Zitronensaft und Honig. Tragen Sie die Paste auf die übermäßig behaarten Gesichtspartien in kreisenden, massierenden Bewegungen entgegen der Haarwuchsrichtung auf. So lösen sich die unerwünschten Gesichtshaare sanft von der Haut. Danach entfernen Sie die Paste mit lauwarmem Wasser und verwöhnen Ihre Haut mit einer beruhigenden Feuchtigkeitscreme (beispielsweise einer Ringelblumencreme). Die Anwendung sollte je nach Stärke des Haarwuchses zwei- bis dreimal pro Woche erfolgen.

Innerliche Anwendungen

- **Ernährung:** Nehmen Sie Phytoöstrogene wie Soja zu sich. Sie harmonisieren den Hormonhaushalt auf natürliche und sanfte Weise.
- **Heilkräuter:** Mönchspfeffer, Trauben-Silberkerze und Sägepalme wirken übermäßigem Haarwuchs im Gesicht entgegen.
- **Minztee:** Trinken Sie zweimal pro Tag 1 Tasse Minztee. Er reduziert leichten Hirsutismus.

Nervensystem und Seele

Während der Wechseljahre sind Beschwerden wie Schlafstörungen, Konzentrationsstörungen Antriebslosigkeit, depressive Verstimmungen, psychische sowie körperliche Erschöpfung, Stimmungsschwankungen und Reizbarkeit bei vielen Frauen leider an der Tagesordnung. Die Ursache hierfür sind meistens wieder die hormonellen Veränderungen.

Daneben ergeben sich während dieser Entwicklungsphase häufig auch optische Veränderungen des Körpers wie Gewichtszunahme, Falten oder schlaffe Haut, die als belastend empfunden werden. Ebenfalls ist es die Zeit, in der die Kinder flügge werden und ausziehen, die Eltern werden krank oder sterben, und manchmal kommt es aufgrund der Weiterentwicklung auch zu Problemen in der Partnerschaft. Neben diesen privaten Umwälzungen steht manchmal auch ein beruflicher Wechsel bevor, und man beginnt spätestens jetzt damit, sich Gedanken über die Altersvorsorge zu machen. All das kann Unbehagen, Ängste und Sorgen auslösen, die durch den Östrogenmangel zusätzlich intensiviert werden.

Depressive Verstimmungen

Depressive Verstimmungen machen sich in der Regel durch Erschöpfung, Schlafstörungen, Müdigkeit, Antriebslosigkeit, Traurigkeit und Stimmungsschwankungen bemerkbar. Bei einer Depression treten diese Symptome ebenfalls auf, allerdings stellt sich die Erledigung kleinster Aufgaben bei dieser Krankheit als unmöglich dar. Wenngleich dies bei depressiven Verstimmungen auch nicht immer leichtfällt, können Betroffene dennoch ihren Alltag meistern und pflegen zumeist auch ihre sozialen Kontakte weiterhin.

Depressive Verstimmungen treten häufig während der Wechseljahre auf und lassen sich hier in der Regel auf die hormonellen Veränderungen zurückführen. Als Ursache für depressive Verstimmungen werden allgemein neurologische Erkrankungen, aber auch Infektionen oder Stoffwechselerkrankungen betrachtet. Darüber hinaus kann auch ein Nährstoffmangel (Vitamin D!) depressive Verstimmungen hervorrufen. Gleiches gilt für Stress und Sorgen. Auch Medikamente oder Suchtmittel können für eine depressive Stimmungslage verantwortlich sein.

Die TCM verbindet negative Emotionen wie Neid und Missgunst und damit ein Ungleichgewicht der Milz mit depressiven Verstimmungen.

Äusserliche Anwendungen

- **Sandelholz:** Riechen Sie an einem Sandelholzfläschchen, oder geben Sie das ätherische Öl in eine Duftlampe, und beduften Sie Ihre Räume damit.
- **Sonnenlicht:** Halten Sie sich jeden Tag mindestens 30 Minuten im Freien auf, und laden Sie Ihre Vitamin-D-Speicher auf. Sie können Vitamin D auch nach Absprache mit Ihrem Arzt supplementieren. Das ist in unseren Breitengraden absolut sinnvoll.

Innerliche Anwendungen

- **Ernährung:** Achten Sie auf eine ausreichende Zufuhr von Mineralstoffen. Besonders wichtig ist Magnesium, das in Bananen, Cashewnüssen oder Blattgemüse steckt. Vitamin B_{12} spielt eine wichtige Rolle beim Aufbau von Adrenalin, Serotonin oder Dopamin. Es ist in Fisch und Meeresfrüchten, Truthahn, Spinat oder Käse enthalten. Integrieren Sie auch Makrelen, Lachs, Sardellen, Sauerkirschen, Leinsamen und Eier in Ihren Speiseplan.
- **Kürbiskerne:** Essen Sie täglich 1 Handvoll Kürbiskerne.
- **Safran:** Verwenden Sie reichlich Safran in der Küche. Das exklusive Gewürz lindert depressive Verstimmungen.
- **Knoblauch:** Die Knolle wirkt unter anderem stimmungsaufhellend und schafft Abhilfe bei depressiven Verstimmungen, Depression, Erschöpfung und Schlafstörungen. Verzehren Sie Knoblauch deshalb täglich.
- **Süßholz-Dattel-Brei:** 15 g rote Datteln mit 10 g Süßholz in 250 ml Wasser aufkochen und dann pürieren. Nehmen Sie vier Wochen lang einige Löffel des Breis über den Tag verteilt zu sich. Süßholz hat Yin- und Yang-Qualität und Datteln helfen bei depressiven Verstimmungen, Schlaflosigkeit und Erschöpfung.

- **Rosenblätter-Sud:** Kochen Sie 20–30 frische essbare Rosenblätter in 250 ml Wasser auf. Abseihen und den Sud zwei- bis dreimal täglich trinken.
- **Kurkuma:** Nehmen Sie regelmäßig Kurkumakapseln ein. Das wertvolle Heilkraut erhöht die Noradrenalin-, Dopamin-, Adrenalin- und Serotoninwerte.
- **Chinesische Teerezeptur gegen depressive Verstimmungen:** 3–9 g Yu Jin (Kurkumawurzelknollen), 6–12 g He Huan Pi (Seidenakazienrinde), 1,5–6 g Wu Wie Zi (Schisandra-Früchte), 4,5–9 g Ju Hua (Chrysanthemenblüten).
  Dieser Heiltee entspannt, beruhigt, stabilisiert und beeinflusst die Hormone günstig.

Akupressur

- **He 3 – Shaohai:** Am Ende der Ellenbogenfalte auf der Kleinfingerseite, an der Knochenvorwölbung des Oberarmknochens
- **He 7 – Shenmen:** Auf der Beugefalte des Handgelenks, seitlich der Beugesehne
- **He 8 – Shaofu:** Bei einer locker geballten Faust dort, wo sich die Spitze des kleinen Fingers befindet, zwischen dem vierten und fünften Mittelhandknochen
- **Mi 6 – Sanyinjiao:** An der Unterschenkel-Innenseite, drei Daumenbreit oberhalb des höchsten Punktes des Innenknöchels an der Hinterkante des Schienbeins
- **Ni 6 – Zhaohai:** Direkt unter dem Innenknöchel des Fußes

Bewegung und Meditation

Regelmäßige Bewegung und Sport (idealerweise zwei- bis dreimal pro Woche für mindestens 30 Minuten) sind sowohl für die körperliche als auch die seelische Gesundheit von großer Bedeutung. Sportliche Aktivität kann eine Ausschüttung stimmungsaufhellender Endorphine bewirken, die sich als günstig bei depressiven Verstimmungen erweist.

Duftendes Qi Gong (S. 78 ff.)

- Die fliegende Fee streut Blumen
- Die Luft ist erfüllt vom Duft der buddhistischen Pagode
- Der Jünger betet zu Buddha

ERSCHÖPFUNG

Wenn alle Energieressourcen verbraucht sind, stellt sich Erschöpfung ein, und das Abwehrsystem ist stark in Mitleidenschaft gezogen, weshalb dann häufig Infektionskrankheiten auftreten. Ursachen sind vor allem eine seelische sowie körperliche Überbelastung. Während der Wechseljahre können vor allem Schlafstörungen einen maßgeblichen Grund für Erschöpfung darstellen. Zusätzlich kann eine schlechte Ernährung die Probleme noch vergrößern, da man in diesem Fall den Körper nicht mit ausreichend Nährstoffen versorgt.

Die TCM sieht einen weiteren Grund für psychische als auch körperliche Erschöpfung in einer Störung des Nieren-Qi, das zu Qi- und Blutleere führt. Jedoch kann sie auch ein Anzeichen für ein blockiertes Magen-Qi sein.

ÄUSSERLICHE ANWENDUNGEN

- **Qi mobilisieren:** Reiben Sie Ihre Handflächen aneinander, bis sie heiß werden. So aktivieren Sie Ihr Qi und erhalten neue Energie.
- **Armbad:** Füllen Sie eine große Schale mit kaltem Wasser. Tauchen Sie dann nacheinander die Unterarme ein, und bewegen Sie diese zwischen 20 und 40 Sekunden darin hin und her. Nehmen Sie anschließend die Arme aus dem Wasser, streifen Sie das Wasser ab, und schwingen Sie Ihre Arme, während Sie umherwandeln, kräftig, bis sie trocken sind. Das Armbad vitalisiert und regt den Kreislauf an.

INNERLICHE ANWENDUNGEN

- **Ernährung:** Achten Sie auf eine ausreichende Eisen- und Zinkzufuhr. Essen Sie Nahrungsmittel, die diese Stoffe enthalten. Eisen steckt beispielsweise in Hülsenfrüchten, Sojabohnen, Fleisch und Nüssen. Zink ist ebenfalls in Hülsenfrüchten, sowie Austern, Garnelen oder Quinoa enthalten.
- **Schwarzer Sesam:** Nehmen Sie täglich 1–2 TL schwarzen Sesam ein. Das stärkt die Nierenenergie und führt zu neuen Kräften.
- **Kartoffeln mit Pfefferminze:** Kochen Sie 3 geschälte Kartoffeln (mittlere Größe), und geben Sie 1 Zweig Pfefferminze in das Wasser. Essen Sie die gekochten Kartoffeln anschließend mit etwas Quark.

- **Shiitakepilze:** Getrocknete Shiitake-Pilze enthalten jede Menge Vitamin D, was sich günstig auf die seelische und körperliche Verfassung auswirkt. Halten Sie sich zusätzlich auch viel in der Sonne auf, das ist Balsam für die Seele.
- **Fleischbrühe mit Heilkräutern:** Schälen und zerdrücken Sie 2 Knoblauchzehen. Waschen und hacken Sie 1 Chilischote sowie 2 Zweige Petersilie und etwas Schnittlauch. Geben Sie diese Zutaten und eine Prise Cayennepfeffer in 1 Tasse heiße Fleischbrühe, und kochen Sie alles kurz auf. Danach wird die Mischung in kleinen Schlucken getrunken.
- **Chinesische Teerezeptur gegen Erschöpfung:** 4,5–9 g Bei Sha Shen (Glehnia-Wurzel), 3–9 g Hong Hua (Saflorblüten), 4,5–9 g Niu Xi (Achyranthis-Wurzel)
  Dieser Heiltee hat eine entspannende, beruhigende, schmerzlindernde und entkrampfende Wirkung.

Akupressur

- **3E 8 – Sanyangluo:** Vier Daumenbreit über der Handgelenkslinie, zwischen Elle und Speiche
- **Ex 2 – Taiyang:** Am äußeren Ende der Augenbrauen. Reiben Sie die beiden Punkte 20-mal im Uhrzeigersinn.
- **Pe 9 – Zhongchong:** Im Zentrum der Mittelfingerspitze

Bewegung und Meditation

Sport macht vital und wirkt Erschöpfung entgegen. Im Sommer hilft auch Barfußlaufen im Gras. Auf diese Weise spendet Ihnen die Natur neue Energie. Mobilisieren Sie auch Ihr Qi durch Qi Gong.

Duftendes Qi Gong (S. 78ff.)
- Der Jünger betet zu Buddha
- Die Hände kreuzend schwingen
- Die fliegende Fee streut Blumen

Gedächtnisschwäche und Konzentrationsstörungen

Die Leistungsfähigkeit des Gehirns verringert sich unabhängig von den Wechseljahren mit zunehmendem Alter. Da Östrogene die Nervenvernetzung sowie deren Wachstum und die Durchblutung des Gehirns fördern, kann Östrogenmangel jedoch Konzentrationsstörungen und Gedächtnisschwäche steigern. Darüber hinaus wird dies durch Schlafmangel verstärkt, der ebenfalls eine typische Wechseljahresbeschwerde darstellt.

Konzentrationsstörungen können generell durch ungute Lebensgewohnheiten verursacht werden. Beispiele sind ungesunde Ernährung, Flüssigkeitsmangel, Bewegungsmangel, Stress oder wenig frische Luftzufuhr. Auch Entzugserscheinungen lösen Konzentrationsstörungen aus. Aber auch Erkrankungen wie Alzheimer, Durchblutungsstörungen im Gehirn oder Medikamente können die Konzentrationsfähigkeit ungünstig beeinflussen. Laut TCM hängt die Leistungsfähigkeit des Gehirns mit der Funktion von verschiedenen Organen zusammen. So ist die Milz für den Intellekt und die Erinnerung sowie die Konzentration zuständig. Die Nieren haben Einfluss auf das Gehirn und sind für die Speicherung von alltäglichen Erlebnissen verantwortlich. Wiederum beherbergt das Herz das Langzeitgedächtnis und den Geist. Ein Herz-Yin-Mangel kann sich in Form von Gedächtnisschwäche manifestieren, der häufig in Begleitung eines Nieren-Yin-Mangels auftritt oder hervorgerufen wird. Gedächtnisschwäche wird außerdem mit Herz-Blut- und Milz-Qi-Mangel in Verbindung gebracht.

Äusserliche Anwendungen

- **Rosmarin:** Das Riechen an den ätherischen Ölen fördert die Konzentration und wirkt anregend. Sie können entweder an einem Fläschchen riechen oder den Raum mithilfe einer Duftlampe beduften. Eine ähnliche Wirkung erzielen Sie mit Lavendel und Bergamotte.
- **Gehirntraining:** Das Erlernen von Sprachen, Schach und Gehirntraining wie Sudoku fördern die Leistungsfähigkeit Ihres Gehirns.
- **Ohrmassage:** Massieren Sie die Ohrmuscheln etwa eine Minute lang mit den Fingerspitzen. Anschließend streichen Sie diese und die Ohrläppchen sanft aus. Die Massage steigert die Konzentration.

Innerliche Anwendungen

- **Ernährung:** Achten Sie auf eine ausreichende Zufuhr der Vitamine E und C. Sie wirken Vergesslichkeit entgegen. Vitamin C steckt zum Beispiel in Paprika, Kiwis, Zitrusfrüchten und Beeren. In Roter Bete, Kürbis, Tomaten, Haselnüssen, Mandeln, Spinat und Sonnenblumenöl ist reichlich Vitamin E enthalten. Außerdem empfehlen sich folsäurehaltige Lebensmittel wie Petersilie, Kleie, Nüsse oder Brokkoli. Folsäure stärkt ebenfalls die Gehirnfunktion. Essen Sie zweimal wöchentlich Meeresfisch. Er enthält Omega-3-Fettsäuren, die eine günstige Wirkung auf das Gehirn haben. Nüsse steigern die Leistungsfähigkeit des Gehirns. Gleiches gilt für Soja- und Milchprodukte. Trinken Sie außerdem viel stilles Wasser. Bevorzugen Sie salzarme Kost, und nehmen Sie wenig gebackene oder gegrillte Gerichte zu sich. Meiden Sie bittere Nahrungsmittel wie Grüntee, Kaffee sowie scharf-heiße und scharf-warme Nahrungsmittel wie Peperoni, Knoblauch oder rohe Zwiebeln. Gleiches gilt für Alkohol.
- **Paprikasaft:** Bei Konzentrationsstörungen hilft es, frischen Paprikasaft zu trinken.
- **Ginkgo:** Nehmen Sie Ginkgo ein. Er schützt Gehirnzellen, fördert die Durchblutung des Gehirns und stärkt das Kurzzeitgedächtnis.

Akupressur

- **LG 20 – Baihui:** Auf der Fontanelle
- **Ni 1 – Yongquan:** Mittig auf der Fußsohle in der Vertiefung am Fußballen
- **Ni 27 – Shufu:** Zwei Daumenbreit seitlich der Mittellinie, am unteren Schlüsselbeinrand
- **Mi 3 – Taibai:** Vier Fingerbreit über dem Innenknöchel, dicht hinter dem Schienbein
- **He 7 – Shenmen:** Auf der Beugefalte des Handgelenks, seitlich der Beugesehne

Bewegung und Meditation

Bewegung steigert die Durchblutung – auch die im Gehirn. Auf diese Weise wird das Gehirn mit mehr Sauerstoff, Blut und Nährstoffen versorgt. Praktizieren Sie außerdem regelmäßig Meditation oder andere Entspannungstechniken. Das reduziert Stress, der vergesslich macht.

INNERE UNRUHE/NERVOSITÄT

Innere Unruhe beziehungsweise Nervosität machen sich üblicherweise aufgrund von Stress oder extremer Anspannung breit. Durch die Doppelbelastung aus Beruf und Familie sind sehr viele Frauen von innerer Unruhe betroffen. Die Hormonveränderungen während der Wechseljahre können Nervosität und innere Unruhe zusätzlich begünstigen. Darüber hinaus kann dies auch ein Indiz für Erkrankungen wie Leberzirrhose, niedriger Blutdruck oder Schilddrüsenüberfunktion sowie für Unterzucker sein.

Bei starker psychischer Belastung schüttet der Organismus unterschiedliche Hormone aus (z. B. Adrenalin). Sie liefern den Muskeln mehr Energie, steigern die Atemfrequenz und erhöhen den Puls. Das archaische Reaktionsmuster soll das Überleben bei Gefahr gewährleisten.

ÄUSSERLICHE ANWENDUNGEN

- ∼ **Lavendelöl:** Träufeln Sie einige Tropfen Lavendelöl auf ein Tuch, und riechen Sie daran. Das beruhigt.
- ∼ **Melissen-Basenbad:** Nehmen Sie ein beruhigendes Melissen-Basenbad. Träufeln Sie hierfür 10 Tropfen Melissenöl in das warme Badewasser, und geben Sie 100 g Natronsalz dazu.

INNERLICHE ANWENDUNGEN

- ∼ **Ernährung:** Essen Sie reichlich magnesiumhaltige Lebensmittel wie Hülsenfrüchte, Naturreis, Trockenfrüchte oder Vollkornprodukte.
- ∼ **Kardamom:** Kauen Sie bei auftretender Unruhe auf einer Kapsel.
- ∼ **Banane:** Essen Sie in kleinen Bissen und sehr langsam eine Banane.
- ∼ **Chinesische Teerezeptur gegen innere Unruhe/Nervosität:** 6–12 g Mai Dong (Schlangenbartwurzel), 3–9 g Hong Hua (Saflorblüten), 1,5–6 g Wu Wie Zi (Schisandra-Früchte), 4,5–9 g Ju Hua (Chrysanthemenblüten)
  Dieser Heiltee wirkt tonisierend, entspannend und beruhigend.

AKUPRESSUR

- ∼ **He 3 – Shaohai:** Am Ende der Ellenbogenfalte auf der Kleinfingerseite, an der Knochenvorwölbung des Oberarmknochens. Beruhigt Herz und Geist.

- **He 7 – Shenmen:** Auf der Beugefalte des Handgelenks, seitlich der Beugesehne
- **Lu 7 – Lieque:** Am Ende der Handgelenksquerfalten auf der Daumenseite
- **Ma 36 – Zusanli:** Vier Fingerbreit unterhalb der Kniescheibe, außen am Schienbeinknochen

Bewegung und Meditation

Treiben Sie mindestens zwei- bis dreimal wöchentlich 30 Minuten Sport, und gehen Sie regelmäßig an der frischen Luft spazieren.

Die meditativen Bewegungen des Qi Gong beruhigen den Geist und sorgen für Entspannung. Daneben empfiehlt sich Autogenes Training.

Duftendes Qi Gong (S. 78ff.)

- Der Jünger betet zu Buddha
- Lotusblätter wiegen sich im Wind
- Die Ruder bewegen, um das Meer zu überqueren
- Die Luft ist erfüllt vom Duft der buddhistischen Pagode

Migräne

Bei einem Migräneanfall macht sich ein pulsierender Schmerz im Bereich der Schläfen breit. Der Verlauf einer Migräneattacke gliedert sich in drei Schübe. In der ersten halben Stunde treten Schwindel und ein eingeschränktes Sehvermögen auf. Danach kommt es zu starken Kopfschmerzen. Sie dauern häufig über mehrere Stunden an und werden oft von Brechreiz und Bauchkrämpfen begleitet. Dabei beginnt der Schmerz meistens auf einer Seite und wechselt manchmal zur anderen. In der dritten Phase liegt ein dumpfer Kopfschmerz vor, der in Begleitung von Übelkeit auftritt und tagelang anhalten kann. Licht oder Geräusche irritieren die Betroffenen während eines Migräneanfalls in vielen Fällen.

Ursachen sind neben wechseljahresbedingten Hormonschwankungen auch altersbedingter Verschleiß der Halswirbelsäule, Depression, Erschöpfung oder Überbeanspruchung. Eine genetische Disposition kann ebenfalls der Fall sein. Daneben können auch Allergene, z. B. aus bestimmten Nahrungsmitteln, Gerüche, Geräusche oder grelles Licht Auslöser sein. Die TCM geht zudem von einem Qi-Ungleichgewicht zwischen Leber-, Dickdarm- und Dünndarmmeridian aus.

Migräne und Kopfschmerzen können Augensymptome herbeiführen. Allerdings geht es auch umgekehrt. In diesem Fall verursachen Augenleiden Migräne oder Kopfschmerzen. Während eine Bindehauthautentzündung (Konjunktivitis) in der Regel keine Migräne oder Kopfschmerzen auslöst, kann eine Hornhautentzündung (Keratitis) oder eine oberflächliche Verletzung (Erosio) der Grund für diese Beschwerden sein. Schmerzen durch Augenerkrankungen wie Entzündungen des Sehnervs oder des umgebenden Gewebes (Retrobulbärneuritiden), Lederhautentzündung (Skleritiden) oder Regenbogenhautentzündung (Iritis) strahlen häufig vom Auge aus bis in den Kopf, und es kann zu migräneartigen Schmerzen kommen.

Äußerliche Anwendungen

- ~ **Ätherische Öle:** Geben Sie einige Tropfen Lavendel-, Eukalyptus-, Rosmarin-, Kamillen-, Majoran- oder Pfefferminzöl auf ein feuchtes Baumwolltuch, und platzieren Sie dieses in Kopfnähe. Die ätherischen Öle lindern die Schmerzen.
- ~ **Dunkelheit:** Dunkeln Sie die Räume ab, und versuchen Sie, sich zu entspannen. Das lindert die Migräne.
- ~ **Kühlkompresse:** Legen Sie eine Kühlkompresse auf Ihre Stirn. Das wirkt gegen den Schmerz.

Innerliche Anwendungen

- ~ **Ernährung:** Unterzucker kann den Schmerz während einer Migräneattacke verschlimmern. Versuchen Sie deshalb, etwas Leichtes zu sich zu nehmen. Geeignet sind gekochte Kartoffeln, Gemüsebrühe, Naturjoghurt oder Reis.
- ~ **Cayennepfeffer:** Geben Sie ½ TL Cayennepfeffer in 1 Glas warmes Wasser, und rühren Sie das Ganze gut um. Trinken Sie die Mischung in kleinen Schlucken. Cayennepfeffer ist ein natürliches Schmerzmittel.
- ~ **Apfelessig:** Bei akuter Migräne oder als präventive Maßnahme hilft die Einnahme von 2 EL Apfelessig mit 1 Glas Wasser.
- ~ **Löwenzahnsaft:** Bei Entzündung sowie Überanstrengung hilft eine Mischung aus Möhren- und Löwenzahnsaft. Täglich ½–1 l.

- **Chinesische Teerezeptur gegen Migräne:** 3-9 g Jie Geng (Ballonblumenwurzel), 6–12 g Mai Dong (Schlangenbartwurzel), 3–9 g Yan Hu Suo (Lerchenspornwurzelstock), 3–9 g Chuan Xiong (Szechuan-Liebstöckelwurzelstock), 3–9 g Hong Hua (Saflorblüten)
  Dieser Heiltee lindert Schmerzen, entkrampft und erhöht den Blutdruck.

AKUPRESSUR

- **Bl 10 – Tianzhu:** Ein Fingerbreit unterhalb der Schädelbasis auf den Muskelsträngen, ein Fingerbreit seitlich der Wirbelsäule
- **Gb 14 – Yangbai:** Ein Fingerbreit über der Mitte beider Augenbrauen
- **Gb 20 – Fengchi:** Eine Handbreit hinter dem Ohrläppchen in einer Mulde zwischen den Ansätzen der Nackenmuskulatur

ATEMÜBUNG

Nehmen Sie an einem Tisch Platz, stützen Sie sich bequem auf beide Ellenbogen, und bedecken Sie Ihre geschlossenen Augen sanft mit den Handflächen. Atmen Sie 50-mal tief durch. Die Übung wirkt gegen Augenentzündung und hilft bei Migräne.

REIZBARKEIT

Stimmungsschwankungen und damit einhergehende Reizbarkeit kann aufgrund von harmlosen Gründen wie Ärger über eine Situation oder Person, schlechtes Wetter, Schlafmangel oder Hungergefühl entstehen. Während der Wechseljahre können auch die damit verbundenen Hormonschwankungen verantwortlich für die schlechte Laune und Aggressionen sein.

Allerdings können auch Depressionen und andere Erkrankungen wie Hirnabszess, Blutvergiftung (Sepsis), Schlaganfall, Gehirnhautentzündung (Meningitis) oder Gehirnentzündung (Enzephalitis) die Ursache sein.

Die TCM assoziiert Reizbarkeit unter anderem mit Yin-Essenz-Mangel und Qi- sowie Blut-Xue-Stagnation der Leber.

ÄUSSERLICHE ANWENDUNGEN

- **Hopfenblütenbad:** Bereiten Sie einen Sud aus 100 g Hopfenblüten mit 2 l kochendem Wasser. Lassen Sie das Ganze 20 Minuten zugedeckt ziehen, dann abseihen und den Sud ins wohltemperierte Badewasser geben. (Hinweise zu Kräuterheilbädern siehe S. 96.)
- **Fichtennadelbad:** Stellen Sie einen Fichtennadelbadesud aus 3 Handvoll frischen Maiwipferl oder zerkleinerten Fichtenzweigen und 2 l Wasser her. Lassen Sie die Mischung zugedeckt 10 Minuten kochen und danach weitere 15 Minuten ziehen. Abseihen und dem Badewasser zufügen. Baden Sie etwa 15–20 Minuten, und ruhen Sie danach eine Stunde zugedeckt auf Ihrem Sofa oder im Bett. (Hinweise zu Kräuterheilbädern siehe S. 96.)
- **Ätherische Öle:** Beduften Sie Ihre Räume mithilfe einer Duftlampe mit Fenchel- oder Bergamotteöl. Sie beruhigen und wirken Stimmungsschwankungen entgegen.

INNERLICHE ANWENDUNGEN

- **Ernährung:** Essen Sie ausreichend, um Ihren Blutzuckerspiegel stabil zu halten, und achten Sie auf ausgewogene Ernährung. Wählen Sie Nahrungsmittel mit einem hohen Vitamin-B_6-Gehalt wie Bananen, Avocados, Weizenkeime oder Lachs. Darüber hinaus empfehlen sich Omega-3-Fettsäuren, die unter anderem in Raps- und Leinöl enthalten sind. Weitere stimmungsaufhellende Lebensmittel sind Kartoffeln oder Käse. Die darin enthaltene Aminosäure L-Tryptophan ist Balsam für die Seele. Meiden Sie Tabak, Alkohol oder Zucker.
- **Johanniskraut-Tee:** Übergießen Sie 2 TL Johanniskraut mit 200 ml kochendem Wasser. 10 Minuten ziehen lassen, abseihen und täglich 2–3 Tassen in kleinen Schlucken trinken.

AKUPRESSUR

- **3E 23 –Sizhukong:** Im seitlichen Ende der Augenbraue
- **He 7 – Shenmen:** Auf der Beugefalte des Handgelenks, seitlich der Beugesehne
- **Ni 1 – Yongquan:** Mittig auf der Fußsohle in der Vertiefung am Fußballen
- **Le 2 – Xingjian:** Zwischen dem Ansatz der großen und der zweiten Zehe

Bewegung und Meditation

Machen Sie täglich Spaziergänge an der frischen Luft, und bewegen Sie sich ausreichend. Lassen Sie also das Auto stehen, und erledigen Sie Ihre Besorgungen mit dem Fahrrad. Tai Ji Quan stellt ebenfalls das emotionale Gleichgewicht wieder her. Meditieren Sie außerdem jeden Tag nach dem Aufstehen.

Schlafstörungen

Die Wechseljahre sind häufig der Auslöser für Schlafstörungen. Neben der hormonellen Umstellung können auch seelische Probleme wie Sorgen oder Hitzewallungen verantwortlich für den beeinträchtigten Schlaf sein. Häufig leiden Betroffene unter Ein- oder Durchschlafstörungen, aber auch oberflächlicher Schlaf macht vielen Frauen zu schaffen.

Wenn Sie unter Schlafstörungen leiden, sollten Sie nachfolgende Punkte beachten:

- Lassen Sie das Abendessen nicht ausfallen, denn ein leerer Magen stört den Schlaf. Auf schwere Kost sollten Sie allerdings abends verzichten. Nehmen Sie eine leichte, aber gehaltvolle und proteinreiche Mahlzeit zu sich.
- Generell sollten Sie bei jedweden Schlafstörungen säurehaltige Speisen ebenso wie Zitrusfrüchte mit reichlich Vitamin C nicht zu den Abendstunden verzehren, da sie eine anregende Wirkung haben.
- Meiden Sie Nikotin und Koffein. Beides steigert die Herzfrequenz.
- Ebenso sollten Sie Alkohol nur in Maßen trinken. Ein Übermaß stellt die Traum- und Tiefschlafphasen auf den Kopf. In der Folge kommt es teilweise zu frühem Erwachen nach dem zunächst narkotischen Schlaf, und das erneute Einschlafen fällt sehr schwer.

Durchschlafstörungen

Bei Durchschlafstörungen führen neben den hormonellen Turbulenzen auch häufig Depressionen, üppiges Essen, koffeinhaltige Getränke, Alkohol oder körperliche Faktoren zu nächtlichem Aufwachen.

Wenn Sie regelmäßig zur gleichen Zeit aufwachen, kann das auch ein Hinweis auf eine Störung eines bestimmten Organs sein. Nachts sind gemäß der Organuhr (S. 26f.) manche Organe besonders aktiv, und infolgedessen verstärken sich die entsprechenden Krankheitssymptome.

Darüber hinaus kann auch übermäßiges Feuer im Herzen in vielen Fällen der Auslöser für Durchschlafstörungen sein. Ursache hierfür sind Sorgen, Erschöpfung und Überbelastung. Begleitet wird dieses Muster unter anderem von einem bitteren Geschmack im Mund und Herzklopfen.

Äusserliche Anwendungen

- **Wärme:** Wärmeanwendungen helfen bei Durch- und Einschlafstörungen. Hier empfehlen sich Heilbäder (z. B. mit Badeölen aus Latschenkiefer oder Melisse) und Wärmewickel (z. B. mit Kartoffeln oder Zimt).
- **Seitenlage:** Versuchen Sie, eine Seitenlage beim Einschlafen einzunehmen. So schlafen Sie besser durch und auch ein.
- **Hopfenblütenbad:** Bereiten Sie einen Sud aus 100 g Hopfenblüten mit 2 l kochendem Wasser. Lassen Sie das Ganze 20 Minuten zugedeckt ziehen. Dann seihen Sie den Sud ab und geben ihn in das Badewasser. (Hinweise zu Kräuterheilbädern siehe S. 96f.)
- **Lavendelkissen:** Verwenden Sie ein Kräuterkissen mit getrockneten Lavendelblüten. Alternativ können Sie auch eine Duftlampe mit Lavendelöl füllen oder einige Tropfen davon auf Ihr Kopfkissen träufeln. Auch als Badezusatz (S. 94) entfaltet Lavendelöl eine günstige Wirkung. Lavendel beruhigt die Nerven, fördert den Schlaf und entspannt die gestresste Seele.

Innerliche Anwendungen

- **Heiße Kräutertees:** Heiße Tees aus beruhigenden Kräutern und Gewürzen (z. B. Ringelblume, Thymian, Kamille) besänftigen und fördern den Schlaf.
- **Chinesische Teerezeptur bei Durchschlafstörungen:** 1,5 g Gou Qi Zi (Bocksdornfrüchte), ½ g Ju Hua (Chrysanthemenblüten), 0,8 g Mai Dong (Schlangenbartwurzel), 0,9 g Ze Lan (Wolfstrappkraut), 0,7 g grüner Tee
  Der Tee wird vormittags und nachmittags getrunken. Er wirkt schlaffördernd und beruhigend.

Akupressur

- **Le 6 – Zhongdu:** Auf der Innenseite der Unterschenkel, sieben Fingerbreit oberhalb des Innenknöchels, direkt im Übergang vom Schienbein zur Muskulatur der Wade
- **Ma 36 – Zusanli:** Vier Fingerbreit unterhalb der Kniescheibe, außen am Schienbeinknochen
- **Ni 1 – Yongquan:** Mittig auf der Fußsohle in der Vertiefung am Fußballen. Üben Sie auf beide Seiten gleichzeitig leichten Druck aus.

Einschlafstörungen

Für Einschlafstörungen können negative Gedanken wie Sorgen, Stress oder Hitzewallungen während der Wechseljahre verantwortlich sein. Es kann aber auch wie bei oberflächlichem Schlaf ein Übermaß an Schleimhitze vorliegen. Das Gehirn läuft auf Hochtouren, und ein Abschalten ist nicht möglich. Hier heißt das Ziel: zur Ruhe kommen!

Äusserliche Anwendung

- **Sesamöl-Fußmassage:** Massieren Sie vor dem Zubettgehen Ihre Füße mit warmem Sesamöl.
- **Baldrianbad:** Begießen Sie 100 g Baldrianwurzel mit 2 l Wasser und lassen es 10 Minuten kochen. Danach seihen Sie das Wasser ab und geben es zum Badewasser hinzu. Das Baldrianbad hat eine entspannende und schlaffördernde Wirkung.
- **Ätherische Öle:** Beduften Sie das Schlafzimmer vor dem Zubettgehen mithilfe einer Duftlampe mit nachfolgender Mischung: 3 Tropfen Lavendel-, 1 Tropfen Rosen- und 2 Tropfen Neroliöl.
- **Kräuteröl-Einreibung:** 50 ml Mandelöl mit jeweils 4 Tropfen Kamille, Orange und Lavendel in einer Schale vermischen und die Brust damit einreiben.

Innerliche Anwendung

- **Melissentee:** Übergießen Sie 5 TL Melissenblätter und 1 TL Baldrian mit 200 ml kochendem Wasser, 10 Minuten zugedeckt ziehen lassen, abseihen und in kleinen Schlucken vor dem Zubettgehen trinken. Der Schlaftee hilft bei nervösen Einschlafproblemen.

AKUPRESSUR

- **3E 5 – Waiguan:** Oberhalb des Handrückens, zwei Daumenbreit von der Handgelenksfalte in Richtung Ellenbogen. Massieren Sie beide Seiten etwa eine Minute mit mittelstarkem Druck.
- **Ex 1 – Yintang:** Zwischen den Augenbrauen an der Basis der Nasenwurzel. Drücken Sie den Punkt sehr sanft, und führen Sie eine kreisende Bewegung aus.
- **Ma 36 – Zusanli:** Vier Fingerbreit unterhalb der Kniescheibe, außen am Schienbeinknochen

BEWEGUNG UND MEDITATION

Die regelmäßige Ausführung der nachfolgenden Qi-Gong-Übung kann hier Abhilfe schaffen:

- Legen Sie sich entspannt auf das Bett, und schließen Sie Ihre Augen. Platzieren Sie dann beide Hände drei Fingerbreit unterhalb des Bauchnabels. Männer legen dabei die rechte Hand auf die linke, während Frauen es umgekehrt machen.
- Dann konzentrieren Sie sich auf die Handmitte und lassen die Gedanken beim Einatmen langsam vom Bauchnabel in den Kopf fließen. Mit dem Ausatmen leiten Sie sie wieder hinunter bis zu Ihren Füßen.
- Danach reiben Sie Ihre Hände aneinander, bis sie sich warm anfühlen, und schieben sie dann unter Ihren Rücken, wo Sie sie im Bereich der Nieren ablegen. Lassen Sie sie dort für etwa 2 Minuten. Sie versorgen damit die Nieren mit wärmender Energie.
- Anschließend führen Sie die rechte Hand zum Herzen und lassen die linke drei Fingerbreit unterhalb des Bauchnabels ruhen. Lassen Sie Ihren Atem gleichmäßig fließen, und führen Sie etwa eine Minute lang eine kreisende Bewegung mit den beiden Händen aus.
- Öffnen Sie die Augen wieder, und kehren Sie in den Alltag zurück.

OBERFLÄCHLICHER SCHLAF

Sinkende Östrogenspiegel können bei Frauen in den Wechseljahren der Grund für einen weniger erholsamen und oberflächlichen Schlaf sein. Bei oberflächlichem Schlaf, der keine Erholung spendet, liegt ansonsten meist ein Übermaß an Schleimhitze (im Geist) vor. Es ist das Resultat einer schlechten Ernährung: zu schweres und zu spätes Abendessen. Dazu kommt es in der Regel zu Übelkeit, Sodbrennen, Schwindel und/oder Druckgefühl in der Brust sowie zu einem allgemeinen Schweregefühl. Außerdem kann eine Herz- und Gallenblasenschwäche für die Schlafstörung verantwortlich sein, deren Ursache meist eine chronische Krankheit ist.

Ein nicht erholsamer Schlaf kann aber auch das Resultat einer Schlafapnoe sein, bei der der Atem einen kurzen Moment aussetzt. Viele Frauen leiden in der Menopause darunter.

Äusserliche Anwendung

~ **Heilbad:** Mit einem beruhigendem Heilbad können Sie den Schlaf günstig beeinflussen. Badeöle aus Melisse oder Johanniskraut eigenen sich für diesen Zweck (siehe S. 96f.). Die Badedauer sollte max. 15 Minuten betragen. Danach heißt es sofort: ab ins Bett!

Innerliche Anwendungen

~ **Leichtes Abendessen:** Nehmen Sie abends nur leicht verdauliche Speisen zu sich.

~ **Melasse:** Trinken Sie vor dem Schlafengehen 2 EL Melasse in 1 Glas warmem Wasser. Aufgrund ihres hohen Kalziumgehalts verbessert sie die Funktionen des Nervensystems und fördert den Schlaf.

~ **Banane:** Essen Sie vor dem Schlafen 1 reife Banane. Sie enthält schlaffördernde Aminosäuren.

Akupressur

~ **Le 3 – Taichong:** Zwischen den Enden der Mittelfußknochen der großen und der zweiten Zehe, in einer Vertiefung

~ **Le 8 – Ququan:** Am zur Körpermitte hin gelegenen Ende der Beugefalte des Kniegelenks bei gebeugtem Knie, zwischen den Sehnen des Schneide- und Schlankmuskels

~ **Mi 6 – Sanyinjiao:** An der Unterschenkelinnenseite, drei Daumenbreit oberhalb des höchsten Punktes des Innenknöchels an der Hinterkante des Schienbeins

~ **He 7 – Shenmen:** Auf der Beugefalte des Handgelenks, seitlich der Beugesehne

Herz-Kreislauf-System

Die hormonellen Veränderungen, die mit den Wechseljahren einhergehen, können die Funktionsfähigkeit des Herzens beeinflussen. Grund hierfür ist, dass Östrogen ein Botenstoff des vegetativen Nervensystems ist, das unter anderem die Herz- und Kreislauffunktion lenkt. Im Zuge der verringerten Östrogenausschüttung während der Wechseljahre kann es aufgrund des fehlenden Östrogens zu einer gestörten Verarbeitung der Informationen im Gehirn kommen.

In Zusammenhang mit den Wechseljahren treten unter anderem typischerweise Beschwerden und Erkrankungen wie Bluthochdruck, Hitzewallungen, Herzrasen oder Herzrhythmusstörungen auf.

Darüber hinaus schützen die weiblichen Hormone vor Schlaganfall oder Herzinfarkt, da sie Ablagerungen in Arterien verhindern. Werden diese nur mehr in geringem Maße produziert, bilden sich Plaques.

Das frühzeitige Einsetzen der Menopause wird mit einem erhöhten Risiko von Herz-Kreislauf-Erkrankungen in Verbindung gebracht. Hingegen weisen Frauen, die die Menopause erst in einem höheren Alter (zwischen 50 und 54 Jahren) erreichen, ein vermindertes Risiko auf.

Bluthochdruck (Hypertonie)

Aufgrund des sinkenden Östrogenspiegels schwindet die Schutzfunktion gegen Herz-Kreislauf-Erkrankungen. Bluthochdruck ist bei Frauen ab den Wechseljahren weitverbreitet und wird häufig erst sehr spät erkannt, da er zu Beginn nur selten Beschwerden verursacht. Langfristig strapaziert er Herz sowie Organe und ruft vorzeitige Arteriosklerose hervor. In der Folge kann er zu lebensbedrohlichen Erkrankungen wie Schlaganfall oder Herzinfarkt führen.

In den Wechseljahren und vor allem ab der Menopause erhöht sich die Gefahr für Bluthochdruck drastisch, da die Konzentration des blutdrucksenkenden Östrogens abnimmt. Darüber hinaus führt Hormonumstellung meist zu Erhöhungen der Blutzucker- und Blutfettwerte, die den Blutdruck steigern. Gleichzeitig steigen die Testosteronwerte. In der Folge setzen viele Frauen Fett in der Bauchregion an, das appetitanregende Hormone ausschüttet und den Blutdruck steigert.

Psychische Ursachen für Bluthochdruck sind Sorgen, Ängste oder Stress. Gerade während der Wechseljahre treten diese verstärkt auf. Aber auch Rauchen, Veranlagung sowie Erkrankungen wie Diabetes mellitus oder Gicht stellen Risikofaktoren für Bluthochdruck dar.

Nach Ansicht der TCM besteht bei hohem Blutdruck eine Störung der Yin-Yang-Balance der Nieren und der Leber. Dies beeinflusst das Herz negativ.

Äusserliche Anwendungen

- **Ansteigendes Armbad:** Füllen Sie eine große Schüssel oder das Waschbecken mit 35 °C warmem Wasser. Baden Sie nun Ihre Unterarme darin, und erhöhen Sie die Wassertemperatur innerhalb von 10 Minuten langsam auf 39 °C, indem Sie warmes Wasser dazufließen lassen.
- **Ätherische Öle:** Beduften Sie Ihre Räume mithilfe einer Duftlampe mit Ylang-Ylang, Lavendel, Melisse oder Muskatellersalbei. Sie wirken blutdrucksenkend.

Innerliche Anwendungen

- **Ernährung:** Nehmen Sie kaliumreiche Lebensmittel wie frische oder getrocknete Aprikosen, Bananen, getrocknete Pflaumen, getrocknete Datteln, Spinat, Mangold, Linsen, Erbsen, Fenchel, Makrele, Kabeljau, Rotbarsch, Forelle, Rind, Wild, Paranüsse, Mandeln, Pistazien, Weizenkeime, Weizenkleie oder Haferflocken zu sich. Darüber hinaus sollten Sie versuchen, mithilfe einer Ernährungsumstellung in Kombination mit Sport Körpergewicht zu reduzieren.
- **Schwarzkümmelöl:** Nehmen Sie regelmäßig Schwarzkümmelöl ein. Es fördert die Elastizität der Arterienwände.
- **Knoblauch-Zitronen-Kur:** Schälen und zerkleinern Sie etwa 30 Knoblauchzehen. Anschließend waschen Sie 4 unbehandelte Zitronen, trocknen diese ab und zerkleinern sie ebenfalls. Geben Sie die Zitronen- und Knoblauchstücke gemeinsam mit ½ l Wasser in den Mixer, und verarbeiten Sie alles zu einer homogenen Masse. Die Mischung wird dann in einen Topf gegeben, ein weiterer ½ l Wasser wird hinzugegossen, und das Ganze wird bei mittlerer Hitze auf etwa 70 °C erhitzt. Nehmen Sie den Topf vom Herd, lassen Sie die Mischung ab-

kühlen, und seihen Sie diese durch einen Kaffeefilter oder ein Leintuch ab. Zum Schluss in eine dunkle Glasflasche füllen und im Kühlschrank lagern. Nehmen Sie für die Dauer von sechs Wochen täglich ein Schnapsglas der Mischung ein.

- **Apfelessig:** Nehmen Sie nach dem Aufstehen 1 EL Apfelessig in 1 Glas lauwarmem Wasser ein.
- **Chinesische Teerezeptur gegen Bluthochdruck:** 3–30 g Da Huang (Chinesische Rhabarberwurzel), 3–9 g Huang Qin (Baikal-Helmkrautwurzel), 4,5–9 g Ju Hua (Chrysanthemenblüten).
  Dieser Heiltee wirkt stabilisierend und senkt den Blutdruck.

AKUPRESSUR

- **Le 3 – Taichong:** Zwischen den Enden der Mittelfußknochen der großen und der zweiten Zehe, in einer Vertiefung
- **Le 2 – Xingjian:** Zwischen dem Ansatz der großen und der zweiten Zehe
- **Ma 36 – Zusanli:** Vier Fingerbreit unterhalb der Kniescheibe, außen am Schienbeinknochen
- **LG 20 – Baihui:** Auf der Fontanelle

BEWEGUNG UND MEDITATION

Bewegungsmangel, Stress und emotionales Ungleichgewicht können Bluthochdruck begünstigen. Regelmäßiges Tai Qi Quan kann hier Abhilfe schaffen und bringt Körper, Geist und Seele wieder ins Gleichgewicht.

Tai-Ji-Quan-Übung im Sitzen

- Nehmen Sie im Schneidersitz Platz, und platzieren Sie Ihre linke Hand auf dem linken Knie und die rechte Hand auf dem rechten Knie. Halten Sie dabei Ihren Oberkörper aufrecht.
- Atmen Sie nun tief durch die Nase ein. Dann drehen Sie den Kopf, beugen ihn nur so weit vor Richtung Schlüsselbein, wie es Ihnen angenehm ist, und lassen schließlich den gesamten Oberkörper im Uhrzeigersinn rotieren, während Sie tief ausatmen.
- Machen Sie eine kurze Pause, und führen Sie die Übung auch gegen den Uhrzeigersinn aus.
- Wiederholen Sie die Übung zweimal täglich, jeweils 20-mal im und gegen den Uhrzeigersinn.

Herzinfarkt

Schmerzen im Brustraum, die in verschiedene Regionen ausstrahlen können, weisen in der Regel auf einen Herzinfarkt hin. Allerdings macht sich Herzinfarkt bei Frauen eher durch ein Engegefühl oder Druck in der Brust bemerkbar. Darüber hinaus weisen unspezifische Symptome wie Übelkeit, Erbrechen, Kurzatmigkeit oder Beschwerden im Oberbauch bei Frauen auf einen Herzinfarkt hin. Nachweislich stellen Bluthochdruck, Diabetes, Depressionen, Ängste, chronischer Stress und Rauchen erhöhte Risikofaktoren für Herzinfarkt dar.

Achtung!
Beim geringsten Verdacht auf einen Herzinfarkt ist der Notarzt zu kontaktieren, hier können Sekunden zählen!

Innerliche Anwendungen

- **Ernährung:** Nehmen Sie wenig Fleisch und andere tierische Lebensmittel zu sich. Essen Sie viel Gemüse und Obst, Vollkornprodukte und ungeschälten Reis. Diese Lebensmittel enthalten reichlich Ballaststoffe und sind gut für die Linie. Ernähren Sie sich salz- und fettarm. Reduzieren Sie Ihren Alkoholgenuss auf ein Mindestmaß, oder verzichten Sie bestenfalls ganz auf Alkohol. Hören Sie mit dem Rauchen auf.
- **Zitrusfrüchte:** Zitrusfrüchte enthalten jede Menge Vitamin C, das den Blutdruck senkt und vor Plaque an den Gefäßwänden schützt. Noch besser ist die regelmäßige Einnahme von hoch dosiertem Vitamin C.
- **Grüntee:** Grüntee hat eine günstige Wirkung auf die Cholesterinwerte und beeinflusst den Fettstoffwechsel positiv. Trinken Sie ihn regelmäßig.
- **Algen:** Nehmen Sie Algen zu sich. Sie erweitern die Gefäße, senken den Cholesterinspiegel und den Blutdruck.

Akupressur

- **Ma 36 – Zusanli:** Vier Fingerbreit unterhalb der Kniescheibe, außen am Schienbeinknochen. Dieser Punkt hat eine günstige Wirkung bei Arteriosklerose. (Siehe auch Bluthochdruck, S. 201ff.)

Bewegung

Treiben Sie regelmäßig Sport, das senkt den Blutdruck, erhöht die HDL-Cholesterin-Sättigung im Blut, reduziert das Übergewicht und beugt so Herzinfarkt vor. Bauen Sie Stress ab, indem Sie meditieren und/oder Qi Gong (siehe S. 78ff.) betreiben.

Herzrasen (Tachykardie)

Aufgrund der Hormonveränderungen während der Wechseljahre kommt es häufig in Begleitung von Hitzewallungen zu Herzrasen (unvermittelter Anstieg der Herzfrequenz auf über 100 Schläge pro Minute). Es dauert häufig nur kurz an, klingt plötzlich ab und verursacht manchmal Übelkeit und Schwindelgefühl.

Herzrasen kann aber auch beispielsweise durch eine Schilddrüsenüberfunktion, Medikamente, starke psychische Belastungen oder Durchblutungsstörungen ausgelöst werden. Die tatsächliche Ursache sollte unbedingt von einem Arzt geklärt werden.

Schnell reagieren!

Sofern bei Herzrasen zusätzlich starke Brustschmerzen, Engegefühl in der Brust und Atemnot oder Kurzatmigkeit auftreten, handelt es sich um einen medizinischen Notfall, da diese Symptome auf einen Herzinfarkt hinweisen. Ein Notarzt ist unmittelbar zu alarmieren.

Die TCM betrachtet Herzrasen als Anzeichen von Herz-Blut-Mangel sowie Herz-Yin-Mangel. Darüber hinaus können eine Störung des Perikardmeridians sowie des Durchdringungsgefäßes Chong Mai verantwortlich sein.

Äusserliche Anwendungen

- **Atemübung:** Atmen Sie bei akutem Herzrasen bei geschlossenem Mund langsam und tief durch die Nase ein. So drosseln Sie Ihren Herzschlag und kommen zur Ruhe.

- **Lavendel und Melisse:** Beduften Sie regelmäßig Ihre Räume mit Melisse oder Lavendel. Die ätherischen Öle dieser beiden Heilkräuter lindern Ängste.

Innerliche Anwendungen

- **Ernährung:** Nehmen Sie leichte Kost (vornehmlich gekochtes Gemüse) zu sich. Besonders empfehlenswert sind Nahrungsmittel wie schwarze Oliven, Mungbohnen, Rote Bete, Melonen, getrocknete Cranberrys, Cashewkerne, Hafer und Eigelb. Reduzieren Sie Ihren Fleischkonsum. Verzichten Sie auf Rohkost, scharfe, frittierte und gegrillte Speisen, Schwarztee, Kaffee und Alkohol.
- **Hopfentee:** Übergießen Sie 2 TL getrockneten Hopfen mit 200 ml siedendem Wasser, 5 Minuten ziehen lassen, abseihen, mit Honig süßen und schluckweise zwei- bis dreimal täglich trinken. Der Tee beruhigt.
- **Rosmarintee:** Übergießen Sie 2 TL Rosmarin mit 200 ml siedendem Wasser, 10 Minuten ziehen lassen, abseihen und schluckweise zwei- bis dreimal täglich trinken. Der Tee wirkt Herzrasen entgegen und lindert Ängste.

Akupressur

- **Pe 7 – Daling:** In der Mitte des Handgelenks, genau zwischen den beiden Sehnen
- **Le 3 – Taichong:** Zwischen den Enden der Mittelfußknochen der großen und der zweiten Zehe, in einer Vertiefung

Bewegung und Meditation

Gehen Sie viel an der frischen Luft spazieren, das entspannt und ist gut für die Kondition. Meditieren Sie regelmäßig, das harmonisiert Ihre Emotionen und lindert Stress, was wiederum eine günstige Wirkung auf das Herz hat. Qi Gong macht ebenfalls stressresistent und stärkt das Herz-Kreislauf-System.

Duftendes Qi Gong (S. 78ff.)

- Bodhisattwa spielt chinesische Zither
- Das Rad des Dharma dreht sich immer
- Die Luft ist erfüllt vom Duft der chinesischen Pagode

Herzrhythmusstörungen

In der Regel schlägt das Herz im gleichmäßigen Takt etwa 60- bis 80-mal pro Minute. Bei Herzrhythmusstörungen (Arrhythmien) ist der Herzschlag unregelmäßig – zu rasch oder zu langsam. Zu den typischen Symptomen zählen Schwindel, Herzklopfen, Herzstolpern, Herzrasen, kurzzeitige Ohnmacht, Benommenheit, Seh- und Sprachstörungen sowie Erregtheit.

Bei Herzstolpern setzt das Herz einen Schlag aus, es stolpert also. Damit gehen innere Unruhe sowie eine kurzfristige Kreislaufschwäche einher. Kommt es hingegen zu einem Herzklopfen bzw. Herzflattern, steigt die Pulsfrequenz plötzlich an. In der Brust breitet sich ein Flattern aus, und es treten Schwäche sowie Kraftlosigkeit auf. Der Blutdruck sinkt rapide ab.

Ablagerungen in den Herzkranzgefäßen (Arteriosklerose) sowie Stress und Nervosität können zu Herzrhythmusstörungen führen. Ebenso können sie durch einen übermäßigen Konsum von Genussgiften wie Nikotin begünstigt werden. Nach Ansicht der TCM lassen sich Herzrhythmusstörungen auf eine Störung innerer Organe zurückführen, die Hitzesymptome im Herzen hervorruft. Außerdem wird ein Yin-Mangel mit Herzrhythmusstörungen assoziiert.

Innerliche Anwendungen

- **Ernährung:** Nehmen Sie reichlich Ballaststoffe sowie kaliumreiche Lebensmittel (z. B. Bananen, Linsen, Brokkoli) zu sich. Achten Sie auf ausreichend Magnesiumzufuhr. Bevorzugen Sie komplexe Kohlenhydrate, und essen Sie regelmäßig Knoblauch, Zwiebeln, Sellerie. Vermeiden Sie Nikotin, Alkohol und Koffein. Salzen Sie außerdem, wenn überhaupt, sparsam, und nehmen Sie möglichst wenig gesättigte Fette zu sich.
- **Weizenkeimöl mit Knoblauch:** 2–3 Knoblauchzehen schälen, pressen und mit 1 EL Weizenkeimöl vermengen. Die Mischung ein- bis zweimal täglich einnehmen. So stärken Sie Ihre Blutgefäße.
- **Blaue Trauben:** Verzehren Sie fünf Tage überwiegend blaue Trauben. Das stärkt die Herzklappen und -muskeln.
- **Zimtwasser:** ½ TL Zimt in 1 Glas mit warmem Wasser geben, umrühren und in kleinen Schlucken trinken.

- **Weißdorntee:** 1 TL Weißdornblätter mit 200 ml kochendem Wasser aufgießen, 5–10 Minuten ziehen lassen, abseihen und den Tee dreimal täglich in kleinen Schlucken trinken. Weißdorn stabilisiert den Herzschlag, verbessert die Herzleistung und steigert die Sauerstoffversorgung des Herzens.
- **Chinesische Teerezeptur gegen Herzrhythmusstörungen:** 3–9 g Ren Shen (Ginsengwurzel), 3–9 g Dan Shen (Rotwurzsalbeiwurzel), 3–9 g Yuan Zhi (Sibirische Kreuzblumenwurzel)
  Dieser Heiltee wirkt durchblutungsfördernd, entkrampfend, beruhigend und reizlindernd.

Akupressur

- **He 4 – Lingdao:** Drei Fingerbreit von der Beugefalte des Handgelenks, an der Innenseite des Unterarms
- **KG 17 – Danzhong:** Auf dem Brustbein, zwischen den Brustwarzen, in Höhe des 4. Zwischenrippenraums

Bewegung und Meditation

Generell wirkt hier regelmäßige Bewegung günstig. Dabei sollte der Puls stets kontrolliert werden. Optimal sind 100 bis 120 Schläge pro Minute.

Duftendes Qi Gong (S. 78ff.)

- Das Rad des Dharma dreht sich immer
- Himmel und Erde nach links drehen
- Bodhisattwa spielt chinesische Zither

Hitzewallungen

Bei Hitzewallungen breitet sich ein wellenartiges Hitzegefühl vom Brustkorb ausgehend aus. Sie treten meistens in Verbindung mit Schweißausbrüchen, Herzrasen und Hautrötungen auf. Während der Wechseljahre sind viele Frauen davon betroffen – manchmal erleiden sie bis zu 30 Schübe täglich. Sie beeinträchtigen die Lebensqualität signifikant und rauben nachts den Schlaf. Der hierdurch verursachte Schlafmangel hat häufig Konzentrationsschwäche, Müdigkeit und Gereiztheit zur Folge.

Hitzewallungen können bis zu einer Stunde lang andauern, aber auch schon nach drei Minuten vorüber sein. Bei manchen Frauen bestehen Hitzewallungen auch noch fünf oder gar zehn Jahre nach der Menopause. Vermutlich lassen sie sich auf den sinkenden Östrogenspiegel zurückführen, der tatsächliche Grund hierfür ist allerdings bis heute unklar.

Die Traditionelle Chinesische Medizin verbindet Hitzewallungen unter anderem mit Mangel an Yin und Yang der Nieren sowie mit Yin-Mangel der Leber und des Herzens. Ein weiterer Grund kann Hitze im Funktionskreis Magen und Dickdarm sein. Ebenfalls können Hitzewallungen aufgrund einer schon vor den Wechseljahren bestehenden Stagnation des Leber-Qi verursacht werden.

Äusserliche Anwendungen

- **Wechseldusche:** Hierfür einfach nach Belieben im Wechsel warm und kalt duschen. Dabei dauert ein warmer Durchgang zwischen 4 und 5 Minuten. Die kalten Phasen erstrecken sich auf bis zu 1 Minute. Das Wechselduschen wird mit einem kalten Guss beendet. Wechselduschen fördern die Durchblutung und regen den Kreislauf an.
- **Zwiebellook**: Machen Sie es der Zwiebel nach, und ziehen Sie mehrere Schichten an. So können Sie bei einsetzenden Hitzewallungen nach Bedarf etwas ablegen.

Innerliche Anwendungen

- **Ernährung:** Nehmen Sie kühlende Lebensmittel zu sich, und reduzieren Sie wärmende Speisen. Verzichten Sie auf scharfe Gewürze, Kaffee und Alkohol. Trinken Sie viel stilles Wasser.
- **Leinsamen:** Leinsamen wirken Hitzewallungen wunderbar entgegen. 2 EL davon einfach über Nacht in 250 ml Wasser einweichen und nach dem Aufstehen einnehmen. Vor dem Hinunterschlucken kauen und danach 1 Glas Wasser nachtrinken.
- **Salbeitee:** Trinken Sie täglich 2–3 Tassen Salbeitee. Pro Tasse 1 EL frische oder getrocknete Salbeiblätter mit 200 ml kochendem Wasser aufgießen, 10 Minuten ziehen lassen, abseihen, gegebenenfalls mit Honig süßen und in kleinen Schlucken trinken.
- **Apfelessig:** Nehmen Sie zweimal täglich 1–2 EL Apfelessig mit 1 Glas lauwarmem Wasser ein. Der Apfelessig leitet Toxine aus und reduziert Intensität und Häufigkeit der Hitzewallungen.

Akupressur

- **Di 4 – Hegu:** Am Ende der Daumenfalte zwischen Zeigefinger und Daumen
- **He 6 – Yinxi:** Einen halben Daumenbreit oberhalb der Handgelenkfalte, seitlich der Beugesehne (oberhalb von HE 7 – Shenmen)
- **Mi 6 – Sanyinjiao:** Drei Daumenbreit oberhalb des höchsten Punktes des Innenknöchels an der Hinterkante des Schienbeins

Bewegung und Meditation

Meditieren Sie regelmäßig, und üben Sie täglich Tai Ji Quan aus. Das beruhigt den Geist und lässt Sie besser mit dem Stress, der mit Hitzewallungen einhergeht, umgehen.

Schlaganfall

Bei einem Schlaganfall handelt es sich um eine plötzlich einsetzende schwerwiegende Funktionsstörung des Gehirns. Hierbei ist die Blutversorgung bestimmter Gehirnareale signifikant reduziert bzw. vollständig aufgrund von Gefäßverschlüssen oder Blutungen unterbrochen.

Schnell zum Arzt

Schlaganfall ist ein medizinischer Notfall, bei dem das Gehirngewebe durch Sauerstoffmangel abstirbt. Die Behandlung sollte so früh wie möglich erfolgen, damit wenig Gehirngewebe in Mitleidenschaft gezogen wird. Zunächst wird eine Akuttherapie durchgeführt, die anschließend von einer Rehabilitation abgelöst wird.

Nach Ansicht der TCM ist ein Schlaganfall die Folge einer Qi- und Blutstörung, die zu Feuer, Schleim, Wind und Stagnation führen und schließlich Gefäße im Gehirn blockieren oder dort eine Blutung auslösen.

Die TCM unterscheidet bei einem Schlaganfall zwischen einem Zang-Fu-Schlaganfall und einem Jing-Luo-Schlaganfall. Ersterer zeigt einen schweren Verlauf, betrifft die Meridiane der Zang-Fu-Organe (Leber, Milz, Herz und Nieren), führt zu anhaltenden Behinderungen oder zum Tod. Bei zweiterem handelt es sich um eine Zusammenfassung des Jing- und Luo-Schlaganfalls. Dieser Typus ist generell weniger schwerwiegend, und Betroffene verlieren nicht das Bewusstsein. Ebenso fallen sie nicht ins Koma. Hier sind im Gegensatz zu einem Zang-Fu-Schlaganfall höhere Heilungsschancen gegeben.

Symptome Jing-Luo-Schlaganfall (Meridian und Kollateral)

Jing-Schlaganfall:

- Deviation von Mund und Zunge
- Sprachstörungen und Sprachverlust
- Halbseitige Lähmung
- Gesichtslähmung
- Rigide Erhöhung des Muskeltonus

Luo-Schlaganfall:

- Deviation von Mund und Zunge
- Halbseitiger Gefühlsverlust
- Motorische Beeinträchtigungen

Symptome Zang-Fu-Schlaganfall

- Steife Zunge
- Sprachstörungen
- Dauerhafte Behinderungen
- Bewusstseinsverlust
- Koma
- Taubheitsgefühl
- Benommenheit mit abnormer Schläfrigkeit (Somnolenz)
- Hemiplegie

Äusserliche Anwendungen

- **Knoblauch:** Zwei Knoblauchzehen schälen, fein reiben und auf das Zahnfleisch streichen. Die Anwendung beugt Schlaganfall vor.
- **Arnika-Wickel:** Arnika-Essenz mit warmem Wasser (1:10) vermischen. Leintuch darin tränken, auswringen und um den Kopf wickeln. Mit einem Handtuch abdecken. Wickel nach 30 Minuten abnehmen. Anwendung täglich mehrere Wochen lang wiederholen. Arnika kann Schlaganfall vorbeugen bzw. dessen Folgen mildern.

Innerliche Anwendungen

- **Ernährung:** Nehmen Sie präventiv bevorzugt basische Kost (viel Obst und Gemüse) zu sich, und bauen Sie zweimal wöchentlich frischen Kaltwasserfisch (Thunfisch, Lachs) in Ihren Speiseplan ein. Nutzen Sie die heilende Wirkung von hochwertigen Pflanzenölen wie Oliven-, Distel-, Raps- oder Leinöl. Trinken Sie ausreichend stilles Wasser. Reduzieren Sie Ihren Salzkonsum, und verzichten Sie auf Zucker, Nikotin und Alkohol.
- **Meisterwurz:** 1 gestrichenen TL Kräuterdroge mit 250 ml kochendem Wasser aufgießen, 15 Minuten zugedeckt ziehen lassen, abseihen und trinken. Die Abkochung beugt Schlaganfall vor.
- **Chinesische Teerezeptur gegen Sehstörungen:** 3–9 g Huang Qin (Baikal-Helmkrautwurzel), 9–15 g Ban Lan Gen (Färberwaidwurzel), 3–6 g Ju Hua (Chrysanthemenblüten)
  Dieser Heiltee wirkt entkrampfend, reizlindernd, antiseptisch und fördert die Durchblutung.

Akupressur

Beim Jing-Luo-Schlaganfall:

- **Pe 6 – Neiguan:** Vier Fingerbreit oberhalb der Handgelenksfalte, in der Mitte der Sehnen. Wirkt auch Aphasie entgegen.
- **Ma 36 – Zusanli:** Vier Fingerbreit unterhalb der Kniescheibe, außen am Schienbeinknochen

Beim Zang-Fu-Schlaganfall:

- **LG 20 – Baihui**: Auf der Fontanelle
- **LG 26 – Renzhong:** In der Oberlippenmitte

Bewegung und Meditation

Viel Bewegung ist ein Muss für schlaganfallgefährdete Patientinnen! Treiben Sie mindestens zweimal die Woche je 30 Minuten Sport. Besonders schonende Sportarten wie Walking oder Schwimmen sind empfehlenswert. Qi Gong entspannt und trainiert ebenfalls Muskulatur und Sehnen. Meditieren Sie auch regelmäßig.

Duftendes Qi Gong (S. 78ff.)

- Das Rad des Dharma dreht sich immer
- Himmel und Erde nach links drehen

Augen

Die sogenannten weiblichen Sexualhormone steuern einige Funktionen im Organismus der Frau – darunter auch die Reparatur und Regenerierung der Sinnesorgane. Entsprechend kann die hormonelle Umstellung während der Wechseljahre Beschwerden und Erkrankungen der Sinnesorgane begünstigen.

Typisch ist in diesem Zusammenhang das trockene Auge, das nicht selten in Begleitung eines Glaukoms auftritt.

Glaukom
(Erhöhter Augeninnendruck)

Erhöhter Augeninnendruck bzw. Glaukom gehört streng genommen nicht zu den typischen Wechseljahresbeschwerden. Allerdings tritt die Erkrankung häufig in Begleitung des mit den hormonellen Veränderungen direkt in Verbindung gebrachten trockenen Auges (S. 215) auf.

Bei einem erhöhten Augendruck kann das Kammerwasser nicht richtig aus dem Auge abfließen, das hinter der Pupille und der Regenbogenhaut laufend produziert wird. Die Ursache liegt in der Regel an einer pathologischen Veränderung des Trabekelwerks.

Der Augeninnendruck kann nur vom Augenarzt und nicht durch Fühlen ermittelt werden. Ist er langfristig erhöht, kann das ein Hinweis auf ein Glaukom (Grüner Star) sein. Die Bezeichnung Glaukom umfasst eine Reihe ernst zu nehmender Schädigungen der Netzhaut und des Sehnervs, die schleichend in Erscheinung treten und häufig lange unbemerkt bleiben. Mit zunehmendem Fortschreiten ergeben sich schwerwiegende Folgen – darunter Erblindung.

Nach Ansicht der TCM liegt bei einem Glaukom eine Kombination aus Flüssigkeitsansammlung und Trockenheit vor, die mit einer Störung des Leberfunktionskreises assoziiert wird. Diese ergibt sich durch anhaltende emotionale Störungen und aufsteigende Hitze in der Leber. Darüber hinaus wird das Glaukom auch häufig mit einem geschädigten Nieren-Yin in Verbindung gebracht.

Äußerliche Anwendungen

- **Fußbad mit Senfmehl:** 1 EL Senfmehl aus der Apotheke in warmes Wasser geben und gut vermengen. Anschließend ein 15-minütiges Fußbad darin nehmen, danach die Füße kalt abduschen.

Innerliche Anwendungen

- **Ernährung:** Essen Sie möglichst viel Zucchini, Gurken, Brokkoli, Blumenkohl, Kohl, Grünkohl, Spinat, Tomaten, Paprika, Aprikose, Grapefruit, Beeren, ungeschwefelte Trockenfrüchte, Samen, Soja, Käse, Milch, Eigelb, Austern, Leber, Eigelb, Vollkorngetreide und Grüntee. Verzichten Sie auf Weißmehl, Süßigkeiten und Fertigprodukte, Frittiertes, Softdrinks, Koffein, Bier und Nikotin.
- **Kurkuma:** Verwenden Sie so oft wie möglich Kurkuma in der Küche, oder greifen Sie auf Kurkumakapseln zurück. Das Kraut besitzt potente entzündungshemmende und antioxidative Eigenschaften und hilft bei einer Vielzahl von Augenleiden.
- **Grüntee:** Trinken Sie viel Grüntee; die in ihm enthaltenen Catechine schützen vor Grünem Star. Und reduzieren Sie Ihren Kaffeegenuss.

Akupressur

- **Di 4 – Hegu:** Am Ende der Daumenfalte zwischen Zeigefinger und Daumen
- **Le 3 – Taichong:** Zwischen den Enden der Mittelfußknochen der großen und der zweiten Zehe, in einer Vertiefung
- **Gb 37 – Guangming:** Auf dem vorderen Rand des Wadenbeines, fünf Daumenbreit oberhalb der Spitze des Außenknöchels

Bewegung und Meditation

Meditieren Sie regelmäßig, das beruhigt die Seele und senkt den Augeninnendruck. Machen Sie regelmäßig Tai Ji Quan. Das wirkt ebenfalls Stress und damit auch dem Glaukom entgegen.

- **Augenübung:** Augen schließen und öffnen, nach links blicken, schließen und öffnen, nach rechts blicken, Augen im Uhrzeigersinn kreisen, schließen und öffnen und zuletzt gegen den Uhrzeigersinn kreisen.

Trockene Augen (Sicca-Syndrom)

Bei dem sogenannten trockenen Auge (auch Sicca-Syndrom oder Keratokonjunktivitis sicca) liegt eine Störung des Tränenfilms an der Augenoberfläche vor. Vor allem während der Wechseljahre wird die Tränenproduktion durch die Hormonumstellung beeinträchtigt. Die unzureichende Benetzung der Hornhaut des Auges bringt unangenehme Effekte wie Rötung, Jucken und Brennen der Augen sowie Trockenheits- und Fremdkörpergefühle, schwere und müde Lider, Lidödeme und entzündete Lidränder mit sich. Das mindert die Lebensqualität deutlich. Die sensible Hornhaut der Augen kann durch die fortwährenden Entzündungen dauerhafte Schädigungen erleiden. Die Sehleistung wird nur im Extremfall leicht beeinträchtigt.

Das Sicca-Syndrom geht häufig mit einem erhöhten Augeninnendruck (Glaukom, siehe S. 213f.) einher.

Manchmal tritt das trockene Auge auch in Verbindung mit Schilddrüsenerkrankungen, Diabetes mellitus, rheumatischen Erkrankungen, Allergien, Neurodermitis oder Akne auf.

Die TCM betrachtet einen Blut-Xue-Mangel der Leber als Ursache für trockene Augen. Rötungen der Augen werden hingegen mit Leber-Hitze in Verbindung gebracht.

Äusserliche Anwendungen

- **Feuchte und frische Luft:** Achten Sie auf eine gute Belüftung der Wohnräume, und setzen Sie Luftbefeuchter ein. Gehen Sie viel an die frische Luft. Reinigen Sie die Filter von Klimaanlagen in Haus und Auto regelmäßig.
- **Chrysanthemenblüten-Kompresse:** Befeuchten Sie 1 Handvoll Chrysanthemenblüten mit heißem Wasser, Blüten in ein Leintuch geben und dieses als Kompresse auf die Augen legen. Die Blüten haben eine kühlende Wirkung.
- **Wechselbad:** Benetzen Sie Ihre geschlossenen Augenlider zunächst mit kaltem Wasser. Platzieren Sie anschließend einen warmen Waschlappen auf den Augen. Wiederholen Sie die Anwendung mehrmals hintereinander, und beenden Sie das Wechselbad im letzten Durchgang mit kaltem Wasser.

Innerliche Anwendungen

~ **Ernährung:** Omega-3-Fettsäuren spielen eine wichtige Rolle bei der Produktion von Tränenflüssigkeit. Nehmen Sie deshalb regelmäßig Nahrungsmittel mit Omega-3-Fettsäuren wie Schellfisch, Thunfisch, Chia-Samen, Walnüsse oder Leinöl zu sich. Bevorzugen Sie kühlende Speisen wie gekochtes oder gedämpftes Gemüse, Obst, Hülsenfrüchte oder Reis. Meiden Sie gegrillte, frittierte oder scharf angebratene Gerichte sowie heiße und wärmende Gewürze wie Chili, Ingwer oder Zimt. Verzichten Sie auf Alkohol und Nikotin. Trinken Sie ausreichend.

~ **Gojibeeren und Chrysanthemenblüten:** 1 EL Ju Hua (Chrysanthemenblüten) mit 1 EL Gojibeeren mischen und mit 500 ml kochendem Wasser übergießen, 10 Minuten ziehen lassen, abseihen. Den Tee verteilt über den Tag in kleinen Schlucken trinken. Gojibeeren tonisieren Blut-Xue und Yin.

~ **Rote-Bete-Saft:** Trinken Sie täglich 1 Glas Rote-Bete-Saft. Die Knolle tonisiert Blut-Xue der Leber.

~ **Gurkenscheiben:** Legen Sie 2 dicke Scheiben einer Salatgurke für etwa 10 Minuten auf die Augen. Das lindert den Juckreiz.

~ **Chinesische Teerezeptur bei Augenentzündung:** 6–9 g Dan Zhu Ye (Grazile Bambusblätter), 6–9 g E Bu Shi Cao (Centipedenkraut), 3–9 g Gui Zhi (Zimtbaumzweige), 4,5–9 g Ju Hua (Chrysanthemenblüten)
Der Heiltee wirkt adstringierend, antiseptisch und reizlindernd.

Akupressur

~ **Ni 6 – Zhaohai:** Direkt unter dem Innenknöchel des Fußes

~ **Le 3 – Taichong:** Zwischen den Enden der Mittelfußknochen der großen und der zweiten Zehe, in einer Vertiefung

~ **Le 8 – Ququan:** Am zur Körpermitte hin gelegenen Ende der Beugefalte des Kniegelenks bei gebeugtem Knie, zwischen den Sehnen des Schneide- und Schlankmuskels

Bewegung und Meditation

Duftendes Qi Gong (S. 78ff.)

~ Buddhistische Strahlen erleuchten die Augen

~ Die Luft ist erfüllt vom Duft der buddhistischen Pagode

Urogenitalsystem

Die Nieren stellen nicht nur das Zentrum für Yin und Yang dar, sondern werden auch dem Element Wasser zugeordnet. Sie spielen eine bedeutende Rolle beim Flüssigkeitshaushalt und kontrollieren das Aufnahmevermögen sowie die Entleerung der Harnblase, die als Zwischenspeicherort für den Urin fungiert. Energetische Disharmonien der Nieren werden meist durch klimatische Faktoren wie Kälte oder Nässe, emotionale Ursachen wie unterdrückte oder übermäßige Angst, Traumata oder Unsicherheit sowie durch ein geschwächtes Yang verursacht.

Harnwegsinfektionen

Bei einer Harnwegsinfektion liegt eine Schleimhautentzündung der ableitenden Harnwege (Harnleiter, Harnblase und Harnröhre) vor. In der Regel gelangen die Bakterien dabei durch die äußere Öffnung der Harnröhre in den Organismus und wandern von dort aus weiter zur Harnblase. In manchen Fällen breitet sich die Infektion sogar bis zu den Nieren aus.

Übermäßiger Harndrang, brennende Schmerzen beim Wasserlassen, Nierenschmerzen und Fieber zählen zu den typischen Symptomen einer Harnwegsinfektion.

Nach der Menopause leiden Frauen häufiger unter Harnwegsinfektionen. Grund hierfür sind wie bei anderen Wechseljahresbeschwerden auch die hormonellen Veränderungen. Durch die verringerte Östrogenkonzentration reduziert sich die Anzahl der Laktobazillen, die für das saure Milieu der Scheide sorgen. In der Folge können sich Bakterien wie Enterokokken oder *Escherichia coli* leichter in der Scheide und damit auch in der Harnröhre breitmachen. Harninfekten werden damit Türen und Tore geöffnet. Eine weitere physiologische Ursache kann ein geschwächtes Immunsystem sein. Darüber hinaus können auch diverse Grunderkrankungen, absteigende Infektionen, Katheter, häufiger Geschlechtsverkehr sowie übertriebene Intimhygiene sein.

Nach Ansicht der TCM zählen neben den genannten Ursachen auch eine falsche Ernährung, eine geschwächte Nierenfunktion, pathologische

Hitze, Nässe und Kälte zu den Ursachen. Auf seelischer Ebene sind anhaltende Anspannung, Überbelastung und unterdrückte Konflikte zu nennen.

Bei Nässe-Kälte liegt kein bakterieller Befund vor. Typische Symptome sind Erkältungsanfälligkeit, Völlegefühl im Unterbauch, kein Brennen beim Wasserlassen, heller und vermehrter Urin, verschleimte Lunge und Nase, heller, geruchloser Vaginalausfluss.

Indizien für Feuchtigkeit-Hitze, bei der ein bakterieller Befund vorliegt, sind trüber, dunkler, eher spärlicher Urin, Schmerzen und Brennen beim Wasserlassen, Harnsteine, Nierensteine. Darüber hinaus können Nervosität, Mundgeruch, Anspannung, rotes Gesicht, rote Augen, Neigung zu Verstopfung und hartem Stuhl auftreten.

Äusserliche Anwendung

~ **Wärme:** Lassen Sie bei Nässe-Kälte Ihren Körper nicht auskühlen, und entspannen Sie am besten auf dem Sofa mit einer Wärmflasche und einer dicken Wolldecke.

Innerliche Anwendungen

~ **Ernährung:** Essen Sie regelmäßig mindestens zwei, idealerweise drei gekochte Mahlzeiten täglich. Auf jeden Fall sollten Sie warm frühstücken! So bringen Sie das Verdauungsfeuer in Schwung. Vertreiben Sie die Feuchtigkeit durch gekochtes Wurzelgemüse, Hülsenfrüchte, Reis, Polenta oder Hirse. Meiden Sie bei Kälte-Feuchtigkeit stark kühlende und befeuchtende Nahrungsmittel wie Kuhmilch, Joghurt, Fruchtsäfte, zu viel Rohkost, Weißmehl oder Frittiertes. Verzichten Sie auf Kaffee und Nikotin.

~ **Wärmende Gewürze bei Nässe-Kälte:** Bei Nässe-Kälte sollten Sie wärmende Gewürze wie Thymian, Zimt, Ingwer, Gewürznelken, Kardamom oder Kreuzkümmel zu sich nehmen. Bei Feuchtigkeit-Hitze sollten Sie diese Gewürze hingegen meiden.

~ **Gerstenwasser:** Trinken Sie Gerstenwasser. Bei Nässe-Kälte reichern Sie diese zusätzlich mit Ingwer an. So wird die kühlende Wirkung der Gerste gemildert, und trotzdem vertreibt es noch Feuchtigkeit.

~ **Chinesische Teerezeptur bei Blasenentzündung:** 9–15 g Bian Xu (Vogelknöterichkraut), 3–6 g Chuan Mu Tong (Clematis-amandii-Stängel), 6–9 g Dan Zhu Ye (Grazile Bambusblätter).
Dieser Heiltee entspannt, lindert Reize und wirkt durchspülend.

Akupressur

- **Bl 23 – Shenshu:** Zwischen dem zweiten und dem dritten Lendenwirbel
- **Mi 6 – Sanyinjiao:** An der Unterschenkelinnenseite, drei Daumenbreit oberhalb des höchsten Punktes des Innenknöchels an der Hinterkante des Schienbeins
- **Ni 3 – Taixi:** Auf der Mitte der Verbindungslinie zwischen Innenknöchel und Achillessehne
- **Ni 1 – Yongquan:** Mittig auf der Fußsohle in der Vertiefung am Fußballen

Reizblase und Harninkontinenz

Eine Reizblase äußert sich durch häufigen und unaufschiebbaren Harndrang. In der Regel wird dabei nur eine geringe Menge Urin ausgeschieden. In der Regel können Betroffene die Ausscheidungsfunktion im Gegensatz zu Harninkontinenzpatienten noch einigermaßen kontrollieren, wenngleich gelegentlich beim Niesen oder Husten ein wenig Harn abgehen kann. Während Patienten jeden Alters von einer Reizblase betroffen sein können, leiden überwiegend ältere Personen an Harninkontinenz. Sie kann bei Frauen während der Wechseljahre aufgrund von Östrogenmangel hervorgerufen werden. Hierdurch wird die Stabilität der Schleimhaut im Harnwegs- und Genitalbereich negativ beeinträchtigt, und in der Folge können sich Veränderungen der Beckenbodenanatomie ergeben.

Über die genauen Ursachen einer Reizblase ist sich die westliche Medizin nicht im Klaren. Die Traditionelle Chinesische Medizin geht hingegen bei einer Reizblase sowie bei Harninkontinenz von einer schwachen Yang-Energie aus. Darüber hinaus können die Beschwerden auch durch Stress und Nervosität hervorgerufen werden.

Äusserliche Anwendungen

- **Kamillensitzbad:** Nehmen Sie mindestens einmal pro Woche ein entspannendes und wärmendes Sitzbad mit Kamille. Es wärmt den Beckenbodenbereich und desinfiziert gleichzeitig den Genitalbereich. (Hinweise zu Heilbädern, S. 96f.)

Innerliche Anwendungen

- **Ernährung:** Nehmen Sie reichlich Phytoöstrogene zu sich. Sie stecken beispielsweise in Hafer oder Soja. Trinken Sie viel, das trainiert die Blase. Verzichten Sie hierbei aber auf kohlensäurehaltige Getränke, Wein und Kaffee. Bevorzugen Sie stilles Wasser oder ungesüßte Kräutertees.
- **Petersilie:** Verwenden Sie, wann immer möglich, Petersilie in der Küche. Sie ist ein bewährtes Kraut bei Inkontinenz.
- **Kürbiskerne:** Essen Sie jeden Tag 1 Handvoll Kürbiskerne. Sie enthalten wertvolle Phytoöstrogene und beruhigen die Muskulatur bei einer Reizblase.
- **Cranberrys:** Verfeinern Sie Ihr morgendliches Müsli mit Cranberrys (auch Moosbeeren) oder heimischen Preiselbeeren. Sie schaffen nicht nur Abhilfe bei Blasenentzündungen, sondern auch bei -schwäche.
- **Preiselbeersaft:** Trinken Sie regelmäßig Preiselbeersaft – am besten dreimal täglich ein Glas.
- **Chinesische Teerezeptur bei Reizblase:** 9–15 g Bian Xu (Vogelknöterichkraut), 3–6 g Chaun Mu Tong (Clematis-armandii-Stängel), 6–9 g Dan Zhu Ye (Grazile Bambusblätter)
  Dieser Heiltee wirkt entspannend, reizlindernd, durchspülend und entwässernd.

Akupressur

- **He 8 – Shaofu:** Bei einer locker geballten Faust dort, wo sich die Spitze des kleinen Fingers befindet, zwischen dem vierten und fünften Mittelhandknochen
- **Le 8 – Ququan:** Am zur Körpermitte hin gelegenen Ende der Beugefalte des Kniegelenks bei gebeugtem Knie, zwischen den Sehnen des Schneide- und Schlankmuskels
- **Ni 3 – Taixi:** Auf der Mitte der Verbindungslinie zwischen Innenknöchel und Achillessehne
- **Ni 6 – Zhaohai:** Direkt unter dem Innenknöchel des Fußes

Bewegung und Meditation

Da auch psychische Probleme die Ursache für eine Reizblase bzw. Harninkontinenz sein können, sollten Sie regelmäßig meditieren und so zur Ruhe kommen. Ebenfalls empfiehlt es sich, die Beckenbodenmuskulatur gezielt zu trainieren. Pilates leistet hier wunderbare Dienste.

Schmerzhafter Harndrang

Schmerzhafter Harndrang kann viele Ursachen haben, darunter Nierenentzündung oder Blasenentzündung. Nierenentzündungen entstehen durch Kälte und Nässe, die die Abwehr schwächen, sodass Bakterien über die Harnwege aufsteigen können. Harnsteine können ebenfalls der Grund für eine Nierenentzündung sein. Sie lassen den Urin stagnieren, und Bakterien können sich in der Folge problemlos ausbreiten. In jedem Fall müssen hier das Nieren-Qi und die Abwehr gestärkt werden.

Darüber hinaus verursachen sexuell übertragbare Krankheiten Schmerzen beim Wasserlassen. In jedem Fall ist ein Arzt aufzusuchen. Außerdem muss die Abwehr unbedingt auf Vordermann gebracht werden.

Äusserliche Anwendungen

- **Heiß-feuchte Auflage:** Tränken Sie ein kleines Leintuch mit heißem Wasser, und wringen Sie es anschließend aus. Dann platzieren Sie es auf der Haut Ihres Unterbauchs, legen ein trockenes Tuch darüber und wickeln einen Schal darum oder kuscheln sich unter Ihre Bettdecke. Wenn der Wickel nicht mehr heiß ist, nehmen Sie ihn ab. Sie können die Anwendung mehrere Male hintereinander wiederholen. Damit stimulieren Sie die lokale Abwehr.
- **Ansteigendes Fußbad:** Beginnen Sie das Fußbad mit etwa 35 °C warmem Wasser. Lassen Sie dann heißes Wasser zulaufen, bis die Wassertemperatur 42 °C beträgt. Baden Sie Ihre Füße etwa 5 Minuten – danach abtrocknen und warme Wollsocken anziehen.
  Hinweis: Bei Venenerkrankungen ist das Fußbad kontraindiziert.

Innerliche Anwendungen

- **Ausgewogene Ernährung:** Eine ausgewogene Ernährung, bestehend aus reichlich frischem Obst und Gemüse, Fisch und magerem Fleisch sowie Milch und Milchprodukten und stärkereichen Produkten, fördert die Gesundheit maßgeblich.
- **Zitronensaft:** Rühren Sie den Saft von 2 frischen Zitronen in 200 ml warmes Wasser, und trinken Sie das Ganze über den Tag verteilt. So reinigen Sie Ihren Urogenitaltrakt.

- **Wassermelone und Kürbis:** Verzehren Sie reichlich Wassermelone und Kürbis.
- **Chinesische Teerezeptur gegen schmerzhaften Harndrang:** 6–9 g Ze Xie (Orient-Froschlöffelknolle), 20 St. Chi Xiao Dou (Azukbohnensamen), 4,5–9 g Da Fu Pi (Betelnussschale), 3–9 g Gui Zhi (Zimtbaumzweige), 3–9 g Che Quian Cao (Asiatisches Wegerichkraut) Dieser Heiltee wirkt desinfizierend, durchspülend und regt die Nierenfunktion an.

AKUPRESSUR

- **Bl 60 – Kunlun:** An der oberen Kante des Fersengebirges, an der Fußaußenseite zwischen Knöchel und Achillessehne
- **KG 3 – Zhongji:** Etwas über dem Schambeinrand, auf der Verbindungslinie zwischen Nabel und Schambein
- **Ni 3 – Taixi:** Auf der Mitte der Verbindungslinie zwischen Innenknöchel und Achillessehne

Verdauungssystem

Das Hormon Östrogen hemmt die Freisetzung des Stresshormons Cortisol. So bleiben die Blutdruck- und Blutzuckerwerte auf einem normalen Niveau. Durch den verringerten Östrogenspiegel während der Wechseljahre und nach der Menopause wird Adrenalin leichter freigesetzt. Adrenalin hemmt die Verdauungsfunktion, was zu Beschwerden wie Blähungen oder Verstopfung führen kann.

Verdauungsstörungen können darüber hinaus auch andere Ursachen haben. Häufig beruhen sie auf einer Störung der Milz-Energie. Allerdings können Verdauungsstörungen auch durch eine Disharmonie des Dünndarmmeridians ausgelöst werden, die den harmonischen Verdauungsprozess ins Wanken bringt. Wenn der Dünndarm seiner Funktion der Trennung von Reinem und Unreinem, dem Transport und der Aufnahme nicht mehr nachkommen kann, sammeln sich Gase, Nahrungsbrei und Energie an. Nichts fließt mehr, und es kommt zu einer Stagnation, die sich in Blähungen oder Verstopfung äußert. Durch die gestörte Darmfunktion werden auch Durchfall, Entzündungen oder Müdigkeit verursacht. Darüber hinaus erleidet der Organismus bei lang anhaltender Störung einen Vitalstoffmangel, der wiederum die Verdauung negativ beeinträchtigt.

Blähungen

Blähungen entstehen durch verdauungsbedingte Gasentwicklung. Daneben können blähende Nahrungsmittel, verringerte Ballaststoffaufnahme, hastiges Essen und eventuelle Nahrungsmittelunverträglichkeiten der Grund für Blähungen sein. Übermäßiger Alkoholgenuss kann die Darmflora schädigen und so dauerhafte Flatulenzen hervorrufen.

Neben seelischen Problemen können auch hormonell bedingte Verdauungsstörungen ursächlich sein. Nach Ansicht der TCM könnte hinter Flatulenzen zudem ein gestörtes oder blockiertes Leber-Qi stehen, das sich ebenfalls unter anderem aufgrund von unausgeglichenen und unterdrückten Emotionen wie Wut oder Frustration entwickeln kann.

Äusserliche Anwendungen

- **Anisöl:** Mischen Sie Anisöl und Mandelöl im Verhältnis 1:5, und reiben Sie damit sanft Ihren Bauch ein.
- **Bauchmassage:**
  - Legen Sie sich entspannt auf den Rücken, und streichen Sie mit der flachen Hand in kreisförmigen Bewegungen im Uhrzeigersinn um den Bauchnabel herum.
  - Nun ziehen Sie immer größere Kreise, bis sich diese in den Bereich des Rippenbogens und des Beckens erstrecken.
  - Anschließend zeichnen Sie wieder kleinere Kreise und massieren am Ende wieder nur sanft die Bauchnabelregion.

Innerliche Anwendungen

- **Ernährung:** Wenn Sie in der Regel nur wenig Ballaststoffe zu sich nehmen, sollten Sie diese nur Schritt für Schritt in Ihren Speiseplan aufnehmen, da es sonst zu starken Blähungen kommen kann. Vermeiden Sie blähende Nahrungsmittel wie Kohl, Lauchgewächse, Hülsenfrüchte (Bohnen, Erbsen und Linsen). Verzichten Sie auf Rohkost, und bevorzugen Sie gegarte Speisen. Essen Sie außerdem zu regelmäßigen Zeiten. Lassen Sie sich Zeit beim Essen.
- **Apfelessig:** Nehmen Sie 4 EL Apfelessig zusammen mit 1 Glas warmem Wasser ein.
- **Roher Apfel:** Nehmen Sie auf leeren Magen 1 rohen Apfel zu sich. Kauen Sie jeden Bissen sorgfältig.
- **Gewürznelken:** Kauen Sie 1–2 Gewürznelken langsam und ausgiebig.
- **Chinesische Teerezeptur gegen Blähungen:** 5–9 g Lai Fu Zi (Rettichsamen), 6–12 g Gou Qu Zi (Bocksdornfrüchte), 2–5 g Fenchel (Fenchelfrüchte), 10–15 g Shan Zha (Fiederweißdornbeeren), 15–25 g Shan Yao (Yamswurzel)
  Diese Teemischung wird in der TCM für ihre stoffwechselanregende, verdauungsfördernde und entkrampfende Wirkung geschätzt.

Akupressur

- **Di 4 – Hegu:** Am Ende der Daumenfalte zwischen Zeigefinger und Daumen
- **Le 3 – Taichong:** Zwischen den Enden der Mittelfußknochen der großen und der zweiten Zehe, in einer Vertiefung

- **Mi 6 – Sanyinjiao:** An der Unterschenkelinnenseite, drei Daumenbreit oberhalb des höchsten Punktes des Innenknöchels an der Hinterkante des Schienbeins
- **Ma 36 – Zusanli:** Vier Fingerbreit unterhalb der Kniescheibe, außen am Schienbeinknochen
- **Pe 6 – Neiguan:** Vier Fingerbreit oberhalb der Handgelenksfalte, in der Mitte der Sehnen

Bewegung und Meditation

Bewegungsmangel macht die Verdauung träge und kann Blähungen begünstigen. Machen Sie deshalb nach dem Essen einen Verdauungsspaziergang an der frischen Luft. Darüber hinaus kann Qi Gong das Verdauungsfeuer positiv beeinflussen.

Duftendes Qi Gong (S. 78ff.)

- Die Ruder bewegen, um das Meer zu überqueren
- Jade-Phoenix nickt mit dem Kopf
- Bodhi-Dharma schaukelt das Boot

Gewichtszunahme

Der verringerte Östrogenspiegel sorgt für eine Umverteilung des Fetts bei Frauen. Generell verlangsamt sich mit zunehmendem Alter auch der Stoffwechsel. Darüber hinaus verringert sich der Kalorienbedarf. In der Folge nehmen viele Frauen (und Männer) mit voranschreitenden Lebensjahren zu. Die Wechseljahre an sich spielen hier keine direkte Rolle.

Da Fettgewebe Östrogene ausschüttet, diskutiert die Fachwelt, ob ein wenig mehr auf den Rippen nicht sogar eine hormonausgleichende und damit wohltuende Wirkung bei Frauen in und nach den Wechseljahren haben könnte. Dabei sollte allerdings trotzdem kein ausuferndes Übergewicht vorliegen, da es teilweise schwere Erkrankungen und Gelenkbeschwerden begünstigt. Aus der Kilofalle führt nur ein Weg: gesunde Ernährung mit viel Bewegung. Die Ernährung nach den fünf Elementen (S. 99f.) befreit langfristig von überflüssigen Pfunden und versorgt den Körper mit wichtigen Vitalstoffen.

Sanfte Sportarten wie Schwimmen, Radfahren oder Nordic Walking eignen sich besonders für ältere Damen. Qi Gong beruhigt den Geist und trainiert gleichzeitig Sehnen, Knochen und Muskulatur.

Verstopfung

Bei einer Verstopfung ist es dem Patienten nicht möglich, den Darm zu entleeren. Begleiterscheinungen sind häufig Blähungen, leichte Übelkeit, Völlegefühl sowie ein vorgewölbter Bauch. Liegt eine chronische Verstopfung vor, treten Begleitsymptome wie Bauchschmerzen, Hämorrhoidalleiden und Appetitlosigkeit auf.

Ursachen sind meistens falsche Ernährungsgewohnheiten sowie Bewegungsmangel. Beides schwächt die Milz. Dazu gesellen sich häufig seelische Probleme wie Sorgen, Ärger, Aggressionen oder Ängste, die ebenfalls zu Verstopfungen beitragen.

Sofort reagieren

Sofern Anzeichen für einen Darmverschluss vorliegen (heftiges Erbrechen, kolikartige Bauchschmerzen usw.), ist unverzüglich ein Notarzt zu alarmieren.

Äusserliche Anwendungen

~ **Wärme:** Verstopfungen verursachen häufig Bauchschmerzen. Diese lassen sich durch das Auflegen einer Wärmflasche oder eines warmen Kirschkernkissens lindern.

~ **Bauchmassage:** Massieren Sie Ihren Bauch sanft in kreisförmigen Bewegungen im Uhrzeigersinn. Das lindert verstopfungsbedingte Bauchschmerzen und bringt den Darm in Schwung.

Innerliche Anwendungen

~ **Ernährung:** Getrocknete Pflaumen oder ungeschwefelte getrocknete Feigen schaffen bei Verstopfung Abhilfe. Ebenfalls empfehlen sich Leinsamen. Verwenden Sie viel Olivenöl in der Küche, und bevorzugen Sie ballaststoffreiche Kost wie Vollwertgetreide, Spinat, Linsen,

Erbsen, Kohl, Äpfel, Birnen, Kiwis, Heidelbeeren, Johannisbeeren, Orangen, Rhabarber oder Stachelbeeren.

~ **Warmes Wasser:** Trinken Sie nach dem Aufstehen 1 Glas warmes Wasser. Das bringt das Verdauungsfeuer in Schwung.
~ **Olivenöl:** Nehmen Sie vor dem Frühstück 1 EL warmes Olivenöl zu sich.
~ **Flohsamen:** Nehmen Sie 5 g Samen unzerkleinert mit 200 ml Wasser ein.
~ **Cayennepfeffer:** Cayennepfeffer fördert die Verdauung. Verwenden Sie ihn deshalb häufig in der Küche.
~ **Sauerkrautsaft:** 250 ml Sauerkrautsaft morgens nach dem Aufstehen oder direkt vor dem Mittagessen trinken.
~ **Chinesische Heilteerezeptur gegen Verstopfung:** 3–30 g Da Huang (Chinesische Rhabarberwurzel), ½–5 g Fan Xie Ye (Sennesblätter), 6–12 g Mai Dong (Schlangenbartwurzel), 5–15 g Shen Qu (Fermentierte Kräutermischung)
Dieser Heiltee regt Leber und Galle sowie die Darmtätigkeit an, entgiftet, entwässert.

Akupressur

~ **Di 4 – Hegu:** Am Ende der Daumenfalte zwischen Zeigefinger und Daumen
~ **Le 2 – Xingjian:** Zwischen dem Ansatz der großen und der zweiten Zehe
~ **Le 3 – Taichong:** Zwischen den Enden der Mittelfußknochen der großen und der zweiten Zehe, in einer Vertiefung
~ **Mi 15 – Daheng:** Vier Daumenbreit seitlich vom Nabel

Bewegung

Ein erster Schritt zu einer optimalen Verdauung ist ausreichend Bewegung. Besonders Qi Gong harmonisiert die Energie der Mitte.

Duftendes Qi Gong (S. 78 ff.)

~ Jade-Phoenix nickt mit dem Kopf
~ Bodhi-Dharma schaukelt das Boot
~ Die Ruder bewegen, um das Meer zu überqueren
~ Die Luft ist erfüllt vom Duft der Pagode

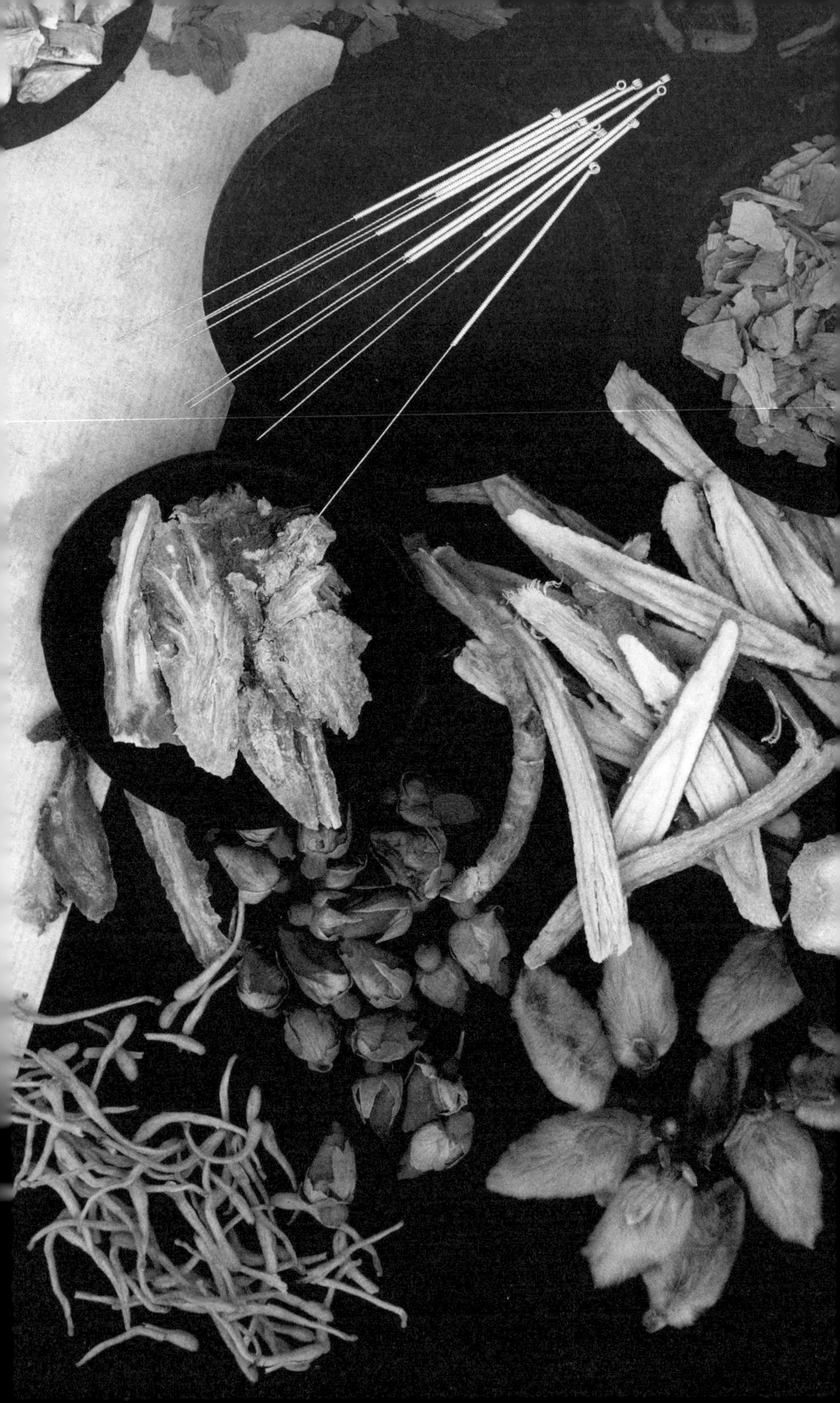

Anhang

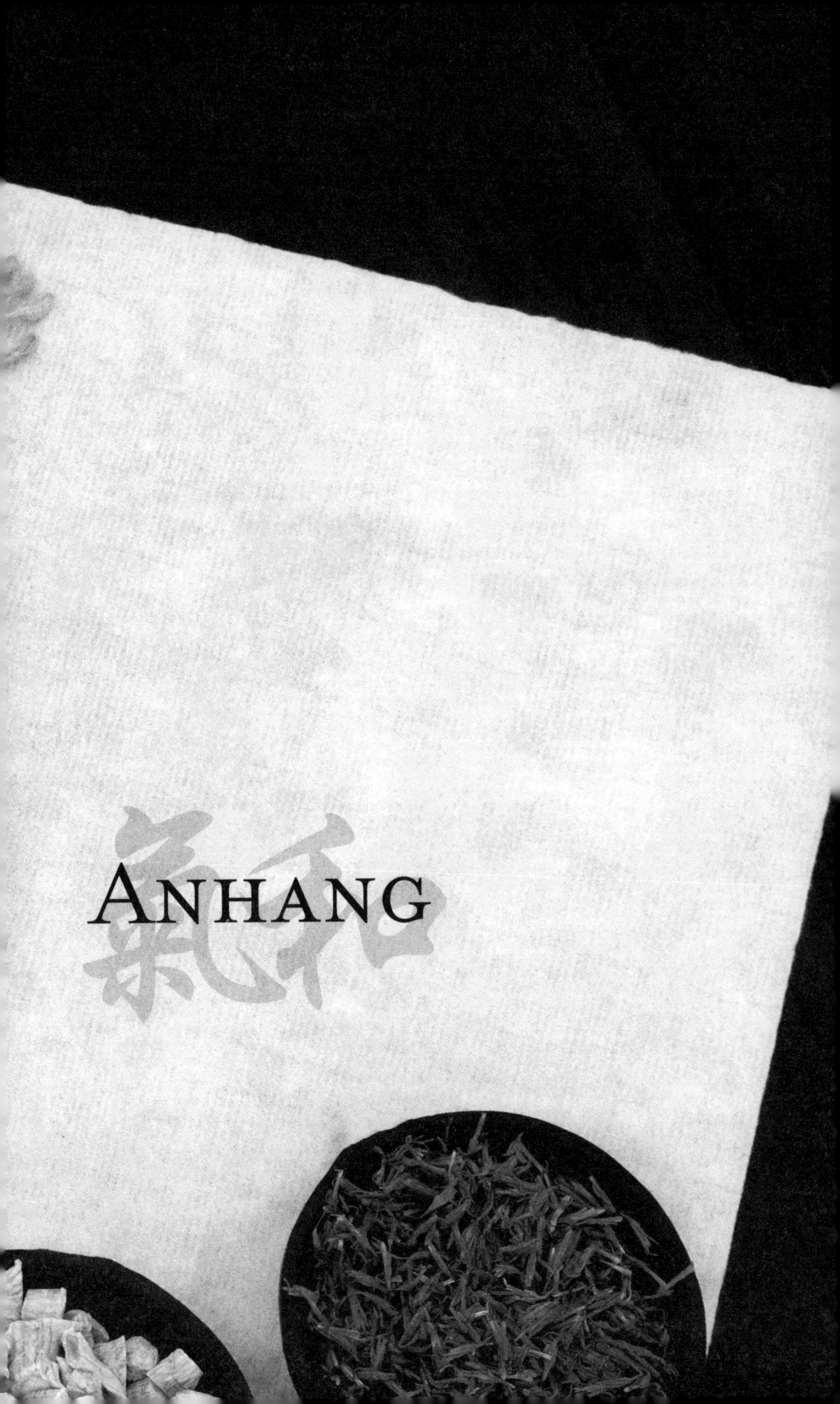

ADRESSEN

Deutsche Menopause Gesellschaft e.V.
Geschäftsstelle
Weißdornweg 17
35041 Marburg
Telefon: 0 64 20 / 32 94 86
www.menopause-gesellschaft.de

Pro-Familia-Broschüre „Sexualität und Älterwerden"
Stresemannallee 3
60596 Frankfurt/Main
Telefon: 0 69 / 26 95 77 90
www.profamilia.de

Frauen-Gesundheitszentren
Bamberger Str. 51
10777 Berlin
Telefon: 0 30 / 2 13 95 97
www.ffgz.de

Arbeitskreis Frauengesundheit in Medizin, Psychotherapie und Gesellschaft e.V. (AKF)
Sigmaringer Str. 1
10713 Berlin
Telefon: 0 30 / 86 39 33 16
www.akf-info.de

Deutsche Gesellschaft für Frauengesundheit e.V.
Ole Hoop 18
22587 Hamburg
Telefon: 0 40 / 87 08 92 96
www.frauengesundheit.de

Bundesverband der Frauengesundheitszentren e.V.
c/o FFGZ e. V.
Bamberger Str. 51
10777 Berlin
www.frauengesundheitszentren.de

Bezugsquellen Kräuter und ätherische Öle

Pharao Apotheke
Fritz-Meyer-Weg 55
81925 München
Telefon: 0 89 / 95 51 07
www.pharaoapotheke-muenchen.de

Kräuter Royal International
Revaler Str. 2
81677 München
Telefon: 0 89 / 91 07 58 54
www.kraeuterroyal.com

Primavera Life GmbH
Naturparadies 1
87466 Oy-Mittelberg
Telefon: 0 83 66 / 89 88-0
www.primaveralife.com

Quellen

Buhner, Stephen Harrod und Wormer, Eberhard J.: **Grüne Antibiotika. Heilkräftige Medizin aus dem Pflanzenreich**, Mankau, Murnau am Staffelsee 2015

Englert, Stefan und Hummelsberger, Josef (Hrsg.): **Behandlung von Menopause und klimakterischen Beschwerden: Praxisreihe Traditionelle Chinesische Medizin Band 2**, Müller & Steinicke, München 2013

Lauer, Natalie J.: **Detox: Entgiften für ein optimales Körpergefühl**, Lingen, Köln 2017

Lauer, Natalie J.: **Säuren & Basen. Wohlbefinden durch Stoffwechselharmonie**, Lingen, Köln 2017

Li Wu, Lauer, Natalie und Liser, Caroline Baronin de: **Chinesische Steinheilkunde**, Mankau, Murnau am Staffelsee 2016

Nellessen, Annette: **In Topform durch die Wechseljahre**, Herbapress, Aschaffenburg 2016

Noll, Andreas und Ziegler, Birgit: **TCM für 50+: Behandlung von Patienten ab 50 mit Akupunktur, chinesischen Kräutern, Ernährung, Tuina und Qigong**, Müller & Steinicke, München 2014

Wormer, Eberhard J.: **Natürliche Antidepressiva. Kompakt-Ratgeber: Sanfte Wege aus dem Stimmungstief**, Mankau, Murnau am Staffelsee 2017

Wormer, Eberhard J.: **Vitamin B12: Die unterschätzte, aber lebenswichtige Funktion des „Wohlfühl-Vitamins"**, Kopp, Rottenburg a. N. 2017

Wormer, Eberhard J.: **Vitamin D**, Kopp, Rottenburg a. N. 2014

Weitere Veröffentlichungen der Autoren

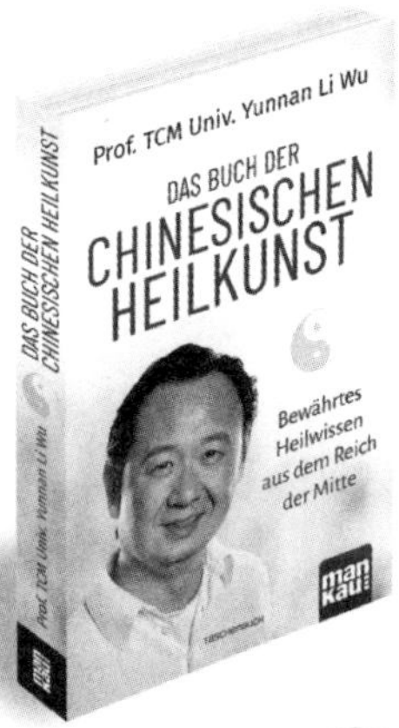

Prof. TCM (Univ. Yunnan) Li Wu
Das Buch der Chinesischen Heilkunst
Taschenbuch – ISBN 978-3-86374-538-7

„Ruhe und Bewegung durch Qi Gong, Robustheit und Gelenkigkeit durch die Heilgymnastik Tai Chi Quan möchten viele durch das ganzheitliche Übungssystem erreichen. Im Buch werden dazu eine Vielzahl von Übungen für die Selbstbehandlung genau beschrieben."
Ärzteblatt Mecklenb.-Vorpommern

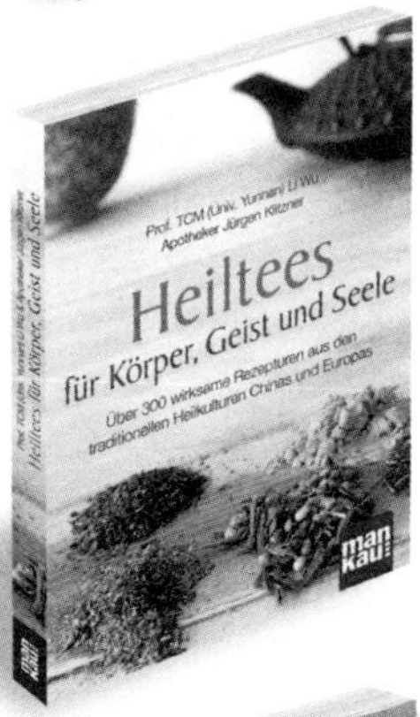

Prof. TCM (Univ. Yunnan) Li Wu | Jürgen Klitzner
Heiltees für Körper, Geist und Seele
Klappenbroschur – ISBN 978-3-86374-746-6

„Kräutertee ist eines der ältesten Heilmittel. Die Autoren – der eine Arzt für traditionelle chinesische Medizin, der andere Apotheker – führen östliches und westliches Wissen zusammen und listen jeweils ein Rezept für Alltagsbeschwerden auf. bella-Fazit: Zum Nachschlagen, Entdecken, Vergleichen – ein rundum gelungener Ratgeber." bella

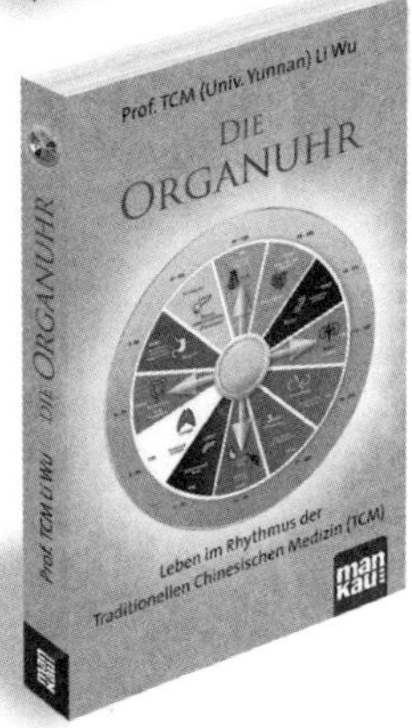

Prof. TCM (Univ. Yunnan) Li Wu
Die Organuhr
Taschenbuch – ISBN 978-3-86374-144-0

„Ein gut nachvollziehbarer und übersichtlicher TCM-Ratgeber (…). Sehr empfehlenswert!"
Susanne Strobach

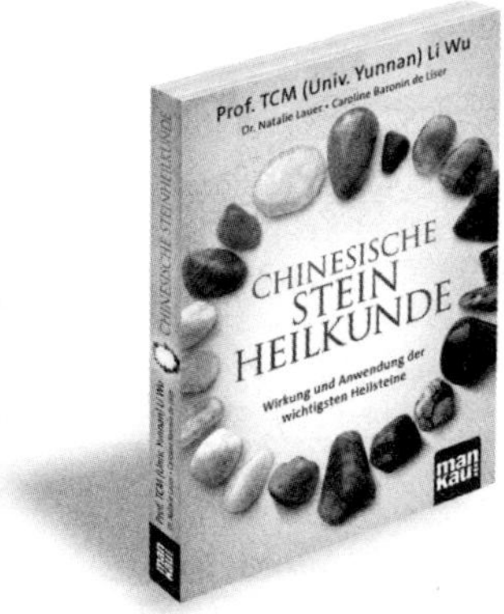

Dr. Natalie Lauer | Prof. TCM (Univ. Yunnan) Li Wu | Caroline Baronin de Liser
Chinesische Steinheilkunde
Klappenbroschur – ISBN 978-3-86374-320-8

„Im Buch erfahren Sie alles über die Behandlung verschiedener Beschwerden mit Heilsteinen, welche Steine für therapeutische Zwecke geeignet sind und wie Sie diese am besten anwenden. 220 Seiten Steinheilkunde, spannend für alle, die daran glauben." Paracelsus Magazin

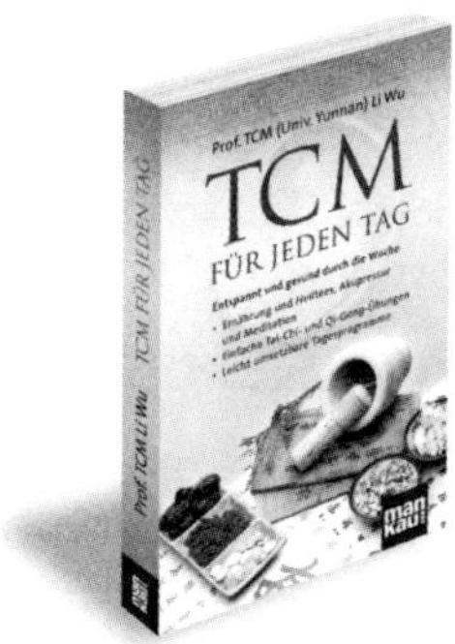

Prof. TCM (Univ. Yunnan) Li Wu
TCM für jeden Tag
Taschenbuch – ISBN 978-3-86374-100-6

„TCM für jeden Tag' von Prof. Li WU bietet für den interessierten Laien eine Fülle von Übungen und Rezepten. Ob man seine Ernährung auf TCM umstellen möchte, oder Akupressur und Massagen für den Hausgebrauch üben möchte; ob als komplexes Tages- oder Wochenprogramm oder als Einzelanwendung, mit ‚TCM für jeden Tag' wird eine sehr gute Einstiegshilfe gegeben. Und auch wer basierend auf einem fundierten Grundwissen neue Anregungen sucht, kann hier kleine Highlights finden." Stiftung Gesundheit

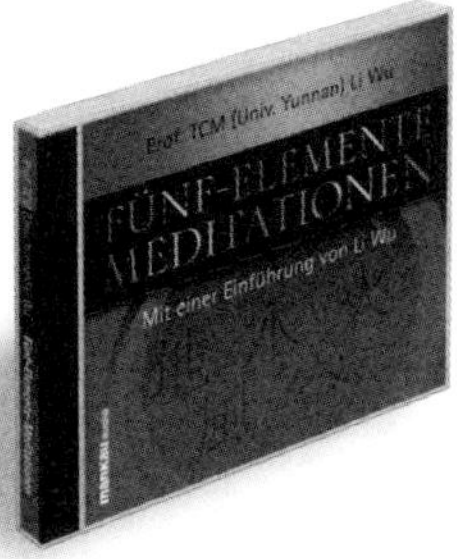

Prof. TCM (Univ. Yunnan) Li Wu
Fünf-Elemente-Meditationen (Hörbuch)
Mit einer Einführung von Li Wu
Audio-CD
ISBN 978-3-938396-69-8

Spüren Sie in der Fünf-Elemente-Meditation der Entwicklung des Seins, des Werdens, Wachsens und Vergehens nach.

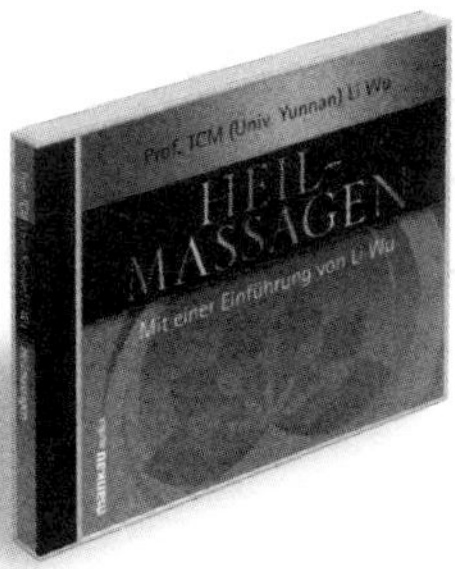

Prof. TCM (Univ. Yunnan) Li Wu
Heilmassagen (Hörbuch)
Mit einer Einführung von Li Wu
Audio-CD
ISBN 978-3-938396-70-4

Stärken Sie Ihre Abwehrkräfte, lindern Sie Schmerzen, und lösen Sie Blockaden mithilfe der Tuina-Massage!

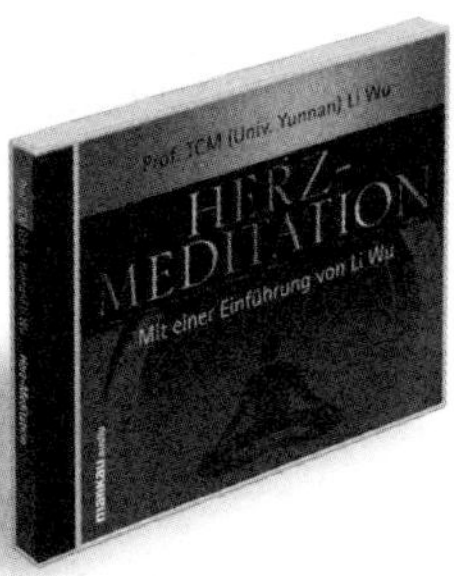

Prof. TCM (Univ. Yunnan) Li Wu
Herz-Meditation (Hörbuch)
Mit einer Einführung von Li Wu
Audio-CD
ISBN 978-3-938396-71-1

Betreten Sie Schritt für Schritt den heiligen Raum in Ihrem Inneren.

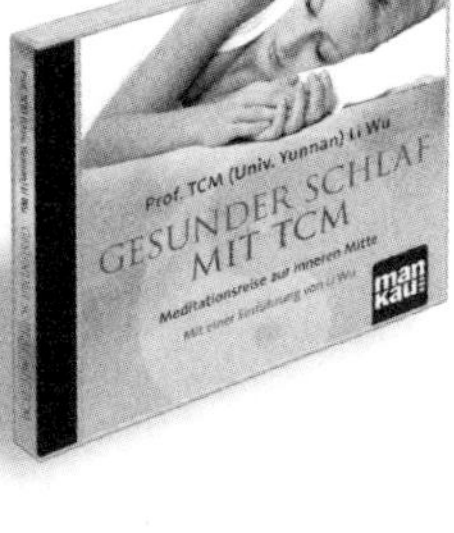

Prof. TCM (Univ. Yunnan) Li Wu
Gesunder Schlaf mit TCM (Hörbuch)
Meditationsreise zur inneren Mitte
Audio-CD
ISBN 978-3-938396-217-1

Schaffen Sie mehr Raum für Freude, Glück und innere Zufriedenheit – und damit auch für gesunden und erholsamen Schlaf.

STICHWORTREGISTER

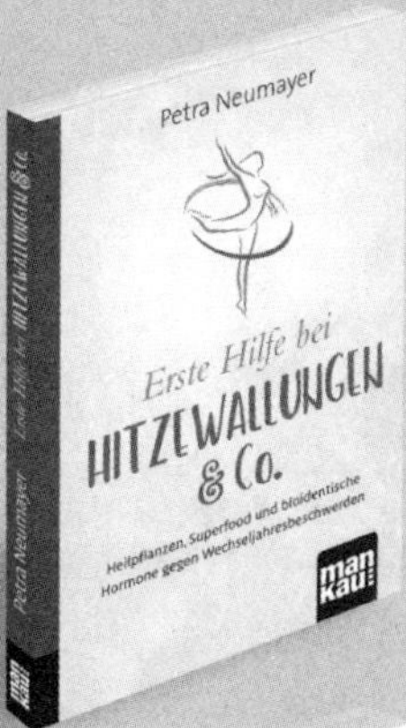

Petra Neumayer

ERSTE HILFE BEI HITZEWALLUNGEN & CO.

Heilpflanzen, Superfood und bioidentische Hormone gegen Wechseljahresbeschwerden

8,99 € (D) | 9,20 (A)
ISBN 978-3-86374-435-9

„Da die chemische Hormonersatztherapie nach jahrelanger Präferenz und trotz neuer Renaissance zunehmend kritisch gesehen wird, eignet sich der ganzheitlich orientierte, knappe, aber informationsreiche Ratgeber mit kleinem Register, Adressen, Literatur für alle, die das Klimakterium als Übergang vital und bewusst erleben wollen."
Margret Becker, ekz-Informationsdienst

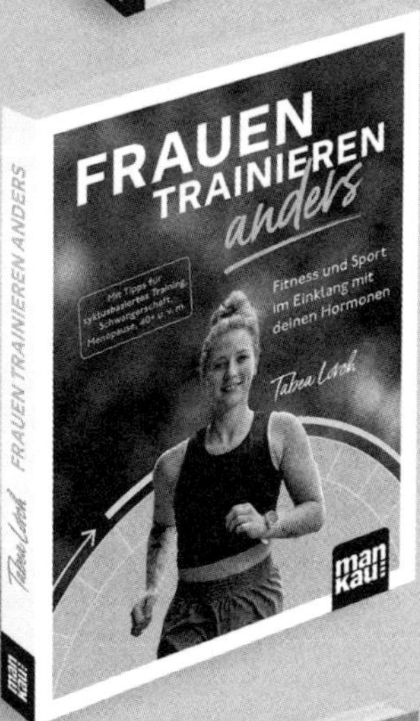

Tabea Lorch

FRAUEN TRAINIEREN ANDERS

- Fitness und Sport im Einklang mit deinen Hormonen
- Mit Tipps für zyklusbasiertes Training, Schwangerschaft, Menopause, 40+ u. v. m.
- Inklusive 3 Erklär-Videos und 2 Audio-Laufmeditationen

20,00 € (D) | 20,60 (A)
ISBN 978-3-86374-751-0

„Das Buch ‚Frauen trainieren anders' zeigt, wie Trainingspläne gezielt auf die weibliche Physiologie abgestimmt werden können – für mehr Effektivität, Gesundheit und langfristige Erfolge." Mannheimer Morgen

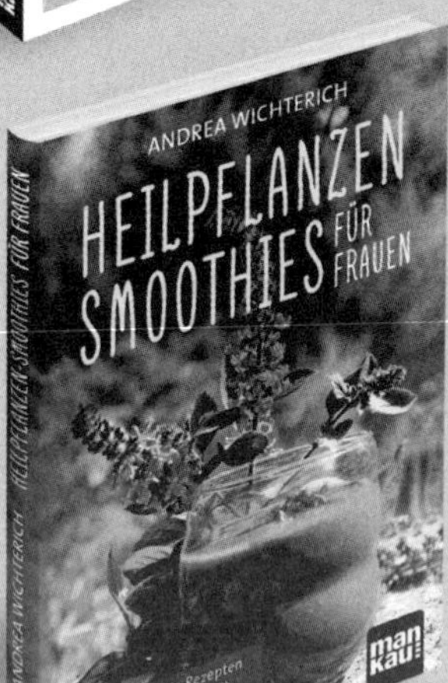

Andrea Wichterich

HEILPFLANZEN-SMOOTHIES FÜR FRAUEN

Mit 27 Smoothie-Rezepten für Gesundheit, Vitalität und hormonelle Balance

15,95 € (D) | 16,50 (A)
ISBN 978-3-86374-326-0

„Ausführlich und einfühlsam beschreibt sie die verschiedenen Indikationen und entsprechende typische Heilkräuter, die seit Jahrtausenden in der Pflanzenheilkunde von Frauen verwendet werden. (...) Im zweiten Teil des Buches beschreibt Wichterich 87 Heil- und Nahrungspflanzen und liefert viele Hintergrundinformationen. Ein sehr guter Ratgeber für Frauen, die ihr gesundheitliches Gleichgewicht auf natürliche Weise tarieren wollen." green for life

Unsere Bücher erhalten Sie in Ihrer Buchhandlung!
Besuchen Sie auch unsere Internetseite mit Leseproben, Autorenvideos, Newsletter, Bestellmöglichkeit und mehr: **www.mankau-verlag.de**

man kau!